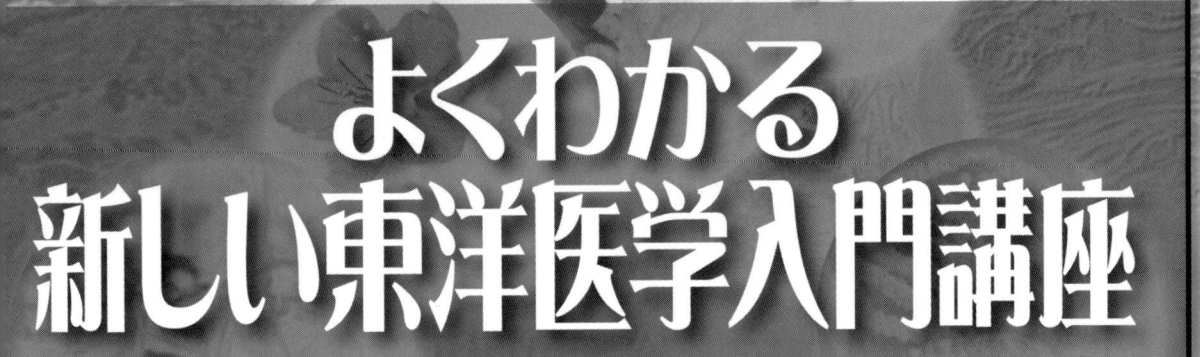

よくわかる
新しい東洋医学入門講座

監修 丁 宗鐵

著 趙 重文

永井書店

推薦のことば

　本書の著者、趙重文博士の経歴は、極めてユニークである。神戸大学医学部を卒業され、兵庫県下の病院で働いた後、北海道で約12年間、僻地医療に携わってこられた。西洋医学はもちろん、東洋医学は医学生時代から将来の僻地医療へ役立つことを考え、針灸と漢方など広く学ばれている。内科、リハビリ、糖尿病の専門医とともに、産業医、ケアマネジャーの資格や東洋医学の専門医の資格をもっている。
　趙重文博士の、他に例をみないすごいところは、僻地医療で東洋医学の経験を積みながら、同時に基礎研究の分野で実績を上げてきたことである。札幌医科大学の病理学教室で主に癌の免疫学の研究をされ、補中益気湯がナチュラルキラー（NK）細胞の活性を介して、癌と闘う生体の免疫能を高める作用のあることを発見した。彼の論文は、海外の一流誌にも載り、日本はもとより、世界が漢方薬に注目する契機ともなった。
　平成12年に、そんな趙重文博士の実績が買われ、東京大学大学院医学系研究科の生体防御機能学へ招請されたのである。東大でも診療・教育・研究に精力的に取り組み、大学院生や留学生の指導にあたり、業績を上げている。研究では、再びいくつかのヒットを飛ばしている。例えば、アメリカの医学雑誌に掲載された、漢方の風邪薬に頻用される麻黄と西洋薬の解熱剤との併用についての発見がある。一般には、両者の薬剤は同時に使われがちである。麻黄は体温を高め、生体防御能を強化し、ウイルスを追い出す働きがある。解熱剤は体温を下げ、風邪に伴う愁訴を除く。そのため両者の併用は互いのメリットを相殺し合い、さらに副作用は強め合うという最悪の結果を生むことを明らかにした。目から鱗が落ちるような研究であり、そのまま明日の日常臨床の指針にもなる。
　このように、いつ執筆の時間があったのかと思われるほど多忙な趙重文博士が、このたび、長年にわたる東洋医学診療の実践を踏まえて、著書・教科書『よくわかる新しい東洋医学入門講座』を永井書店より出版されることになった。校正刷を読ませて頂き、本書がまた著者と同様に極めてユニークな書であることが理解できた。まず、漢方と針灸その他の東洋医学的医療の知識が広く、簡明に解説されていることがあげられる。すべて趙重文博士が無医村・東京大学で実践され、臨床的に検証してきたものであることが貴重である。
　江戸時代、オランダを経由してヨーロッパの医学が日本にも導入され、「蘭方」といわれるようになるまで、日本には「漢方」という言葉はなく、すべて「医」としていた。したがって、漢方の中には、漢方薬による治療はもちろん、針灸・物療・手技

療法・食養などの養生等々、多様な治療手段を包括していた。このように東洋医学・漢方の本来示す医療としての内容は、深くて広いものである。古典をそのまま現代に蘇らせても意味がない。現代医学の水準に照らして、再検証・再整理させなければならない。また、他人の受け売りでなく、自らの診療実践で検証することが大切である。経絡・経穴の暗記法、漢方薬の構成内容の記憶法も、著者自らが体験し汗をかかなければ出てこなかった本書の部分である。趙重文博士はこの作業を自らやり遂げ、ここに1冊の教科書にまとめ、出版するに至った。

　なお、教科書、しかも医学書となると、ともすると難解になりがちである。ところが、本書は、随所にある挿し絵によって実に読みやすくなっている。これらは、驚くべきことに、すべて趙重文博士の筆によるものである。モデルも趙重文博士自身である。趙重文先生の診療を見学されると、どなたでも思うことがある。それは、とにかく明るく、どんな病態の患者さんにも希望を与えることである。本書は漢方を勉強して頂いた医学生・薬学生など、医療の専門家を目指す諸君に、希望を与えるものである。オリジナルな内容にオリジナルな絵を伴い、楽しみつつ座右の書として頂きたい。

丁　宗鐵

●目　次●

はじめに
- 東洋医学の現状 ────────────────── 1
- 東洋医学の発展阻害要因 ──────────── 2
- 漢方薬の安全性 ───────────────── 4
- 漢方薬の品質 ────────────────── 4
- 東洋医学について ──────────────── 5

I　人体観の基礎についての講義

- 気・血・津液・精について ─────────── 9
- 臓腑について ───────────────── 10
- 経絡と経穴について ─────────────── 12
  - 1. 手の太陰肺経 …………………………………… 17
  - 2. 手の陽明大腸経 ………………………………… 18
  - 3. 足の陽明胃経 …………………………………… 18
  - 4. 足の太陰脾経 …………………………………… 19
  - 5. 手の少陰心経 …………………………………… 20
  - 6. 手の太陽小腸経 ………………………………… 20
  - 7. 足の太陽膀胱経 ………………………………… 21
  - 8. 足の少陰腎経 …………………………………… 22
  - 9. 手の厥陰心包経 ………………………………… 23
  - 10. 手の少陽三焦経 ………………………………… 24
  - 11. 足の少陽胆経 …………………………………… 24
  - 12. 足の厥陰肝経 …………………………………… 25
- 内因・外因について ─────────────── 28
- 陰証・陽証について ─────────────── 28
- 陰病・陽病について ─────────────── 28
- 五行について ───────────────── 29

II　四診についての講義

- 望診 ────────────────────── 32
- 聞診 ────────────────────── 36
- 問診 ────────────────────── 37
  - 1) 熱について(37)　2) 汗について(37)　3) 痛みについて(37)
  - 4) 出血について(38)　5) 食欲について(38)　6) 排便について(38)
  - 7) 排尿について(38)

- ■ 切診 ——————————————————————————— 38
  - 1. 脈診 …………………………………………… 39
  - 2. 腹診 …………………………………………… 43
    - 1) 漢方医学的腹診法(43)　2) 針灸療法学的腹診法(47)
    - 3) 西洋医学的腹診法(48)　4) 脈診と腹診の関係(48)
  - 3. 四肢診 ………………………………………… 48
  - 4. 皮膚診 ………………………………………… 49
  - 5. その他 ………………………………………… 49

Ⅲ 弁証についての講義

- ■ 八綱弁証 ——————————————————————— 50
  - 1) 虚実(50)　2) 寒熱(51)　3) 表裏(51)　4) 陰陽(52)
- ■ 気血弁証 ——————————————————————— 52
- ■ 臓腑弁証 ——————————————————————— 53

Ⅳ 生薬の講義

- ■ 生薬の使い方 ————————————————————— 55
- ■ 個々の生薬について —————————————————— 56

Ⅴ 漢方方剤の講義

- ■ 中医学と日本の伝統医学との違い ———————————— 71
- ■ 漢方薬と西洋薬の違い ————————————————— 71
- ■ 漢方薬 ———————————————————————— 73
- ■ 漢方薬の服用について ————————————————— 75
- ■ 漢方薬の副作用について ———————————————— 76
- ■ 西洋薬との併用について ———————————————— 77
- ■ 漢方の古典と流派について ——————————————— 78
- ■ 漢方薬の説明 ————————————————————— 80
- ■ 古方 ————————————————————————— 83
- ■ 後世方 ———————————————————————— 97

Ⅵ 漢方治療の講義

- ■ かぜ症候群およびインフルエンザ ———————————— 113
  - 1. 漢方治療の実際 ……………………………… 113
  - 2. 西洋薬との併用療法 ………………………… 114
  - 3. 相乗効果と副作用 …………………………… 115
- ■ 気管支喘息 —————————————————————— 116
- ■ 花粉症・鼻アレルギー ————————————————— 117

- ■ 循環器疾患 ────────────────────────── 118
  - 1．高血圧症 ··· 118
  - 2．動脈硬化症 ··· 119
  - 3．脳血管障害 ··· 119
  - 4．リンパ管の疾患 ··· 120
- ■ 消化器疾患と腹痛 ───────────────────── 120
  - 1．上部消化管の疾患による腹痛 ······················ 120
  - 2．便秘による腹痛 ··· 122
  - 3．下痢による腹痛 ··· 123
  - 4．便秘と下痢の繰り返しによる腹痛 ················ 124
  - 5．その他の大腸疾患による腹痛 ······················ 125
  - 6．肝・胆・膵・脾・腎の疾患による腹痛 ········· 125
- ■ 糖尿病 ───────────────────────────── 125
  - 1．糖尿病の診断 ·· 125
  - 2．糖尿病の治療 ·· 126
  - 3．糖尿病合併症の治療 ··································· 129
    - 1) 腎症について(129)　2) 網膜症について(129)
    - 3) 神経障害について(130)
- ■ 肥満 ─────────────────────────────── 131
- ■ 冷え ─────────────────────────────── 132
- ■ 不眠 ─────────────────────────────── 133
- ■ 関節痛 ───────────────────────────── 134
- ■ 漢方薬の免疫機能に及ぼす効果 ─────────── 135
  - 1．免疫とは ·· 136
  - 2．自己免疫疾患と漢方薬 ································ 136
  - 3．癌免疫と漢方 ·· 137
  - 4．免疫不全症候群と漢方 ································ 139

Ⅶ 東洋医学的診断法による西洋薬処方と治療の試みについての講義

- ■ 西洋薬の使い方 ───────────────────── 141
  - 1．抗不安薬 ·· 142
  - 2．下剤：大腸刺激性 ····································· 142
  - 3．降圧薬 ·· 142
  - 4．胃薬-1 ··· 142
  - 5．胃薬-2 ··· 143
  - 6．針灸的経絡・経穴を利用した痛みに対する治療法 ········· 143

Ⅷ 灸療法についての講義

- ■ 灸療法とは ──────────────────────── 145
- ■ 灸の種類と方法について ────────────── 145
  - 1．も条灸 ·· 145
  - 2．も粒灸 ·· 146

        3. 温針灸・温磁鉄灸 ……………………………………………… 147
- **灸療法の適応および注意事項** ——————————————————— 148
    1. 灸療法が適さない患者 ……………………………………… 148
    2. 灸療法の注意事項 …………………………………………… 148
- **私の灸療法の効果判定** ——————————————————————— 149
    1. 自覚症状よりの効果判定 …………………………………… 149
    2. 温熱による効果判定 ………………………………………… 149
- **灸療法の補瀉について** ——————————————————————— 149
- **その他** ——————————————————————————————— 150
- **各種疾患と灸療法の施術部位について** ————————————— 151
    1. 実熱証・虚寒証と中間証 …………………………………… 152
    2. 補瀉の手技 …………………………………………………… 153
        1) 補法(153) 2) 瀉法(153)
    3. 証の取り方 …………………………………………………… 153
        1) 身体全体の実虚証について(153) 2) 罹患部の実虚証について(154)
        3) 罹患部の熱寒証について(154)
    4. 灸療法に必要な経穴 ………………………………………… 154
        1) 原穴(154) 2) 兪穴(155) 3) 募穴(155) 4) 郄穴(156)
        5) 補瀉穴の一例(157) 6) 阿是穴(160)
    5. 灸療法の実際 ………………………………………………… 160
        1) 腰痛(161) 2) 膝関節部痛(162) 3) 頸肩部痛(163)
        4) 肩関節周囲炎(164)

IX 針療法についての講義

- **針療法とは** ————————————————————————————— 165
- **針の種類と方法について** ————————————————————— 165
- **円皮針療法の適応および注意事項** ————————————————— 166
    1. 円皮針療法が適さない患者 ………………………………… 166
    2. 円皮針療法の注意事項 ……………………………………… 166
- **円皮針療法の利点と欠点について** ————————————————— 167
    1. 円皮針療法の利点 …………………………………………… 167
    2. 円皮針療法の欠点 …………………………………………… 167
- **円皮針療法の適応疾患について** —————————————————— 167
    1. 実熱証・虚寒証と中間証 …………………………………… 168
    2. 証の取り方 …………………………………………………… 168
    3. 補瀉の手技 …………………………………………………… 168
        1) 補法(168) 2) 瀉法(168) 3) 中間証の方法(168)
    4. 円皮針療法に必要な経穴 …………………………………… 168
    5. 疾患各論 ……………………………………………………… 168
        1) めまい・耳鳴り(168) 2) 耳鳴り・難聴(169) 3) 手関節痛(171)

X 吸玉療法についての講義

- **吸玉療法とは** ——————————————————————————— 172

- ■ 吸玉の種類と方法について ── 172
- ■ 吸玉の利点と欠点について ── 173
  - 1. その利点として ── 173
  - 2. 欠点として ── 173
- ■ 各種疾患と吸玉の施術部位について ── 174
  - 1. 実熱証・虚寒証と中間証 ── 174
  - 2. 証の取り方 ── 174
  - 3. 補瀉の手技 ── 175
    - 1) 補法(175)　2) 瀉法(175)　3) 中間証の方法(175)
  - 4. 疾患各論 ── 175
    - 1) 腰痛(175)　2) 坐骨神経痛・下肢痛(176)　3) 肩こり(177)

XI 臨床から基礎への研究についての講義

- ■ 症例呈示 ── 178
- ■ 細胞レベルにおける補中益気湯の直接効果についての検討 ── 180
- ■ 細胞表面抗原に対する補中益気湯の直接効果についての検討 ── 182
- ■ NK細胞に対する補中益気湯の直接効果についての検討 ── 182
- ■ 癌細胞注入後補中益気湯投与による抗癌効果についての検討 ── 183
- ■ 癌細胞注入前補中益気湯投与による抗癌効果についての検討 ── 185

XII リハビリテーションと漢方についての講義

- ■ リハビリテーション医学について ── 188
  - 1. リハビリテーションとは ── 188
  - 2. 障害とは ── 188
    - 1) 予防医学としてのリハビリテーション医学について(189)
    - 2) リハビリテーション医学の診断学について(189)
    - 3) リハビリテーション医学の治療学について(189)
  - 3. 東洋医学について ── 189
    - 1) 脳卒中後失語(190)　2) 脳卒中後片麻痺(191)
    - 3) 脳卒中後脳神経障害(191)　4) 脳卒中後失行・失認(191)
    - 5) 脳卒中後痴呆・精神症状(192)　6) 脳卒中後排泄障害(192)

XIII 総合診療と東洋医学についての講義

- ■ 東西両医学としての総合診療 ── 194
- ■ 総合診療の現状と今後について ── 194

XIV へき地医療と東洋医学についての講義

- ■ へき地医療とは ── 196
- ■ へき地医療における東洋医学的療法の意義について ── 197

XV 産業医と東洋医学の講義

- 各種のストレス関連症候群 ——————————————————— 198
- 過労や疲労、筋肉痛 ————————————————————— 199
- 騒音による聴力障害 ————————————————————— 199
- 振動による振動障害 ————————————————————— 199

XVI 漢方の卒後教育について

- 研修医のカリキュラムの確立について ——————————————— 202
- 教師の育成について ————————————————————— 205
- 東洋医学センターの設立について ———————————————— 205

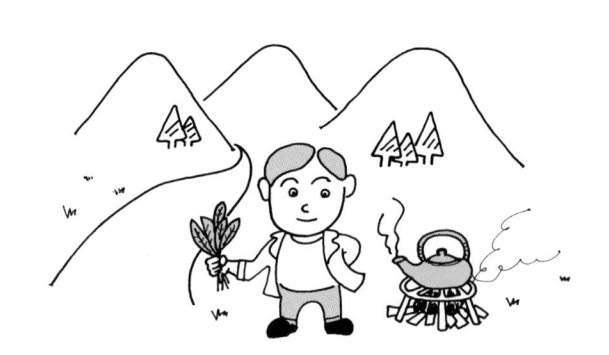

はじめに

●東洋医学の現状

　東洋医学を一口で述べることは非常に難しいし、無理があるのですが、今の西洋医学を科学技術の産物とするなら、東洋医学は古からの経験の積み重ねの賜物であるといえます。したがって、東洋医学は経験の学問といっても過言ではないのです。事実、漢方薬が人間の身体にどのように作用して、どういうメカニズムで効いているのか、いまだ完全には解明し尽くされていません。だから、その不可解さが、その科学的根拠の少なさが、現在の医師や医学生の疎んじるところになっていたのです。しかし、最近の10数年間くらいで、やっと漢方薬が注目されはじめ、一部の漢方専門医のみの世界から、一般の臨床医にまで漢方薬が広がっていきました。けれども、その広がり方の主役は、あくまでも「西洋医学的適応疾患→漢方薬名」という、西洋医学的な発想のもとでの処方であって、漢方薬の正しい理解に基づいたものではなかったのです。少し前に話題になった小柴胡湯の使われ方をみれば、一目瞭然だと思われます。この場合は「肝疾患→小柴胡湯」であって、小柴胡湯の証から決めたものではなかったことが推察されます。

　このように、漢方薬が広がっていったとはいえ、系統だった学習方法や臨床実習の場がない現状では、漢方薬を完全に、また安全に使いこなせるような医師の数は非常に少ないのです。そして、漢方薬に関心をもっている、基礎医学の研究従事者の数などは、もっと少ないのです。

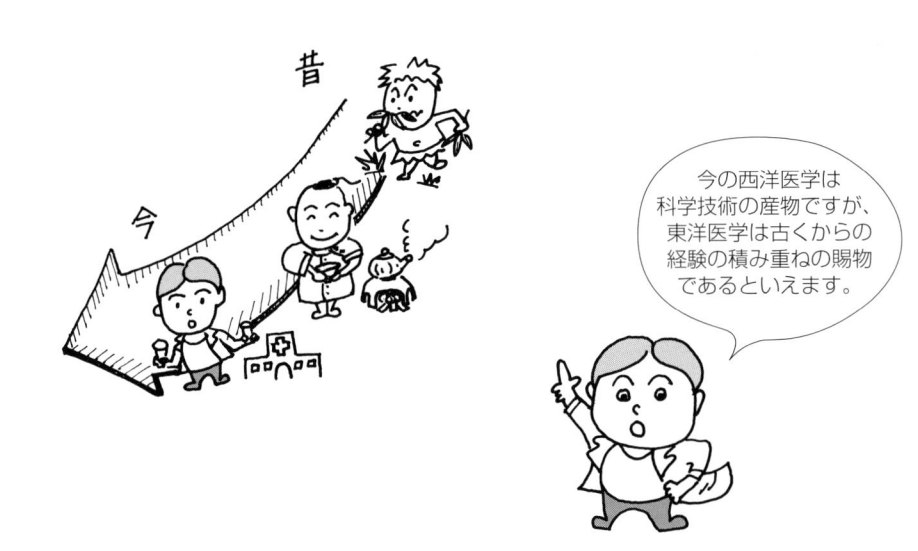

> 今の西洋医学は科学技術の産物ですが、東洋医学は古くからの経験の積み重ねの賜物であるといえます。

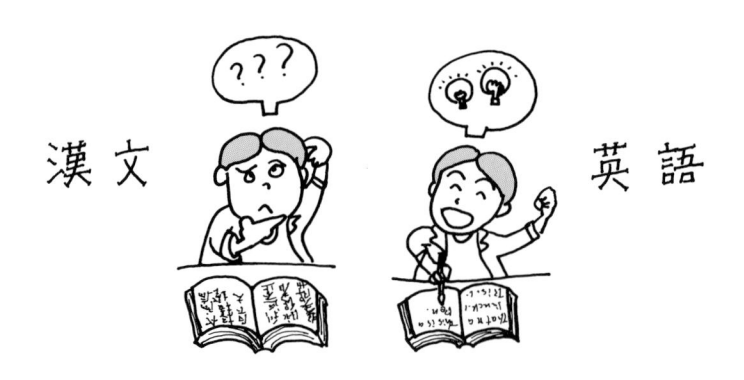

このような状況は、これから改善されていくと思われますが、西洋医学的知識や技能をもっていて、なおかつ、漢方の臨床と基礎研究の両方に精通した、指導的な医師が非常に少ないのも現実です。

●東洋医学の発展阻害要因

　ここで、今日に至るまでの漢方薬を含めた東洋医学全般の発展を遅らせている主要な原因を、私なりにいくつか列挙して考察してみようと思います。

　まず第一は、その「**難解さ**」であると思われます。学生時代から英語が必修科目である現在の外国語の学習形態からみて、西洋医学は非常に取り組みやすいのですが、高校時代に漢文以外の中国語に接したことのない一般の医師にとっては、中国語は難解でとっつき難く、中国の古典書に至ってはなおさらのことであると思われます。このことが、多くの医師の漢方離れをさらに助長しているかのように思えます。しかし、経験の医学である漢方医学は、中国の古典的な成書を避けて通ることができません。最近では、たくさんの日本語訳の中国古典書や、高名な日本の漢方医の書いた著書が、安価で簡単に書店で手に入るようになってきていますので、言語を中心としたこれらの問題は解決されつつあるように思われます。

　第二に問題となる点は、「**診察方法の難しさ**」であると思われます。気・血・津液・精のような人体構成の素となるもの、五臓（心・肺・脾・肝・腎）六腑（胆・胃・小腸・大腸・膀胱・三焦）のような臓腑、経絡、病因、疾病、陰陽などの基礎的知識を理解したうえでの診察が要求されます。その診察方法も、「四診」という非常に手間のかかる方法によらなければなりません。四診というのは、望診・聞診・問診・切診のことで、その方法は細部にまでわたっており、かつ、多岐に及んでいます。四診の後は、八綱弁証・気血弁証・臓腑弁証・病邪弁証・外感熱病弁証などの弁証施治を行い、治則・治法を実施しなければなりません。これらを完全にマスターするには、非常な努力と経験を要します。

　そしてまた、古典の成書だけでなく、一般の書店で目にする漢方の成書でも、診察方法について、ことさらに難しい理論ばかりに重点を置いたものもあり、それがます

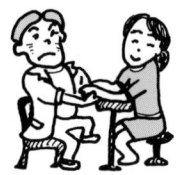

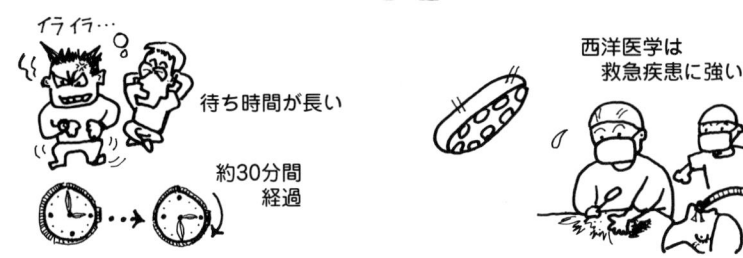

ます難解なものにしてしまっています。

　第三は、患者1人にかける「**診察時間の長さ**」であると思われます。現在の忙しい診療の現状にそぐわないのです。外来患者の数をこなさないと、診療報酬が少なく経営が成り立っていかない現状では、のんびりと伝統的な診察方法など、やっていられないからです。

　第四は、西洋医学のように、「**効果がはっきりと出てこない**」ことだと思われます。特に致命的な救急疾患に対しては無力に近く、患者の期待を満たすだけの効果が望めない場合が多々あります。

　第五は、漢方薬に関していえば、薬の量が多く、苦い味の薬がほとんどで、「**服薬しにくい場合が多い**」ことだと思われます。また、食前に飲む薬が多く、服薬しないで忘れることが多いという欠点もあります。

　第六は、針灸に関する時、刺痛や熱痛などの痛みがあり、患者に「**恐怖心を起こさせる**」という欠点が生じることだと思われます。

　最後の第七として、西洋医学では発見できたと思われるような、重大な疾患を見逃すことからくる、「**医療過誤の問題が生じる危険がある**」ことだと思われます。西洋医学を学んできた若い医師にとっては、このことが何よりも大きな問題で、そのことがクリアされなければ、今後の東洋医学の発展はあり得ないであろうと思われます。

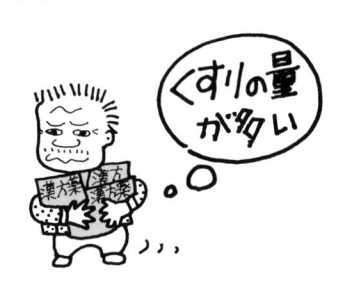

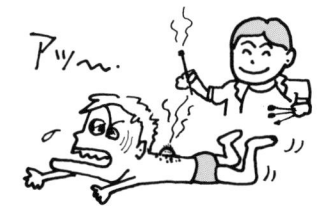

（西洋医学）　　（東洋医学）

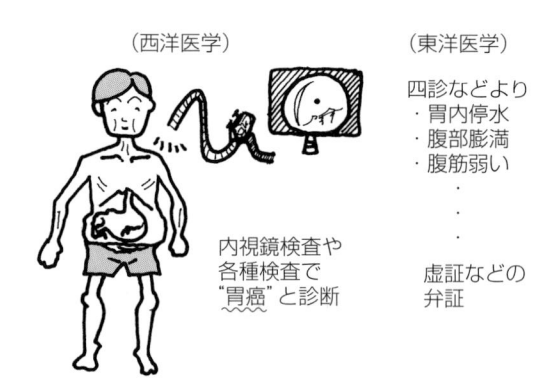

四診などより
・胃内停水
・腹部膨満
・腹筋弱い
・
・
・
虚証などの弁証

内視鏡検査や各種検査で"胃癌"と診断

●漢方薬の安全性

　以上のように、西洋医学に比べて不利な面が結構あり、実際のところ、救急疾患や重篤な疾患に対しては、漢方薬は無力に近く、仮に有効であっても、漢方薬よりもっと強力で有効な西洋薬が一杯あります。ですから、薬理作用もはっきりしていて、副作用情報も豊富な西洋薬に対して、漢方薬では、これらの分野で仮に出番があっても、現状では、裏方に甘んじなければならないであろうと思われます。しかし、複雑化する現在社会において、西洋薬でも対処できない疾患が一杯あり、そういった分野での漢方薬の果たす役割は非常に大きくなってきています。そして西洋薬と漢方薬の併用も当たりまえのように行われている現状では、未知の相乗作用や相互作用などにも十分なる注意が必要です。また、漢方薬が何千年も前からある薬で安全であるといっても、昔の中国の人々などが、現在の漢方薬のように大量に、しかも長期間にわたって飲み続けたとは思われませんし、仮にできたとしても、ごく限られたほんの一握りの患者でしかなかったであろうと思われるからです。また、現在のように漢方薬の品質が厳しく管理されていたとは、とても思えませんし、副作用情報などあったわけがないし、仮にあったとしても、患者の絶対数が現在ほど多くなく、十分に信頼できるデータなど得られなかったであろうと思われます。
　漢方薬の安全性、副作用情報などについては、今後の基礎研究や臨床報告によらねばならないと思われます。

●漢方薬の品質

　さらにまた、漢方薬の薬効が薬草の産地によって微妙に違うという厄介な問題もあります。単一の成分で、決まった構造式を持って、大量に精製されてできる西洋薬と違って、漢方薬に用いられる薬草は生き物ですから、育った場所の土壌からさまざまな栄養素を吸収して、その体内に蓄えていきます。ですから、土壌や気候・風土の影

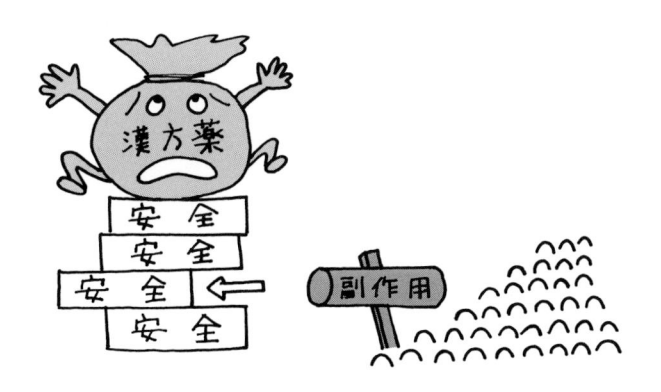

響を非常に受けやすいですし、それによって、その薬草の性質や成分も大きく違ってきます。例えていえば、薬用人参がそうで、日本で栽培されている薬用人参（オタネ人参）と韓国の山野に自生している天然の高麗人参とを比べてみれば一目瞭然であると思われます。人参だけでなく、漢方薬に用いられている薬草のほとんどが、広大な中国各地から輸入されていることを考えれば、産地によって違ってくる意味がよくわかるかと思われます。

●東洋医学について

　さて、そうはいっても、東洋医学には何千年もの歴史があり、その間、医学の世界に君臨し続け、数々の素晴らしい業績をあげてきたことも事実です。だから、西洋医学がいかに優れていようとも、東洋医学の素晴らしさまで否定することはできません。
　本書では、その東洋医学の素晴らしさを平易に述べるとともに、東洋医学が何たるかを述べていこうと思っています。
　日本東洋医学会は1950年に創立されましたが、その際、東洋医学という言葉をオリエンタル・メディスン（Oriental medicine）と訳しています。東洋という言葉は「広辞苑」では「①トルコ以東のアジア諸国の総称。②中国で、日本を指す呼称。」となっており、東洋医学は「東洋、特に中国の伝統的医学」となっています。また、オリエントは「広辞苑」では「①(a)東洋。東方諸国。(b)特に欧州から見て、近東諸国。②西洋史上、特に古代エジプト・メソポタミアを指す。」となっています。ですから、オリエントに日本や中国を含める使い方は、少しおかしな感じがしますが、今では何となく周知の事実のようになっておりますので、私も深く考えないで、この東洋医学という言葉を使って述べていきます。そして、私が本書で「東洋医学」といっているのは、薬草、漢方薬、針灸、吸玉などや、古くからある民間療法なども含めた広い意味で用いているのであって、日本の漢方医学はもちろんのこと、中国の伝統医学である中医学をも含めたものです。そして極端な話では、毎日の食事やお茶なども東洋医学に含まれるものがあるということです。
　しかし、そうはいっても、これらすべてのことを、本書で詳しく述べていくわけに

はいきませんので、これらのうちのいくつかを、私なりにピックアップして、わかりやすく述べていきたいと思っています。また、できるだけ実際の臨床に応用できるように、本書では漢方医学の概念と中医学の概念、針灸医学の概念などをあえて区別せずに、良いと思われるところを混合させて、1つの概念のように述べています。ですから、ところどころで話の無理な飛躍があるかも知れませんがお許し頂きたいと思います。そして最後に、臨床から基礎へとつながる研究の過程を、一例を提示して、平易にわかりやすく解説してみます。これが若い医師たちの、今後の研究へのきっかけにでもなれば望外の喜びです。

　そしてまた本書では、個々の詳細な説明やその出典などは、数ある専門書に委ねることにし、ここでは敢えて割愛することにしました。もっと詳しく勉強したい方は、それなりに専門書をみていただければ幸いですし、本書が皆さんの興味を引いて、東洋医学への入門書にでもなればなおのこと幸いです。

平成14年10月吉日

趙　重文

本書の特色

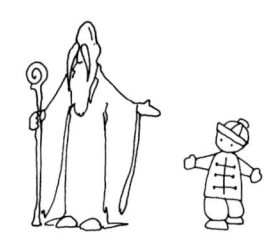

1. 本文全体が講義形式になっていて、難解な東洋医学が非常にわかりやすく平易に述べてある。
2. 図が豊富でわかりやすい。
3. 針灸の経絡・経穴のところで、覚えやすい経穴のゴロ合わせのコーナーを作成したこと。漢方方剤のところでも、構成生薬の覚えやすいゴロ合わせのコーナーを作成したこと。これにより、漢方がぐっと身近なものになり、より親しみやすくなっている。
4. 東洋医学の新知見が随所に記載されていること。例えば、足の脈診や東洋医学的診断法による西洋薬処方と治療の試みなど。
5. 処方頻度の高い生薬が、覚えやすいように、要点のみ、簡潔に記載されていること。
6. 実際の臨床の現場で、即、この本の内容が活かされ、適用できるように書かれていること。例えば、漢方治療と針灸治療について、実践方式で述べてある。
7. 漢方治療の講義では、現実の医療状況に合わせて、西洋薬との併用療法を主に述べてあるので、本書と現場のギャップがほとんどない。
8. 若い医師の今後の研究に向けて、「臨床から基礎への研究についての講義」の項目を設けたこと。
9. 漢方医学と中医学、針灸学などを厳密に区別しないで、互いの概念の良いところを取り上げて、混合した形で平易に述べてあること。

I. 人体観の基礎についての講義

気・血・津液・精について

　人体を構成する基本的な要素は、気・血・津液・精であるとされています。
　「気」は食べ物が消化・吸収されて人体に蓄えられた栄養物と大気中の空気が、生命力・精力などと結合して生じたものであるとされています。この気は、全身を駆け巡って、体内の各所に散らばり、肝や腎などで代謝されたり、調節を受けたりもします。また気は、これらの物質によって人体各所に発現する、生理機能のことを指す場合もあります。気のうっ滞により、いろいろな身体・精神症状が出現します。気のうっ滞を除くとされている生薬として、桂皮、厚朴、陳皮、香附子などがあります。漢方方剤としては、加味逍遙散、半夏厚朴湯、香蘇散、苓桂朮甘湯などがあります。
　「血」は食べ物が消化・吸収された栄養物が血管内の血液に入り、肺で酸素と結合したもので、全身をくまなく駆け巡り、人体の滋養作用を司るとされています。血の病的な状態の代表として「瘀血」があります。「瘀」はどろどろとした汚れや病んだ状態のことをいいます。駆瘀血剤として、生薬では当帰、地黄、牡丹皮、川芎、桃仁などがあります。漢方方剤としては、桃核承気湯、当帰芍薬散、桂枝茯苓丸、大黄牡丹皮湯などがあります。
　「津液」は人間が正常な健康体を維持していくために構成された、すべての体液のことをいいます。すなわち、細胞内外の液や尿・汗・涙・唾液など、すべての体液のことを指します。津液と血の関連は密接で、人体のホメオスターシスに深くかかわっています。津液は漢方的には、痰飲（非生理的な体液）とともに「水毒」に含まれています。水毒には駆水剤が用いられ、生薬としては猪苓、茯苓、朮、沢瀉、呉茱萸、麻黄などがあります。漢方方剤としては、茯苓飲、越婢加朮湯、五苓散、猪苓湯、小青竜湯、苓桂朮甘湯などがあります。
　「精」は精力、精液などのように生命力の維持に不可欠の物で、気と似たような意味で用いられることがあります。
　これらの気・血・津液・精は互いに密接に関係し合って、人体の基本的

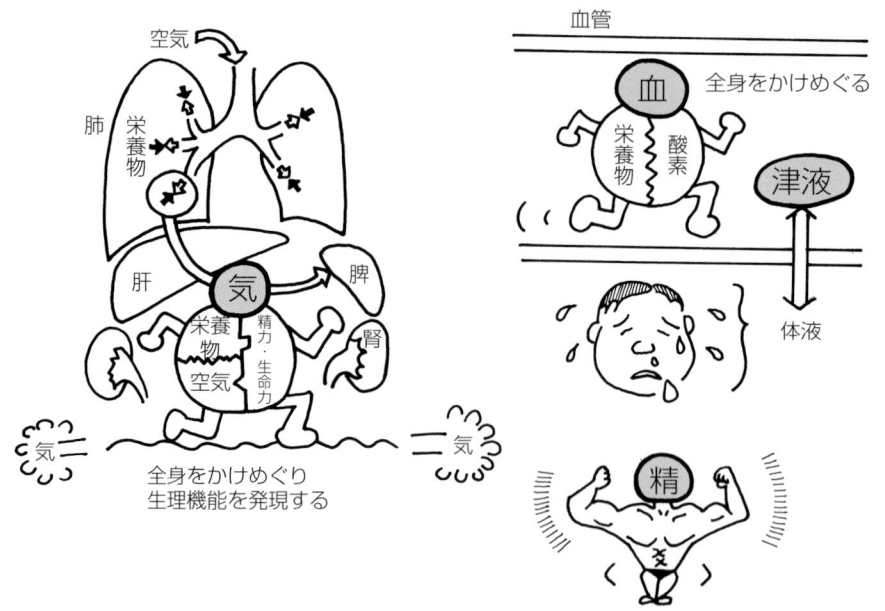

図1. 気・血・津液・精の関係

要素を構成しています（**図1**）。

臓腑について

　人体の内臓の解剖学的な名称による概念として、臓腑というものがあり、一般に、人体は五臓六腑より成り立っています。これには内臓そのものの意味と、その内臓の働きの影響による各種の現象の意味もあります。
　五臓とは心・肺・脾・肝・腎のことで、大部分が中身の詰まった、実質性臓器から成り立っています。これに対して、六腑とは胆・胃・小腸・大腸・膀胱・三焦のことをいい、これらのほとんどが、中身が空洞の、管腔性臓器より成り立っています。五臓六腑は現在の解剖学での臓器名に必ずしも一致するわけではありませんが、五臓と六腑は互いに密接にかかわりあって、お互いに影響を及ぼしあっているとされています（**図2**）。
　まず、五臓について簡単に説明します。
　「心」は心臓そのものの働きと、それによって活性化される各種の身体機能、神経系の機能を司るとされています。この心のほかに、心包という概念があって、その実体は明らかにされていませんが、心臓の外面を包む膜に相当するといわれています。
　「肺」は肺そのものの働きである呼吸・代謝の機能と、気道に関連する機能や、気の生成に関与する機能を司るとされています。
　「脾」は脾臓そのものの働きである門脈・リンパ系の機能と、それに関連する消化器・免疫などの、生命活動維持に関係する機能を司るとされて

【五臓】　【六腑】

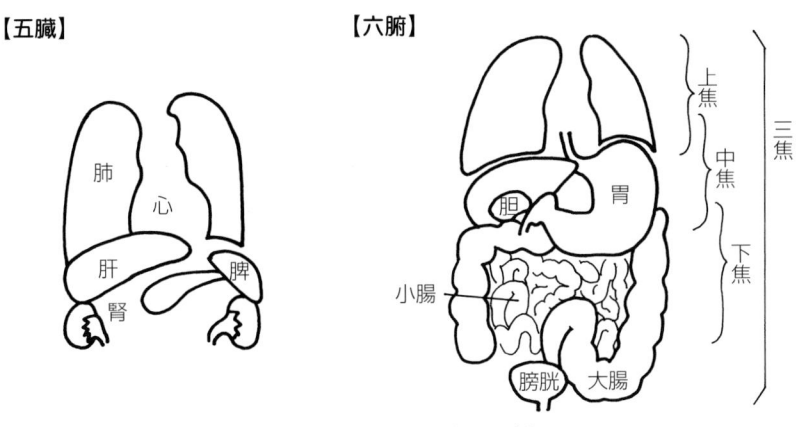

図２．五臓・六腑の関係

います。しかし、その一方で、現在の膵臓に相当するともいわれています。

「肝」は肝臓そのものの働きである栄養物質の分解・合成・貯蔵・供給と、血・気に関連する機能や神経・筋に関する機能を司るとされています。

「腎」は泌尿生殖器系や内分泌系・免疫系に関する働きのほかに、循環血液量や神経系の一部の機能に関与し、気・津液・精にも関連する働きを有するとされています。

次に、六腑について簡単に説明します。

「胆」は胆嚢そのものの働きである胆汁の貯蔵・排泄作用と、肝の機能の一部に関連する働きを有するとされています。

「胃」は飲食物を消化したり、食欲に関係しており、津液、脾との関連が深いとされています。

「小腸」は西洋医学の小腸とほぼ同じ意味で、飲食物の消化・吸収に関係するとされています。

「大腸」は小腸からの一部を受け取り、水分を吸収したりして、残りを糞便として肛門から排出します。西洋医学の大腸とほぼ同じ意味です。

「膀胱」は尿の貯留と排泄にかかわり、西洋医学的な膀胱とほぼ同じ意味で、腎に含まれる機能を司るとされています。

「三焦」は上焦・中焦・下焦のことをいい、すべて、水分の代謝にかかわる機能を司るとされています。心・肺を含む胸部より上を上焦、脾・胃を含む胸部から臍部までを中焦、肝・腎を含む臍以下の部分を下焦といいます。

経絡と経穴について

　経絡は経脈と絡脈のことで、経脈には正経である十二経脈と奇経の八経脈があります。絡脈は主幹である経脈の分枝のことを意味します。経絡と西洋医学的に意味のある解剖所見が一致したという報告は、現在のところみられていません。しかし、中国何千年もの歴史が物語る経験と実績から、経絡は人体を駆け巡る気・血・津液の通路で、身体全体を統合する機能にかかわっているとされています。

　「正経十二経脈」はそれぞれの経脈が1つの臓腑と直接に連結していて、それぞれの臓や腑の名称がついています。臓に連結している経脈は陰経といい四肢内側を通り、腑に連結している経脈は陽経といい四肢外側を通っています。

　これは、五臓が内臓の実質性臓器で、身体の内側に位置しているのに対して、六腑が管腔性臓器で、身体の外側に開いていて、外界との関係が深いことより、「臓」が内側、「腑」が外側と考えれば、覚えやすいと思います。

　そのほか、上肢を通っているものを手経といい、下肢を通っているものを足経といいます。手経は六経脈あり、足経も六経脈あり、それぞれが陰経と陽経に分かれ、十二経脈それぞれに個別の名称がつけられています。そして、1つの陰経と1つの陽経は、表裏の関係で連結しています。

　陰経と陽経の表裏の関係は、**図3**をみればよくわかると思われます。

　上肢では、内側と外側（**図4**）から、同じ親指側の肺経と大腸経、ほぼまん中を通る心包経と三焦経、小指側の心経と小腸経が表裏の関係で連結しています。

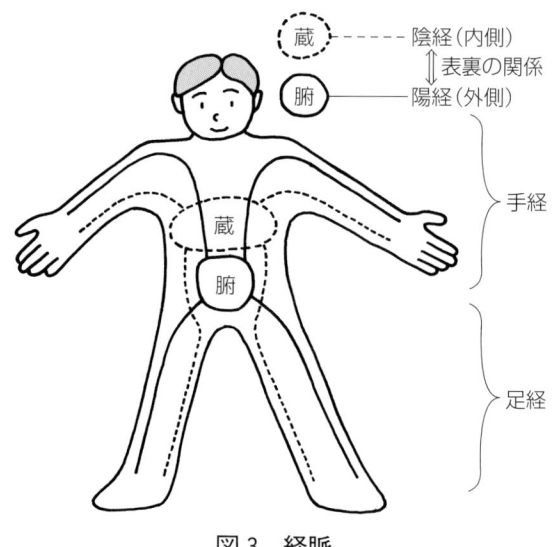

図3. 経脈

I. 人体観の基礎についての講義

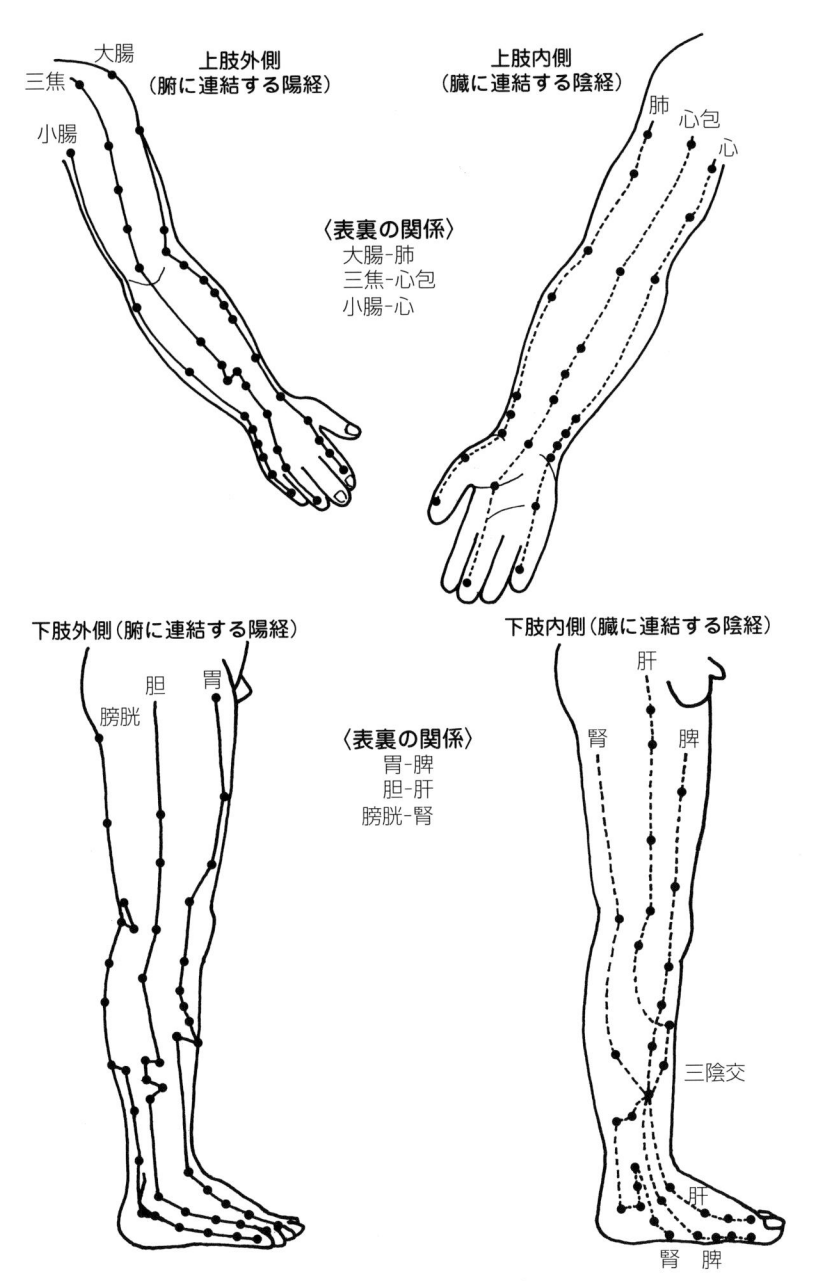

図4. 陰経と陽経の関係

　下肢では、内側と外側の図から、同じ前方側の脾経と胃経、ほぼまん中を通る肝経と胆経、後方側の腎経と膀胱経が表裏の関係で連結しています。
　すなわち、これらの関係を簡単に書くと、次のようになります。

（上肢）大腸ー肺　　（下肢）胃ー脾
　　　　三焦ー心包　　　　　胆ー肝
　　　　小腸ー心　　　　　　膀胱ー腎

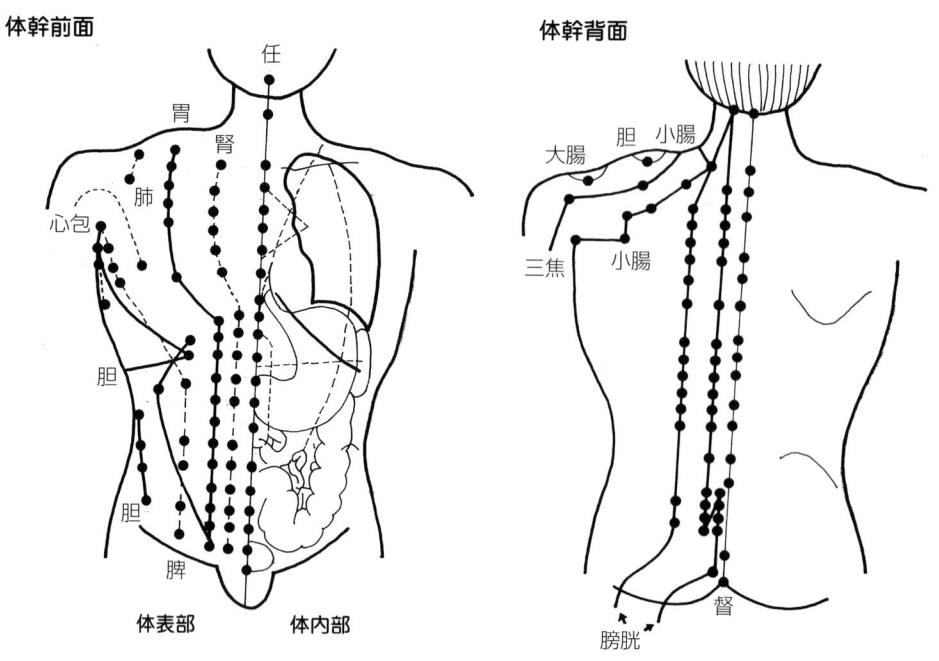

図5. 体幹部の経脈

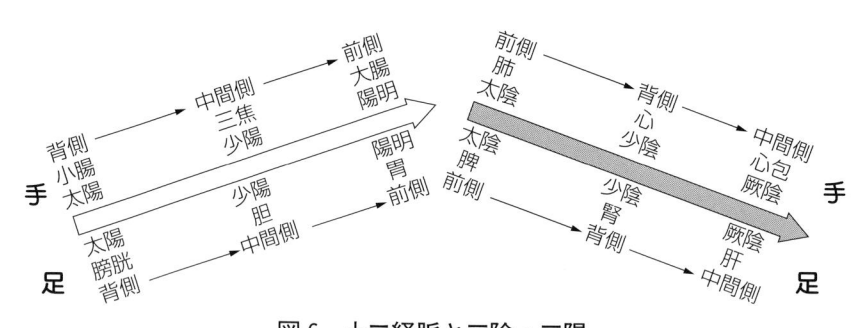

図6. 十二経脈と三陰・三陽

体幹前面と背面の正経十二経脈の走行は、**図5**のようになっています。体幹背面の経脈に比べて、体幹前面の経脈はかなり混雑していて、複雑な走行を成しています。

正経十二経脈と三陰病・三陽病との関係は**図6**のようになっています。

（手）太陽＝小腸　　太陰＝肺　　（足）太陽＝膀胱　　太陰＝脾
　　　少陽＝三焦　　少陰＝心　　　　　少陽＝胆　　　少陰＝腎
　　　陽明＝大腸　　厥陰＝心包　　　　陽明＝胃　　　厥陰＝肝

ゴロ合わせ的には、「手の小さな・3・大将、は・新・進党　足のボ・タン・い・ひ・時・間」です。

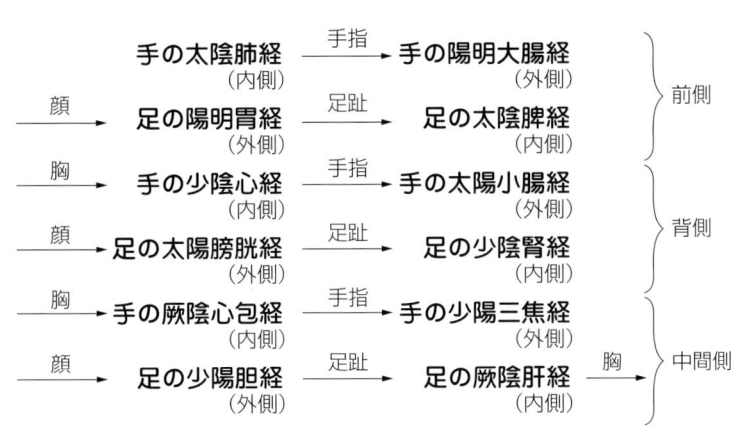

図7. 手経と足経の関係

〈手経どうしのながれ〉

肺 ─────→ 大腸
心包 ────→ 三焦
心 ─────→ 小腸

〈足経どうしのながれ〉

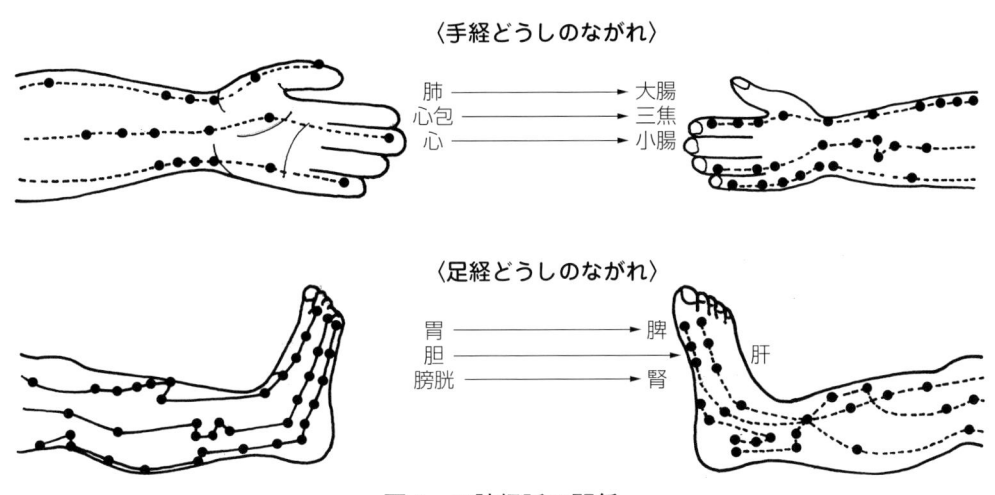

胃 ─────→ 脾
胆 ─────→ 肝
膀胱 ────→ 腎

図8. 四肢経脈の関係

　これらの関係は**図6**のように、三陽病では手足の背側〜中間側〜前側の経脈が、三陰病では手足の前側〜背側〜中間側の経脈が、それぞれの順番で病期に関係していると考えれば、比較的理解しやすく、覚えやすいと思われます。

　正経十二経脈の「ながれ」は、**図7**のようになっています。

　四肢の経脈の走行部位からみた「ながれ」では、内・外側からいえば、肺経の内側から始まり、内側－外側、外側－内側、内側－外側、…、の順に、前・後側からいえば、肺・大腸・胃・脾の各経脈が前側、心・小腸・膀胱・腎の各経脈が背側、心包・三焦・胆・肝の各経脈が中間側、というような順にながれています（**図8**）。

〈手経から足経へのながれ〉

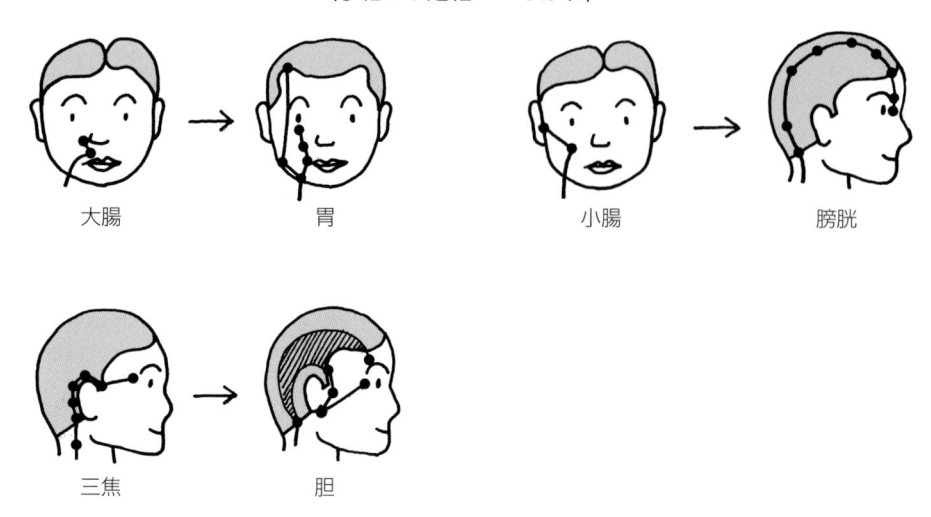

大腸 → 胃　　小腸 → 膀胱

三焦 → 胆

〈足経から手経へのながれ〉

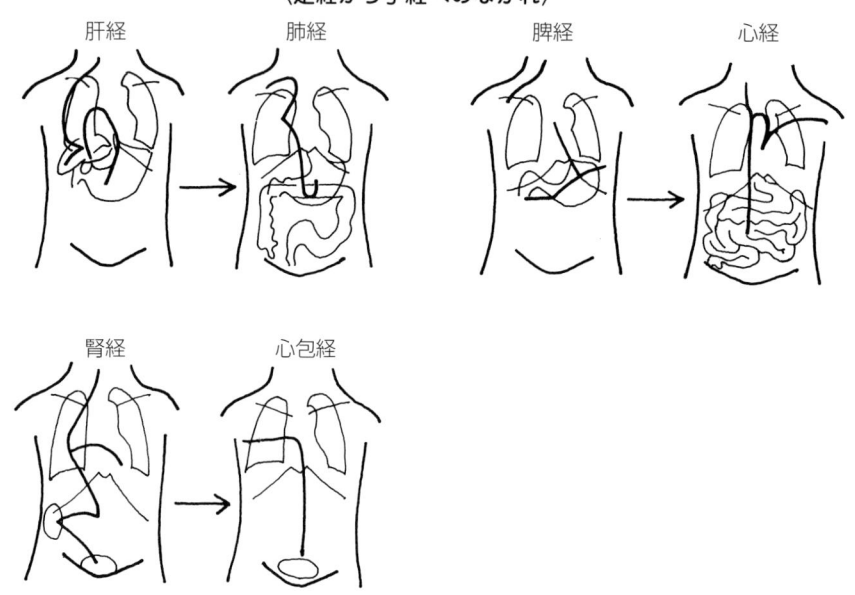

肝経 → 肺経　　脾経 → 心経

腎経 → 心包経

図9．手経から足経、足経から手経の関係

　手経どうしは手指の末端で近接する経脈の「ながれ」を受け継ぎ、足経どうしは足趾の末端で近接する経脈の「ながれ」を受け継いでいます。手経から足経への経脈（三陽に属する経脈）は顔面表層部で近接する経脈の「ながれ」を受け継ぎ、足経から手経への経脈（三陰に属する経脈）は胸部内側で近接する経脈の「ながれ」を受け継いでいます（図9）。

　次に、正経十二経脈の各々について述べてみます。
　詳しく知りたい人は専門書を読んでもらえればいいですし、本書でも針灸・吸玉療法のところで、ある程度詳しく述べるつもりですので、ここで

は簡単に説明しておきます。

　図10中では各経脈上の経穴の名称は少し記載していますが、各経脈の走行中にかかわる人体各種の器官名などは記載していません。ここでは大まかな経脈の走行を知っていただければ十分であろうと思っているからです。また、各経脈上の経穴の名称について、私の独断と偏見で、いくつかの経穴を選び、ゴロ合わせで覚えるようにしてみました。よかったら試してみて下さい。

　各経脈はそれぞれ固有の臓腑に属していますので、経脈の異常と臓腑の異常は密接に関係しています。また、各経脈の走行、分布などから、関連する人体各種の器官の異常も、その属する経脈の異常から、ある程度判定することも可能です。

1 手の太陰肺経（図10）

　これまでのところで説明したように、肝経のながれを受けて胃の付近から起こり、大腸、肺などを通り、上肢の母指側を通って母指末端で終わります。

　経穴として、「中府穴（ちゅうふ）」や「少商穴（しょうしょう）」などの11穴があります。

　この肺経では大まかにいって、肺などの呼吸器疾患や肩〜上肢にかけての痛みを主とした疾患に関係しています。

　　中府（ちゅうふ）（肺経の募穴）：呼吸器疾患、心臓疾患など。
　　天府（てんぷ）：呼吸器疾患、高血圧、上腕神経痛など。
　　侠白（きょうはく）：胸痛、呼吸器疾患など。
　　尺沢（しゃくたく）（合）：呼吸器疾患など。
　　孔最（こうさい）（郄穴）：呼吸器疾患、痔疾患など。
　　太淵（たいえん）（兪、原穴）：呼吸器疾患、腕関節痛など。
　　魚際（ぎょさい）：頭痛、車酔い、心悸亢進など。
　　少商（しょうしょう）（井）：小児神経症、心臓疾患など。

　ゴロ合わせ的には、「**拝啓ちゅう・て、恐・縮した・交際、大変・ぎょうさん・しよう**」です。

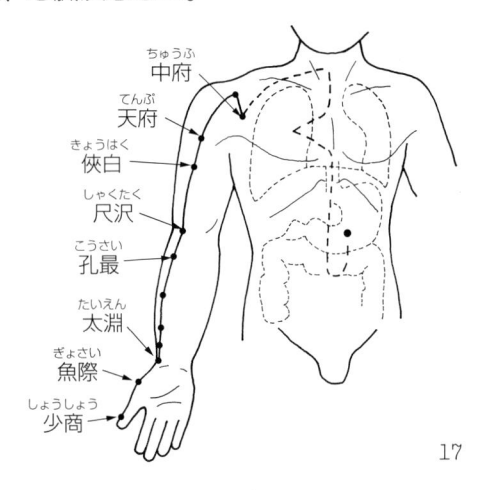

図10．手の太陰肺経

2 手の陽明大腸経（図11）

　肺経のながれを受けて、示指から起こり、上肢を上行して肩に至り、鼻の両側に終わるものと、肺から大腸に走行して終わるものとに分かれています。

　経穴として、「商陽穴」や「迎香穴」などの20穴があります。

　大腸経は大腸に関係した腸の疾患や、鼻・口腔・肩～上肢にかけての疾患に関係しています。

　　商陽（しょうよう）（井）：耳鳴り、小児の夜泣きなど。
　　二間（じかん）：小児神経症、歯痛など。
　　三間（さんかん）（兪）：小児神経症、顔面神経麻痺など。
　　合谷（ごうこく）（原穴）：耳鳴り、眼疾患など。
　　偏歴（へんれき）：歯痛、母指腱鞘炎など。
　　温溜（おんる）（郄穴）：皮膚病、歯痛、痔など。
　　三里（さんり）：頭痛、めまい、歯痛、片麻痺など。
　　曲池（きょくち）（合）：眼疾患、片麻痺など。

ゴロ合わせ的には、「大腸・商・事・さんの・後光・変で、オッ・さん・窮地」

3 足の陽明胃経（図12）

　大腸経のながれを受けて、鼻の外側から始まり、顔面を上行するものと、下行して胃や脾臓をまとい、下肢前方を下っていくものとに分かれます。また、下腿前外側の高位の所で足の第2趾外側端に終わるものと、足の第3趾の外側部に終わるものとに分かれています。

　経穴として、「承泣穴」や「厲兌穴」などの45穴があります。

　胃経は胃腸疾患や顔面の痛み、麻痺などの疾患、下肢の痛み、しびれなどに関係しています。

　　巨髎（こりょう）：上歯痛、顔面神経麻痺など。
　　梁丘（りょうきゅう）（郄穴）：胃痛、坐骨神経痛など。
　　三里（さんり）（合）：胃疾患、のぼせ、神経痛など。
　　豊隆（ほうりゅう）：腸疾患、神経症など。
　　解谿（かいけい）（経）：眼瞼麻痺、足関節痛など。
　　衝陽（しょうよう）（原穴）：食欲不振、顔面神経麻痺など。
　　陥谷（かんこく）（兪）：頭痛、顔面痛など。

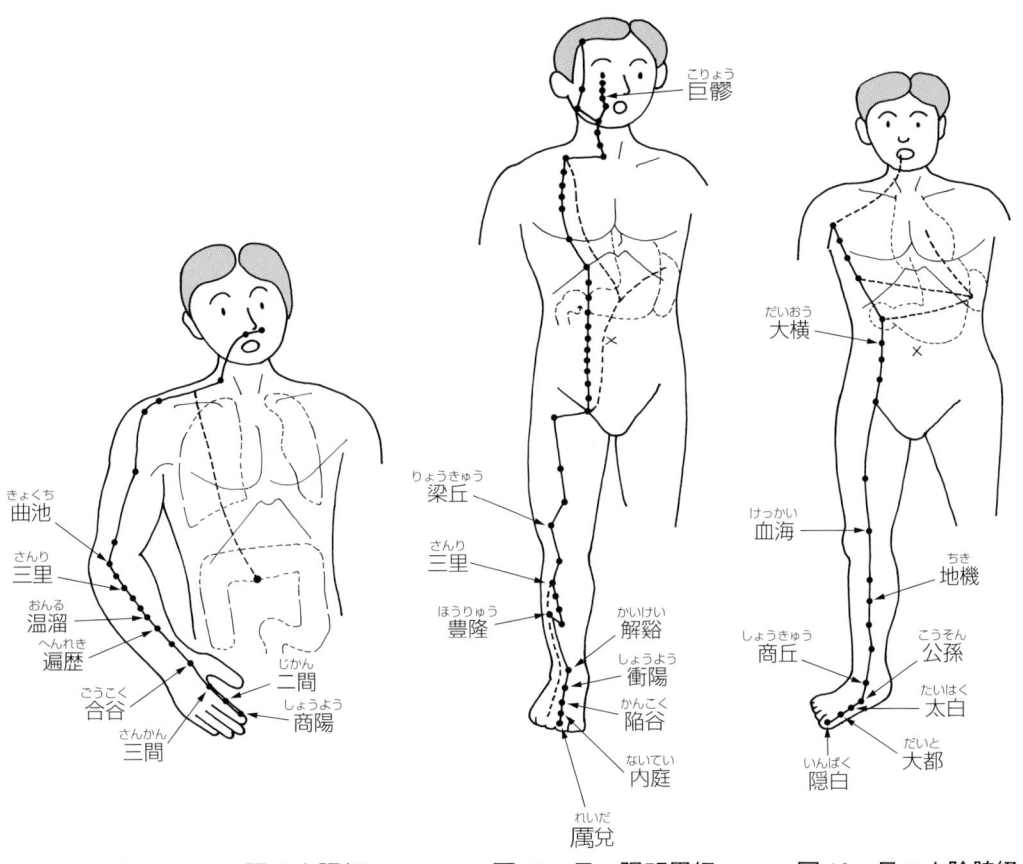

図11. 手の陽明大腸経　　図12. 足の陽明胃経　　図13. 足の太陰脾経

　内庭（ないてい）：顔面神経麻痺、胃痛など。
　厲兌（れいだ）（井）：神経症、胃腸症状など。

　ゴロ合わせ的には、「イケン、こりゃ、量・産・保留の、会計・上・勧告、泣いて・礼だ」

4　足の太陰脾経（図13）

　胃経のながれを受けて、足の母趾末端から起こり、下肢内側を上行し、腹部に入り、胃や脾臓に達し、心臓に行って終わるものと、舌まで行って終わるものとに分かれています。
　経穴として、「隠白穴」や「大包穴」などの21穴があります。
　脾経は舌・咽頭疾患、心疾患、胃腸疾患、下肢の痛みやしびれなどに関係しています。

　隠白（いんぱく）（井）：女性性器疾患、胃腸疾患など。
　大都（だいと）：全身倦怠感、胃腸疾患など。
　太白（たいはく）（兪、原穴）：胃腸疾患、便秘など。

公孫（こうそん）：胃腸疾患、食欲不振など。
　商丘（しょうきゅう）（経）：全身倦怠感、胃腸疾患、婦人科疾患など。
　地機（ちき）（郄穴）：胃腸疾患、精力減退など。
　血海（けっかい）：月経不順など。
　大横（だいおう）：腹膜炎、便秘など。

　ゴロ合わせ的には、「引け、陰謀・だと、太・閤・正・直、ケッタイ・だ」

5 手の少陰心経 （図14）

　脾経のながれを受けて、心臓から起こり、下行して小腸に終わるものと、上行して眼球にまで達して終わるもの、肺から腋下、上肢内側を通り、小指末端に終わるものとに分かれています。
　経穴として、「極泉穴（きょくせん）」や「少衝穴（しょうしょう）」などの9穴があります。
　心経は心臓疾患、口腔・眼疾患、小腸疾患、上肢の痛みやしびれなどに関係しています。

　少海（しょうかい）（合）：心臓疾患、眼科疾患、耳鳴りなど。
　霊道（れいどう）（経）：頻脈などの心臓疾患。
　通里（つうり）：心臓疾患など。
　陰郄（いんげき）（郄穴）：狭心症、心悸亢進など。
　神門（しんもん）（兪、原穴）：心臓疾患、精神病など。
　少府（しょうふ）：心悸亢進、尿道炎など。
　少衝（しょうしょう）（井）：狭心症、高血圧症、脳卒中など。

　ゴロ合わせ的には、「神経・症かい、霊堂・通りの・激・震も・少・々」

6 手の太陽小腸経 （図15）

　心経のながれを受けて、小指末端から起こり、上肢の小指側背面を上行し、後頸部下端に達し、そこから下行して心臓を通り、胃・小腸に終わるものと、上行して耳と内眼角に終わるものとに分かれています。
　経穴として、「少沢穴（しょうたく）」や「聴宮穴（ちょうきゅう）」などの19穴があります。
　小腸経は胃腸疾患、心疾患、眼・耳の疾患、頸部〜肩〜上肢にかけての痛み、しびれなどに関係しています。

　少沢（しょうたく）（井）：頭痛、感冒、ひきつけなど。
　前谷（ぜんこく）：感冒、ひきつけなど。

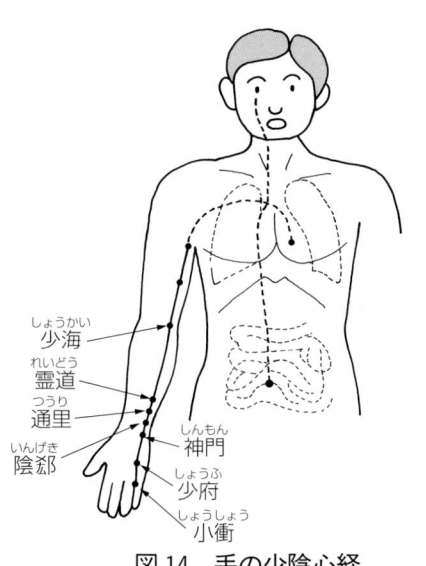

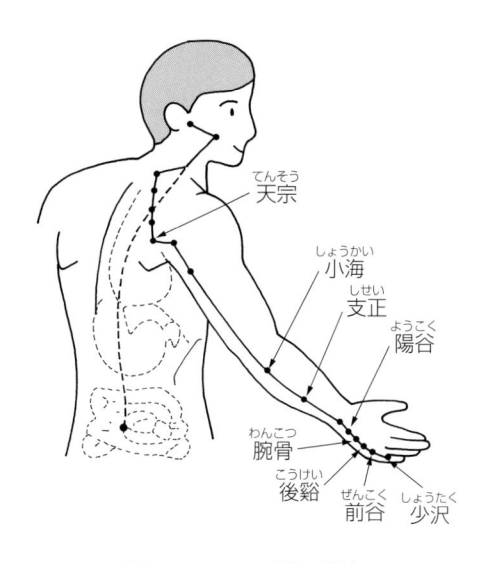

図 14. 手の少陰心経　　　　図 15. 手の太陽小腸経

　後谿（こうけい）（兪）：感冒、熱など。
　腕骨（わんこつ）：腕関節痛など。
　陽谷（ようこく）（経）：尺骨神経痛など。
　支正（しせい）：尺骨神経痛など。
　小海（しょうかい）（合）：尺骨神経痛など。
　天宗（てんそう）：五十肩、高血圧症、乳腺炎など。

　ゴロ合わせ的には、「省庁・賞、全国・広告・は、よろ・しい・紹介・展」

7 足の太陽膀胱経（図 16）

　小腸経のながれを受けて、内眼角から起こり、上行して頭部をまとって下行し、後頸部より脊柱に沿って2つの平行したながれになり、膝窩部で合流して足の小趾の外側に終わります。
　経穴として、「睛明穴」や「至陰穴」などの 63 穴があります。
　膀胱経は顔面・頭部の疾患や、上位の脊椎から下肢に至る後側を中心とする肩・背・腰下肢痛などに関係しています。

　天柱（てんちゅう）：頭痛、項部痛、肩こりなど。
　風門（ふうもん）：感冒、呼吸器疾患など。
　肺兪（はいゆ）：呼吸器疾患など。
　膀胱兪（ぼうこうゆ）：膀胱疾患など。
　肓門（こうもん）：胃十二指腸疾患、便秘など。

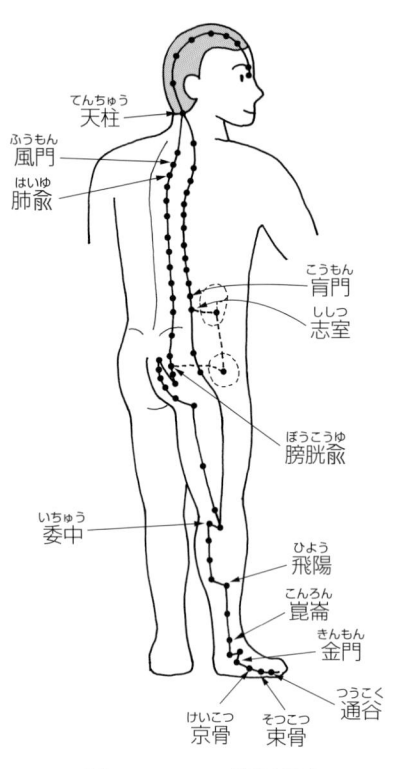

図16. 足の太陽膀胱経　　　図17. 足の少陰腎経

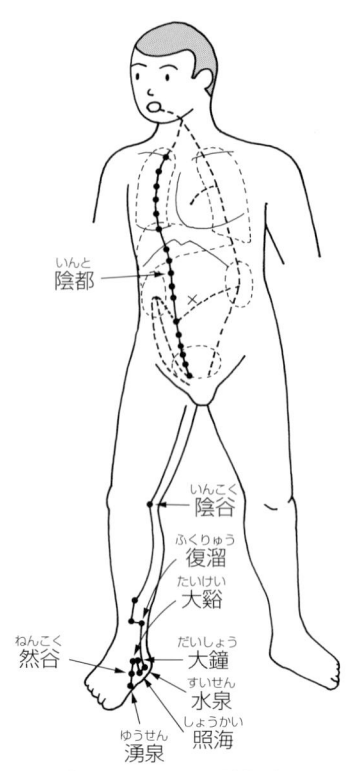

志室（ししつ）：腰痛、泌尿器疾患など。

委中（いちゅう）（合）：膝関節痛、坐骨神経痛など。

飛陽（ひよう）：坐骨神経痛、痔疾患など。

崑崙（こんろん）（経）：腰痛、頭痛、めまい、高血圧症など。

金門（きんもん）（郄穴）：ひきつけ、足関節痛など。

京骨（けいこつ）（原穴）：高血圧症、脳卒中、肩こりなど。

束骨（そつこつ）（兪）：高血圧症、脳卒中、肩こりなど。

通谷（つうこく）：頭痛、高血圧症、脳貧血など。

　最も多くの経穴が存在する経絡です。中でも、「兪」のつく経穴が多くみられます。

　ゴロ合わせ的には、「ボコ・てん・風も、俳優・のタ・子も、資質・い・ひよう、ローン・金も・結構・そこ・つ」
（良　いよう）

8　足の少陰腎経（図17）

　膀胱経のながれを受けて、足の小趾から起こり、足の裏を通り、下肢の内側後方を上行し、膀胱、腎臓をまとい、肝臓、肺、気管を通り、舌根部で終わるものと、肺から心臓をまとい、胸中で終わるものとに分かれています。

経穴として、「湧泉穴」や「兪府穴」などの 27 穴があります。
　腎経は口腔・咽頭部疾患、心肺疾患、肝疾患、腎・膀胱疾患、胃腸疾患、下肢の痛み・運動障害などに関係しています。

　　湧泉（ゆうせん）（井）：腎臓疾患、婦人科疾患など。
　　然谷（ねんこく）：月経不順、扁桃腺炎、中耳炎など。
　　太谿（たいけい）（兪、原穴）：腎臓疾患、呼吸器疾患など。
　　大鐘（だいしょう）：冷え症、心臓疾患など。
　　照海（しょうかい）：婦人科疾患など。
　　水泉（すいせん）（郄穴）：子宮出血、下腹部痛、足関節痛など。
　　復溜（ふくりゅう）（経）：精力減退、心臓疾患など。
　　陰谷（いんこく）（合）：生殖器疾患、膝関節痛など。
　　陰都（いんと）：消化器系疾患、喘息など。

　ゴロ合わせ的には、「**事件・優先・ねん、大刑・だし、紹介・推薦、古・いん・と**」

⑨ 手の厥陰心包経（図18）

　腎経のながれを受けて、胸中から起こり、心包から下腹部に終わるものと、上肢内側を通り、中指の末端で終わるものとに分かれています。
　経穴として、「天池穴」や「中衝穴」などの 9 穴があります。
　心包経は心疾患、胃腸疾患、上肢の痛み・運動障害などに関係しています。

　　曲沢（きょくたく）（合）：心臓疾患など。
　　郄門（げきもん）（郄穴）：心悸亢進、胸部痛など。
　　間使（かんし）（経）：胸部痛、吐き気など。
　　内関（ないかん）：心悸亢進、胸部痛、吐き気など。
　　大陵（だいりょう）（兪、原穴）：熱性疾患、呼吸器疾患など。
　　中衝（ちゅうしょう）（井）：心臓疾患、ひきつけなど。

　ゴロ合わせ的には、「**神奉・曲、劇も、館・内・大・中傷**」

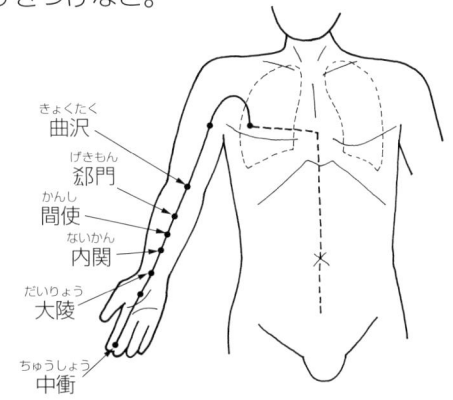

図18．手の厥陰心包経

10 手の少陽三焦経（図19）

　心包経のながれを受けて、第4指の末端から起こり、上肢の背側を上行し、鎖骨上窩に入り、心包をまとって三焦に終わるものと、心包の所から側頸部を通って顔面に終わるものとに分かれています。

　経穴として、「関衝穴（かんしょう）」や「絲竹空穴（しちくくう）」などの23穴があります。

　三焦経は上肢、肩、頸部の痛みや運動障害、耳・眼・頬部の痛みなどに関係しています。

　　関衝（かんしょう）（井）：頭痛、めまい、熱性疾患など。
　　液門（えきもん）：発汗など。
　　中渚（ちゅうしょ）（兪）：めまい、吐き気など。
　　陽池（ようち）（原穴）：消化器疾患、女性疾患など。
　　外関（がいかん）：耳鳴り、めまい、腕関節痛など。
　　支溝（しこう）（経）：熱性疾患、扁桃腺炎など。
　　会宗（えそう）（郄穴）：下腹部痛、脳神経症状など。
　　三陽絡（さんようらく）：上肢麻痺、歯痛など。
　　四瀆（しとく）：肩こり、耳鳴りなど。
　　天井（てんせい）（合）：肘関節痛など。
　　肩髎（けんりょう）：肩関節痛など。

　ゴロ合わせ的には、「**酸素系・緩衝・液も、注視・要し、外観・し、塩操・作ら・しとく・点・検**」

11 足の少陽胆経（図20）

　三焦経のながれを受けて、外眼角から起こり、側頭部を走り、頸部を下行して胸中を走り、肝臓から胆嚢をまとい、さらに下行して、股関節で頸部から腋を下ってきた別の支脈と合流します。そして、大腿外側に沿って下行して、足の第4趾に終わります。

　経穴として、「完骨穴（かんこつ）」や足の「竅陰穴（きょういん）」などの43穴があります。

　胆経は頭部や眼、顎の痛み、腋窩リンパ節の疾患、胸・脇・肋骨、下肢などの痛みや運動障害、肝・胆嚢疾患などに関係しています。

　　聴会（ちょうえ）：顔面神経麻痺、歯痛など。
　　完骨（かんこつ）：顔面神経麻痺、片頭痛、不眠、難聴など。
　　風池（ふうち）：頭痛、肩こり、耳鳴りなど。
　　肩井（けんせい）：肩こり、頭痛、上肢神経痛など。

図 19．手の少陽三焦経　　　　図 20．足の少陽胆経

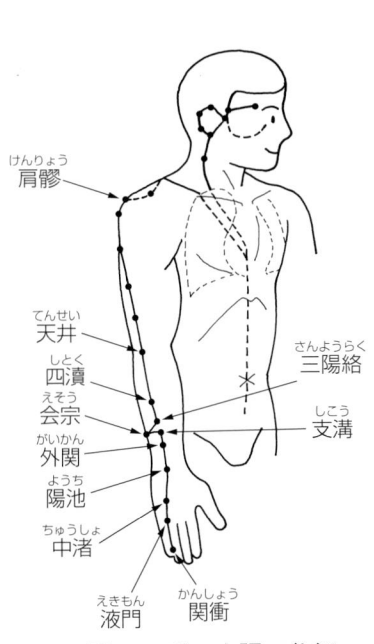

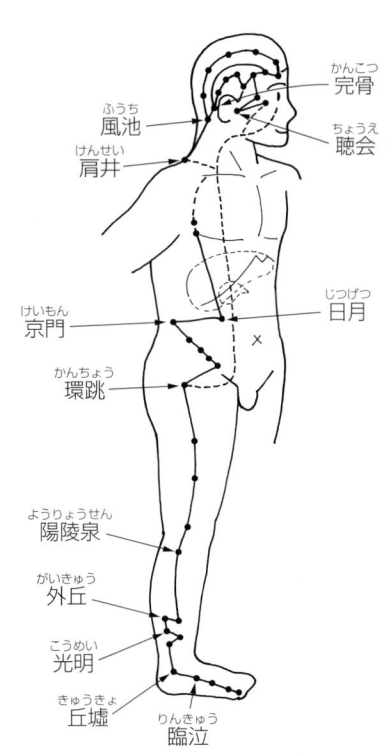

　日月（じつげつ）（胆募穴）：肝胆系疾患、胃腸疾患など。
　京門（けいもん）（腎募穴）：腎膀胱系疾患、腰痛など。
　環跳（かんちょう）：股関節痛、腰痛など。
　陽陵泉（ようりょうせん）（合）：頭痛、坐骨神経痛など。
　外丘（がいきゅう）（郄穴）：側胸痛、腓骨神経痛など。
　光明（こうめい）：視力減退など。
　丘墟（きゅうきょ）：足関節痛、腰痛など。
　臨泣（りんきゅう）（兪）：月経痛、心窩部痛など。

　ゴロ合わせ的には、「たん系・長・官・風、堅・実。警・官・要せん・外・交、急きょ・臨休」

12 足の厥陰肝経（図21）

　胆経のながれを受けて、足趾から起こり、下肢内側を上行し、腹部を通って肝臓に至ります。そして、胆嚢をまとい、肺や側胸部に終わるものと、肝臓から胸を上行して気管を通り、眼球から頭部にまで行って終わるものとに分かれています。
　経穴として、「大敦穴」や「期門穴」など13穴があります。
　肝経は肝・胆嚢疾患、下肢の痛みや運動障害、泌尿生殖器疾患、悪心・

嘔吐や胃腸疾患などに関係しています。

　　大敦（だいとん）（井）：尿道炎、精巣炎、疝痛など。
　　行間（こうかん）：疝痛、肋間神経痛、月経不順など。
　　太衝（たいしょう）（兪、原穴）：腰痛、子宮疾患、肋間神経痛など。
　　蠡溝（れいこう）：蕁麻疹など。
　　中都（ちゅうと）（郄穴）：子宮出血など。
　　曲泉（きょくせん）（合）：膝関節痛、生殖器疾患など。
　　章門（しょうもん）（脾募穴）：腹部内臓痛、肋間神経痛など。
　　期門（きもん）（肝募穴）：肝胆系疾患、月経不順など。

　ゴロ合わせ的には、「関係・大と、皇・太子を・連行・ちゅうと、局・省も、気もむ」

　「奇経八経」は正経十二経脈の補助的な働きに関係していて、中でも督脈・任脈がよく用いられています。督脈は「長強穴」や「齦交穴」など27穴があります。任脈は「中極穴」や「承漿穴」など24穴があります。その他の名称として、衝脈、帯脈、陰維脈、陽維脈、陰蹻脈、陽蹻脈があります。

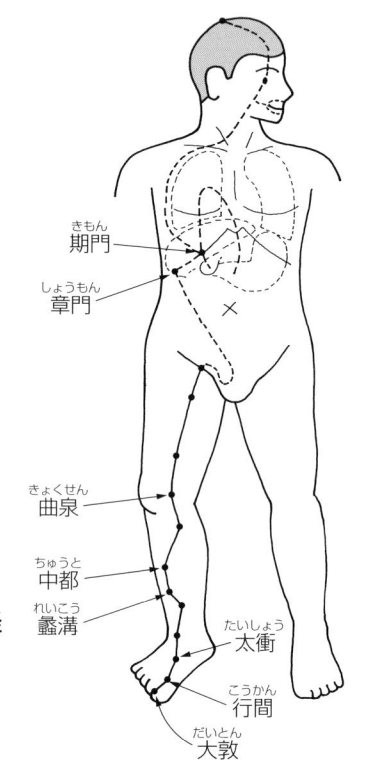

図21．足の厥陰肝経

[督脈]（図22）
　　長強（ちょうきょう）：痔疾患など。
　　陽関（ようかん）：腰痛、膀胱疾患など。
　　命門（めいもん）：腰痛、精力減退など。
　　至陽（しよう）：胃腸疾患など。
　　大椎（だいつい）：肩こり、嘔吐など。
　　百会（ひゃくえ）：頭痛、めまい、高血圧症など。

　ゴロ合わせ的には、「徳→長期・余・命も、次・第、100へ」

図22. 督脈   図23. 任脈

[任脈]（図23）
　中極（ちゅうきょく）（膀胱募穴）：膀胱炎、生殖器疾患など。
　関元（かんげん）（小腸募穴）：消化器疾患、冷え症など。
　石門（せきもん）（三焦募穴）：消化器疾患、冷え症など。
　気海（きかい）：下腹部痛、冷え症など。
　上脘（じょうかん）：心窩部痛、嘔吐など。
　巨闕（こけつ）（心募穴）：心臓疾患、胃疾患など。
　膻中（だんちゅう）（心包募穴）：心臓疾患、肺疾患など。

　ゴロ合わせ的には、「任命・中、歓迎・席も・奇怪　上官・こけ・たん」

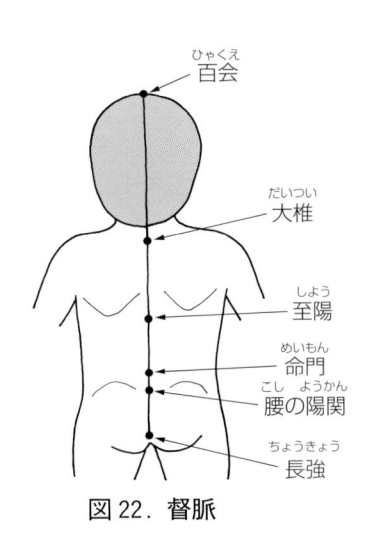

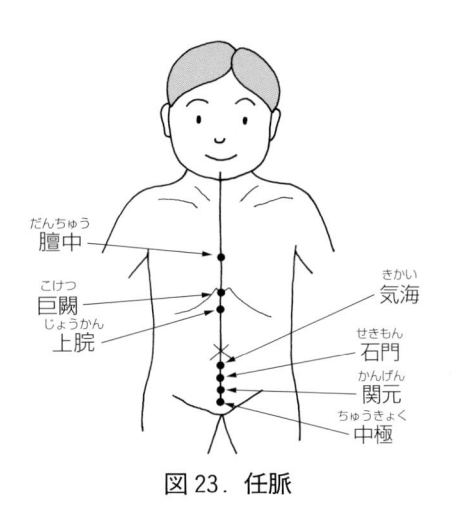

　「絡脈」は十五の経穴部位から枝を出しています。それらは、外関、光明、長強、列欠、通里、内関、支正、偏歴、大包、公孫、大鐘、飛陽、豊隆、鳩尾、蠡溝という名称の経穴から出ています。

　「経穴」とは、経絡および経絡外にあり、経験的に治療効果が認められ、その名前と部位が定められているもので、針灸のツボに相当します。経穴の名前で大体の作用がわかる場合もあります。例えば、「兪」という名前がついていれば「注ぐところ」という意味合いがあり、「合」という名前がついていれば「入るところ」という意味合いがあります。同じように、「井」という名前がついていれば「出るところ」という意味合いがあり、「経」という名前があれば「行くところ」という意味合いがあります。
　これまでの経絡の図では、黒い丸印の部位に相当しますが、経穴の具体的な説明は、経絡とともに、針灸や吸玉療法などで、後で詳しく述べますので、ここでは省略することにします。

内因・外因について

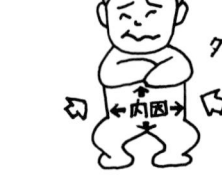

　人が病気になる場合、自身の抵抗力低下からくる「内因」によるものと、外部からの病原菌や外傷などによる「外因」のものがあり、これらを合わせて「病因」といいます。
　内因についていえば、自身の抵抗力の低下の要因として、体質的な面と精神的な面があります。外因については、自然環境の変化による病原菌の発生、生活・労働などの影響からくる外傷の発生があります。

陰証・陽証について

　すべての物体は陰と陽の相反する性格を持っています。陽の気は活動的であり、陰の気は消極的であるといわれています。この考え方は、東洋医学では疾病を診断・治療していくうえでの基礎になっていて、陰証は虚証・寒証・裏証を総括したもので、陽証は実証・熱証・表証を総括したものです。また、これに関連して、疾病が発生して、陰証を現すものを陰邪といい、陽証を現すものを陽邪ともいいます。

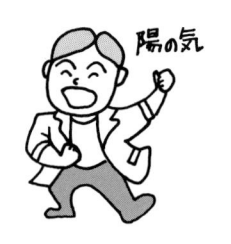

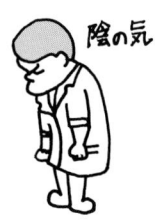

陰病・陽病について

　病位に関しては否定的な意見もありますが、実際の臨床上、便利な面もあるのでよく使われています。
　陰病・陽病については、太陰病・少陰病・厥陰病の三陰病を「陰病」といい、太陽病・少陽病・陽明病の三陽病を「陽病」といいます。
　典型的な急性の熱病では三陽病・三陰病の六期に分けて考えられ、病気が発病してから頂点になるまでの病期を陽病とし、太陽・少陽・陽明の三期に分けられています。そして身体の抵抗力や体力が衰えて死ぬまでの病

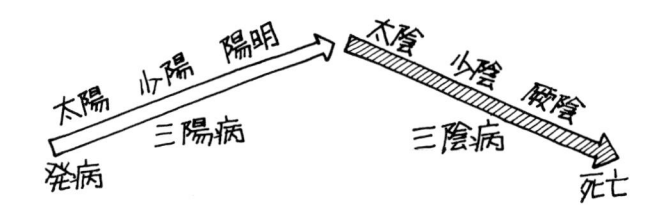

期を陰病とし、太陰・少陰・厥陰の三期に分けられています。太陽病は病気の初期で表証、熱証です。主な身体の表出部位は頭部、後頸部〜肩〜背部などです。治療原則としては発汗を中心とします。少陽病は半表半裏の熱証で、主な身体の表出部位は上腹部です。治療原則としては清熱を中心とします。腹診では胸脇苦満や心下痞硬が診られることが多くあります。陽明病は裏の熱証です。主な身体の表出部位は臍より下で、腹満や便秘などを伴うことがあります。治療原則としては瀉下を中心とします。三陽病の病期の経過は太陽→陽明→少陽の順がありますが、本書では他との関連から話を簡単にするため上記のような経過にしました。

また合病として太陽陽明、少陽陽明、三陽合病などがありますし、併病として太陽陽明、太陽少陽などがあります。太陰・少陰・厥陰の三陰病は比較的に区別をつけにくい裏寒証です。身体の表出部位は特に特定されません。これらの三陽・三陰の、それぞれの病期に応じて、それらに適した漢方薬の処方がなされています。

五行について

木・火・土・金・水を五行といい、これらには相生・相剋という相互作用があります。水は木を生じ、木は火を生じるというように、1つの物質から他の物質が生まれ出る考えを相生といい、土は水を剋し、水は火を剋すというように、1つの物質が他の物質を圧倒するという考えを相剋といいます。これらの考えは概念的に難解で、実際の臨床の場での応用はかなり複雑なものとなっています。

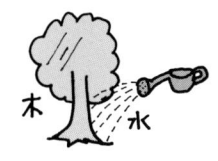

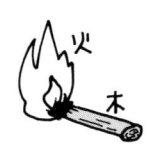

水は木を生じる　　木は火を生じる 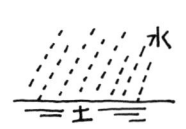　　土は水を剋す 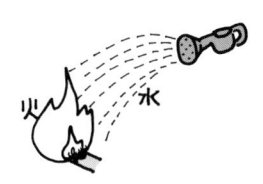　　水は火を剋す

II. 四診についての講義

▶▶▶ はじめに

　現在のようにレントゲンや心電図、超音波診断装置、CT、MRI、血液・尿検査などの、高度の医療機器がなかった時代では、人間の五感をフルに使って、その当時では最高の診察を行い、最高の診断を得ようとしました。最高といっても、診断の精度や再現性においては、現在の医療機器による診断にははるか遠く及びませんが、その理論の合理性や奥深さ、系統だった診察手技の素晴らしさは、ほかに類をみないほどのものです。

　その素晴らしい診察法が「四診」と呼ばれているもので、これからその「四診」について、わかりやすく述べていこうと思っています。

　西洋医学では血液検査で肝機能が悪ければ、その患者の体系や性格、暑がりや寒がり、活動的や非活動的などによらず、すべての患者に同一の肝機能改善薬が処方されています。一方、東洋医学では「四診」を中心とした東洋医学的診断法によって、「証」にあった処方がなされています。ですから、東洋医学では、血液検査で肝機能が良くても悪くても、「証」の一致さえみられれば、その「証」にあった、同一の漢方薬が処方されます。

　このように、西洋医学と東洋医学とでは、診断の出発点が根本的に違っていますから、その薬の処方や治療の効果判定も、全然違ったものになっています。

　西洋医学では、治癒の効果判定はAST（GOT）、ALT（GPT）などの血液検査データの改善で、その数値が正常値になることを目安に治療します。これに対して、東洋医学では、その患者を全人的な観点からみて、疾病からの病状が、いかに改善したかで、治療の効果判定がなされます。

　漢方薬の小柴胡湯を例にとって述べてみますと、西洋医学的に診断して、肝機能が悪いからといって、小柴胡湯を処方しても、肝機能の数値が改善しない例はたくさん見受けられます。逆に、東洋医学的に診断して、小柴胡湯が処方されている患者の中には、肝機能が悪い人や良い人など、肝機能障害以外の疾病でも、その処方を受けている人が多数います。そしてまた、ある患者に西洋医学の薬を処方して、その結果として肝機能が改

善しても、その患者を東洋医学的にみた場合、何ら良くなっていないことがたくさん見受けられます。

こういったことのほかにも、似たようなことは例を挙げればきりがないほどあります。しかし、複雑化する現代社会の中で、多種多様の疾病に対応していくためには、東洋医学のみでは不十分で、西洋医学のみでも完全とはいえません。東洋医学（漢方薬）ができた遠い昔の頃には、化学薬品や環境汚染などによる身体への害などなかったでしょうし、科学の進歩とともに発展してきた近代医学でも対処できないような疾病や不定愁訴が一杯あります。このような現状では、東西両医学の併用は避けて通れないもののように思えます。

ですから、今後の課題としては、東西両医学の併用療法の確立とともに、東西両医学的に満足のいくような治療方法と治癒の判定基準が求められます。

偏差値一辺倒の受験戦争を勝ち抜いてきて、最新の医療機器を駆使して、最高のレベルの診断と治療を学んできた現在の若い医師たちは、どうしても東洋医学的な考え方に馴染めず、すぐに物事を白か黒かに決めたり、はっきりとした数字で表そうとする傾向になりがちです。

私はそれがすべて正しいこととは思いません。

確かに、東洋医学的な診断法に頼り過ぎて、患者の生命を脅かすような癌などの疾患を、見逃してしまうことは許されないかも知れませんが、そのようなことは、定期的な西洋医との密な連係でクリアできますし、東洋医学のもつ限界を正しく知ることによってもクリア可能です。疾病に対するそもそもの考え方が、東西両医学の出発点から根本的に違っているので、西洋医学の診断が癌であっても、東洋医学の診断では癌とは別のものであることが多々あるからです。

人間が自分と同じ人間を診る。それも何の器具も装置も用いず、文字どおり自分の身１つで、自分と同じ人間を診て診断する。これは何と素晴らしいことでしょうか。

西洋医学的に癌を発見して、手術などをして治すことは確かにすごいことですが、癌を発見できなくても、その患者全体の状態をみながら、その患者のもつ自然治癒力をサポートしていく治療法も、私は素晴らしいものだと思っています。東洋医学的に正しい診断と治療をしていて、癌を見逃して、誤診ということで訴えられるようなことがあるなら、それは少し酷な気がします。

現在の医療に対する世間一般のニーズと認識からして、西洋医学だけでも十分といえず、東洋医学だけでも十分ではありません。しかし、西洋医

学と東洋医学では、考え方の出発点から大きく違っているので、お互いにオーバーラップするところがほとんどありません。この両者の良い面をミックスして、患者に対して一番最適な治療を実施することが望ましいのですが、そのためには、どちらの医学にもある程度精通した医師が、それぞれの診断法を駆使して診療にあたるのが理想的であると思われます。

　漢方薬の分野に限っていえば、先人たちの努力によって、簡単な証の判定だけで西洋医学的疾患名に対する漢方薬の処方が可能になってきています。ですから、西洋医学のみを勉強してきた医師でも、漢方薬の処方が、ある程度はできるようになってきております。

　前置きと私見はこれくらいにして、何千年にもわたって研ぎ澄まされてきた東洋医学独自の素晴らしい診察法である四診について、現代医学と比較しながら、できるだけわかりやすく述べていこうと思っています。

　四診とは、望診・聞診・問診・切診のことをいいます。

望　診

　望診とは、西洋医学の視診とほぼ同じ意味ですが、正確にいえば、西洋医学の視診よりその意味の幅が広いのです。すなわち、東洋医学の望診は、まず最初に患者から感じとられるファースト・インプレッションと、その後の動作や表情、会話から得られる情報で、その患者の知的レベルや意識状態、精神状態を判断します。そして、顔つき、体つき、姿勢、動作、行動などから、体質（強壮や虚弱など）や病気の程度（軽い病気か、重篤な病気か、など）を判断します。また、顔色や皮膚の状態、体表部の血管の状態、眼瞼結膜や口唇、爪を含む手足の末端部の状態（乳幼児では指紋の状態が参考になる）などから、証の診断のための傍証をとります。顔色がどす黒く、口唇や爪も青紫色でどす黒く、腹壁や下肢の静脈の怒張があるような場合は、瘀血の諸症状を伴うことが多く、予後も悪いとされています（乳幼児の指紋の色がどす黒いのも、瘀血の諸症状を伴う場合があります）。

　ここで、乳幼児の場合は、実際の臨床の場では、指紋などによる東洋医学的診断法や治療法などよりも、西洋医学の小児科・皮膚科的な診断法や治療法の方が、役に立つ場合が多々あります。そして、乳幼児では、漢方薬のような苦い薬を飲んでくれない場合がほとんどですし、確実に有効な東洋医学的治療法など、ほとんどないといってもよいくらいです。東洋医学的診断法や治療法などは、乳幼児の場合に限っていえば、参考程度にと

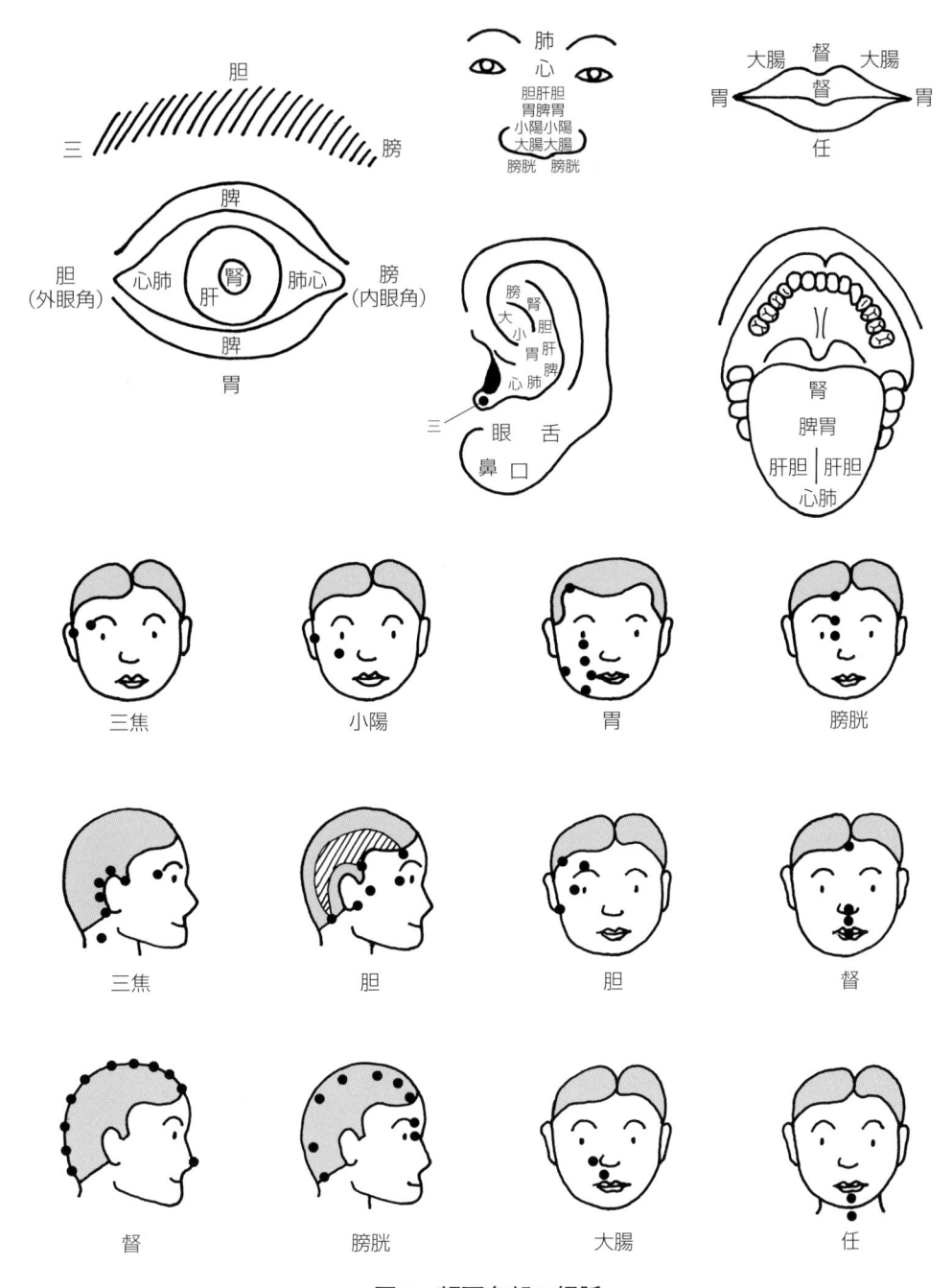

図1. 顔面各部の経脈

どめておいた方がよいでしょう。病態変化の激しい乳幼児だけに、ちょっとした病気であっても重症化しやすいので、危険だと判断した時点で、時を移さず、小児科の専門医に紹介した方がベターだと思われます。

望診の参考として、顔面の各部について、経脈との関係を図示すると**図1**のようになります。**図1**の各部位に変化や病気が診られた場合、その経

脈に関係した病状の発現として、疾病の概念がとらえられています。
　例えば、簡単な例を挙げれば、上下両唇が左右両端で合するところ（唇交連）に、「できもの」ができたというような場合は「胃が悪い」とされ、それに則した治療がなされます。
　舌の状態を診ることを舌診といい、東洋医学の中では最も重要視されている診察法の1つで、これのみで1冊の本になるくらいです。詳しく知りたい人は専門書をみていただければ幸いです。ここでは、本書の主旨に従って、できるだけ簡単に述べることにします。
　舌の表側が紫色がかって、どす黒い場合は、瘀血の症状を伴うことが多いとされています。この場合、大抵は舌の裏側の静脈が怒張していて、どす黒い色をしているのが普通です。
　舌の表側が紅色を呈してきて、深紅色になればなるほど、重症な熱証をあらわします。この場合の舌の裏側は、毛細血管が浮き上がっているようにみえます。
　舌の表側が白色を呈する場合は、白色の程度が強いほど重症の気虚、血虚を表します。さらに青白色に変化していく場合は、重度の寒証を表します。この場合の舌の裏側は、血管が萎縮しているようにみえます。
　舌が大きく腫れぼったいものは、うっ血や浮腫などの症状を、舌が薄く痩せたものは脱水や栄養不足の状態を表します。この場合の舌の裏側の所見も同様です。
　舌に深い溝が掘られたようにみえるものや、皺状にさまざまな方向に溝が走っているようにみえるものは、局所的な脱水や津液不足を表し、大抵、乾燥している場合が多いのです。痛みや出血を伴うフレッシュなものは、治療の対象になることがあります。
　舌苔の厚薄と病勢の強弱とは関連しており、地図状舌は気虚などでみられます。
　舌苔の色や色沢も、病勢や証に影響される場合がありますが、最近の食生活や環境、医療状況、口腔内清潔度を考えた場合、診断の参考程度にとどめた方がよいと私は考えています。
　これも参考程度に知っておく知識の1つですが、舌尖部は心・肺を、舌中央部は肝・脾を、舌根部は腎の状態を表出するとされています（図2）。
　舌周囲で注意しなければならないものに、口唇の状態や歯齦、咽頭の状態の観察などがあります。
　口唇が白っぽいのは気虚、血虚をあらわし、どす黒い色は瘀血・寒証を表します。
　口唇がカサカサとして乾燥しているのは、脱水状態を表す場合が多いとされています。

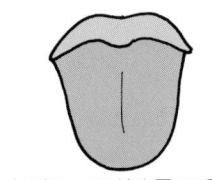

紫色がかってどす黒い舌表面　　深紅色の舌表面

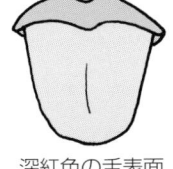

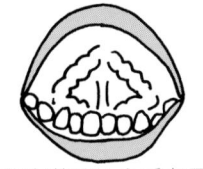

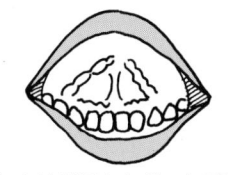

静脈が怒張した舌裏面　　毛細血管が浮きあがった舌裏面

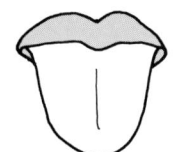

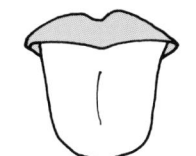

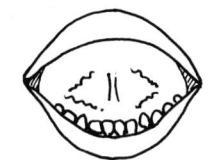

白色を呈する舌表面　　青白色を呈する舌表面

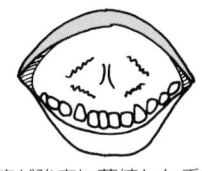

血管が萎縮した舌裏面　　血管が強度に萎縮した舌裏面

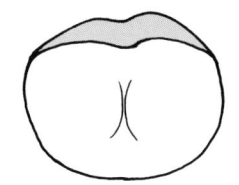

大きく腫れぼったい舌表面　　薄く痩せた舌表面

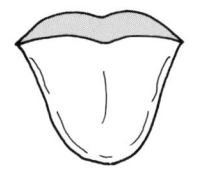

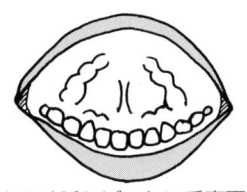

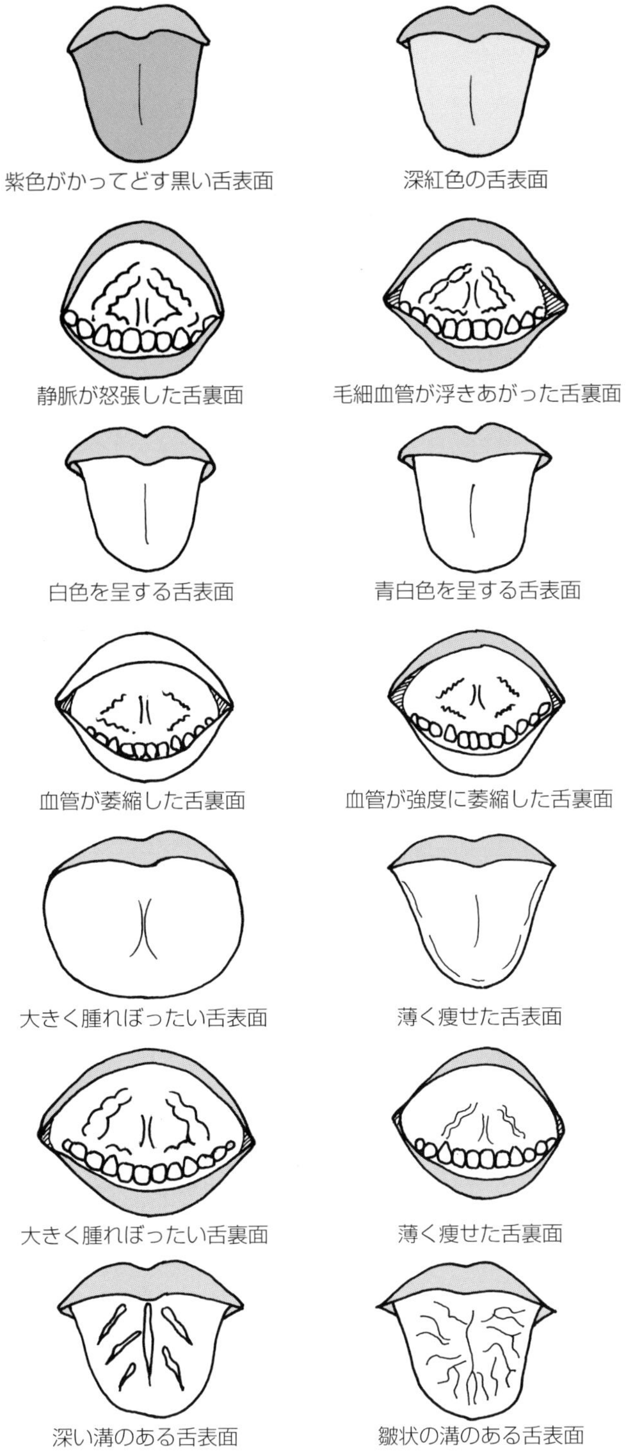

大きく腫れぼったい舌裏面　　薄く痩せた舌裏面

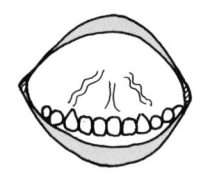

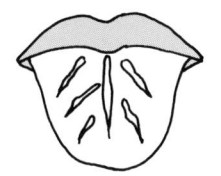

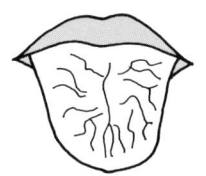

深い溝のある舌表面　　皺状の溝のある舌表面

図2. 舌の状態図

　口唇周囲の経脈の位置関係は図の通りで、参考程度に知っておくとよいでしょう。

　歯齦が腫れていれば腎虚も疑います。

地図状の舌表面

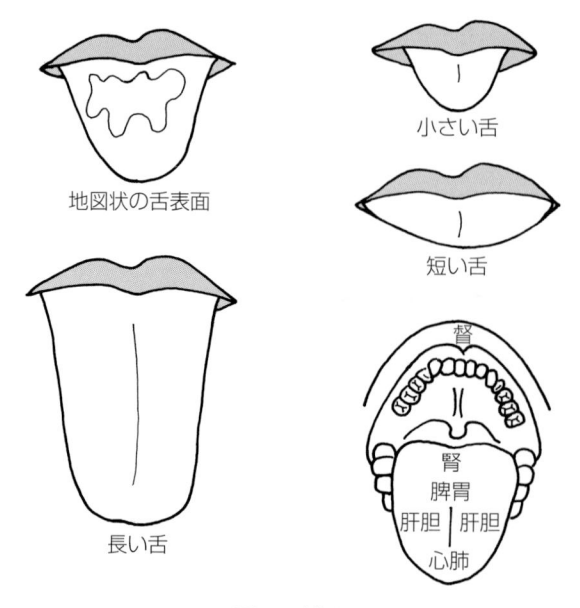

小さい舌

短い舌

長い舌

図2. 続き

　咽頭部が発赤して痛みがあり、腫れていれば、陰虚の場合が多いとされています。逆に、発赤がなければ、陽虚の場合が多いとされています。
　尿と便については、尿量が少なく濃い色をしている場合は熱証で、尿量が多くて薄い色をしている場合は寒証であるとされています。便が固くて便秘傾向の強い人は脱水を伴い、熱証や津液不足をあらわします。逆に、水様便は寒証で津液過多を表します。

聞　診

　聞診とは、西洋医学の聴診とは少し意味が違います。それは耳で聴く聴覚だけでなく、鼻で臭いを嗅ぐ嗅覚も含めた診察であるからです。
　患者の声の大小、強弱、性質をきいたり、筋道を立てて話ができているかどうかを判定したり、呼吸のリズム、口臭、呼吸音や咳嗽なども含めて、総合的に診断します。
　呼吸が荒くて鼻息も荒いものは実証で、弱い呼吸で鼻息が静かなものは虚証の場合が多いとされています。
　体臭からも臓腑経絡の異常をある程度判定できますが、外来で診察する時は参考程度にとどめておいた方がよいと思われます。何故なら、大抵の患者は入浴後にきたり、新しい衣服に着替えてきたり、香水その他の匂いの強いものをつけてきますから、体臭の判定を正確にできない場合があるからです。

また、私の場合、実際の臨床の現場では、聴診器を利用することがしばしばあります。それは、得られる情報量が非常に多いからです。心音や肺の呼吸音、血圧、腹部の動脈拍動音、腸管のグル音など、参考になることが一杯あります。

問　診

　問診とは、西洋医学の問診とほぼ同じ意味ですが、東洋医学では患者の自覚症状を重要視しています。

　現代医学同様に、主訴・既往歴・家族歴・現病歴などは重要で、主訴では患者の一番苦痛となる症状を聞き出し、既往歴ではこれまでに罹患した病気だけでなく、薬剤性アレルギーを含むアレルギー性疾患がないかどうかも聴取します。家族歴では血縁者の死因や罹患したことのある病気などについて聴取するとともに、遺伝性の疾患の有無についても聞き出すようにします。現病歴では疾病の発生とその原因、現在の状況などを聞き出します。その他として、タバコや酒の摂取量、食事の状況、仕事の内容、居住・家族・友人関係なども聴取するようにします。

　現症として例を挙げると、下記のようなものがあります。

❶ 熱について

　東洋医学でいう発熱は、西洋医学でいう発熱とは意味が違います。体温が上昇しなくても発熱ということもあり、局所の熱感や炎症も発熱とされます。発熱で悪寒があれば表証で、逆に、微熱は裏証に多いとされています。体温計に現われない熱感が強い場合は、陰虚証に多いとされています。その他、熱の種類として煩熱（熱のために苦煩する）、悪熱（涼寒を好む）、潮熱（熱が出たり止んだりする）、往来寒熱（熱と寒けとが交互にくる）などがあります。

❷ 汗について

　じっとしていても汗が出る場合は表証で、気虚・陽虚証に多いとされています。寝汗は裏証で、陰虚証に多いとされ、顔や頭に集中して出る汗は半表半裏や少陽病の証に多いとされています。一般に「頭は少陽」、「手足は陽明」のようにいわれています。

❸ 痛みについて

　頭痛では急に生ずるものは外感で、慢性的に繰り返すものは内傷が多いとされています。激しい頭痛は実証で、鈍痛は虚証であることが多いとされ、めまい、耳鳴りを伴った頭痛は腎証であることが多いとされています。瘀血では頑固な頭痛が持続する場合が多いとされています。

　腹部が痛んだ時は、抑えて気持ちがよいものや、温めて痛みが軽くなる

ものは虚証、寒証の痛みで、抑えると痛みが強くなるものや、冷やして痛みが軽くなるものは実証、熱証の痛みであることが多いとされています。

四肢痛・腰下肢痛なども同様な考え方で、全身の関節が痛み、発熱を伴う時は表証に多く、瘀血では激しい痛みが持続する場合が多いとされ、脱力感や鈍痛は腎虚が多く、手足のしびれと軽い痛みは血虚である場合が多いとされています。

❹ 出血について

鼻出血は陽証、実証に多いとされています。月経は瘀血の有無にも関係しているので重要です。

❺ 食欲について

食欲と空腹感は別ですので、違いを分けて聞き取る必要があります。食欲が旺盛なのは実証で、空腹感はあるが食事をすると食べられないものは虚証であることが多いとされています。また、いくら食べても痩せる場合は、腎虚証に多いとされています。

❻ 排便について

便秘は実証に多いのですが、腹筋に力がなく、腹がはっている場合は虚証の便秘であることが多いとされています。下痢は虚証に多いのですが、しぶり腹や、抑えて固いものが触れ、痛がるものは実証の下痢であることが多いとされています。

❼ 排尿について

排尿が多いものは陰虚証に多く、少ないものは陽実証に多いとされています。

切　診

切診は、西洋医学の触診・打診などとほぼ同じ意味ですが、少し方法が違っています。それは切診の中でも、脈診と腹診の手技・方法などで際立っています。

西洋医学では、罹患している身体の悪い部分を中心にして、触診や打診を行いますが、東洋医学では、脈診や腹診によって、罹患している病状などを判定します。すなわち、肝・胆などの内臓疾患でも、脈診で東洋医学的な診断ができますし、腹診では、腹部に異常が認められるような場合は、仮に腹部を診ることができない場合でも、背部を診れば経絡や経穴などから、それに関連した異常を認めることができます。また、漢方の腹診では、腹診することによって、証を決めることも可能な場合があり、適応する漢方方剤まで決定することができます。例えば、強度の胸脇苦満がみられれば「大柴胡湯の証」というように、「腹診の所見」＝「漢方薬の方

II. 四診についての講義

剤名」である場合が多々みられます。これとは別に、針灸の腹診では、五臓六腑や経絡・経穴の虚実の判定などに重点がおかれています。

以下に、東洋医学を学ぶうえで必要な切診の知識について述べていきます。

1 脈診

両手の親指側の橈骨動脈の拍動が触れるところを、左右の第2・3・4指を使って診断します。

第2指を患者の指先側におき、次に第3指をおき、第4指は患者の体幹側におくようにします。西洋医学と違っているところは、単に脈拍数を数えたり、不整脈の有無を調べたりするだけでなく、それぞれの指先の圧力を変えたりして感じられる各々の血管拍動力の変化やリズム、血管壁の性状なども、併せて調べなければならない点です。

第2指のところを「寸口」、第3指のところを「関上」、第4指のところを「尺中」といい、それぞれの部位で、疾病の部位が大まかに判定できるとされています。すなわち、「寸口」は上焦、「関上」は中焦、「尺中」は下焦の状態を、それぞれが表現しています。しかし、鍼灸においては、左右の脈診や脈の強弱により、寸、関、尺それぞれの表出する部位が、さらに細分化されています（ここでは寸口、関上、尺中を簡単に寸、関、尺と

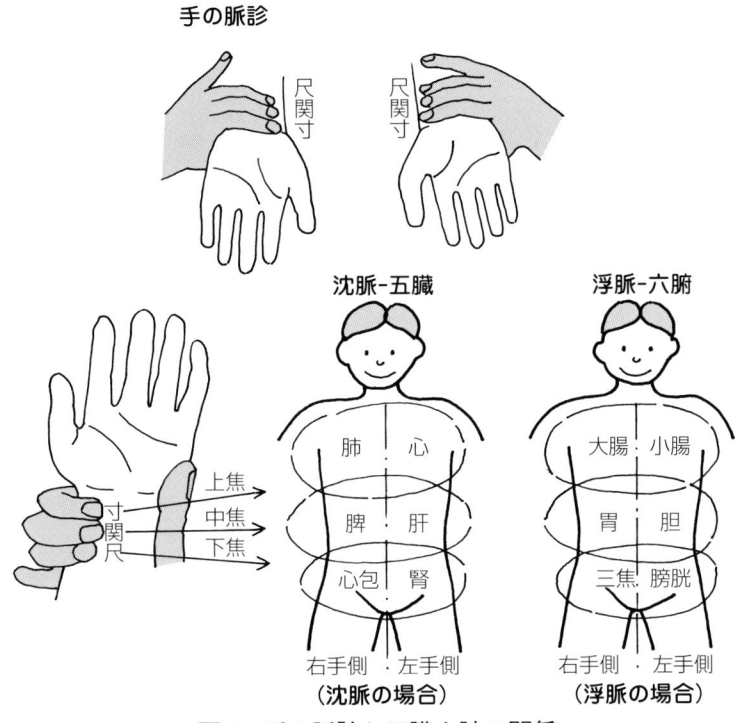

図3．手の脈診と五臓六腑の関係

呼ぶことにします)。

　五臓に連なっている経絡(陰経)は、左右ともに弱い脈(沈脈)で、六腑に連なる経絡(陽経)は、強い脈(浮脈)で診断できます。そして、寸、関、尺それぞれの疾病を表出する経絡は**図3**のように表せます。具体的には、右手の寸で沈脈は手の太陰肺経を表出し、左手の寸で沈脈は手の小陰心経を表出しています。これらの関係は絶対的なものではないのですが、実際の臨床上の経験では、ほぼ合致していると思われます。

　さて次に、いよいよ本題に入ります。

　脈診では、詳細に脈のもつ性質によって脈が分類されています。しかし、実際の臨床上でよく見受けられ、一般の臨床医に必要なものは、それほど多くはないと思っています。

　以下に、その必要なもののみを述べてみます(**図4**)。

浮脈：軽く触れるだけで感じ取れる強い拍動の脈ですが、強く指先を圧していくと減弱していくもので、表証を意味します。

沈脈：軽く触れただけでは感じ取れず、やや強めに指先を圧していくと触れてくる脈で、裏証を意味します。

実脈：軽く触れても、強く圧しても感じ取れる強い拍動性の脈で、実証を意味します。

虚脈：軽く触れても感じ取れますが、拍動が弱く、強く圧していくと減弱してしまうような脈で、虚証を意味します。

数脈：西洋医学でいう頻脈に相当するもので、1分間に100前後かそれ以上の脈数の場合をいい、熱証を意味することが多いとされています。

遅脈：西洋医学でいう徐脈に相当するもので、1分間に60以下の脈数の場合をいい、虚証、寒証を意味することが多く、腎虚の場合もあります。

代脈：脈と脈の間隔は不規則ですが、欠落には規則性があるものをいい、心虚・気虚を意味します。

結脈：脈と脈の間隔は不規則で、脈の欠落にも規則性はありません。心虚・気虚に瘀血などが伴う症状を意味するものとされています。

緊脈：血管が緊張して感じ取れるような脈で、実証や寒証などを意味します。

緩脈：血管が軟らかく感じ取れるような脈で、実・熱証または虚・寒証を意味します。

長脈：1つの脈の幅が長いもので、三焦の熱に関係しているとされています。

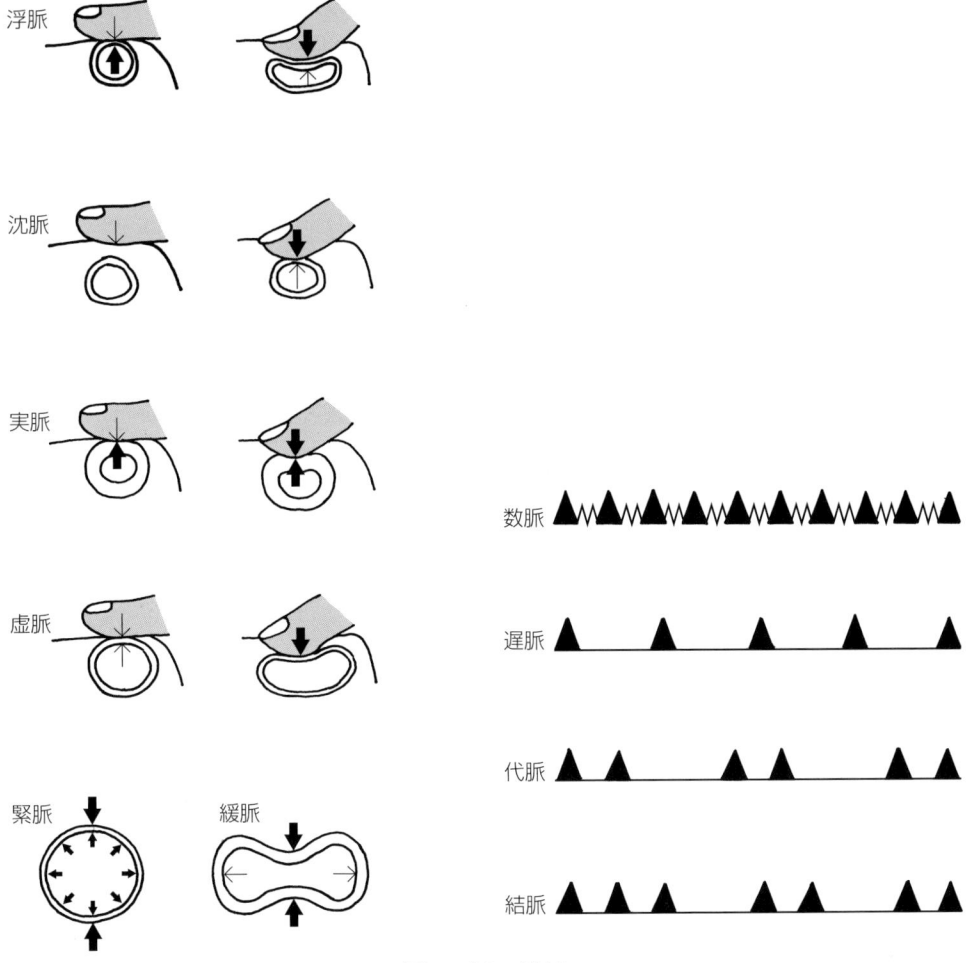

図4. 脈の性状

短脈：1つの脈の幅が短いもので、三焦の気の停滞に関係しているとされています。

　これらのほかにもたくさんありますが、私はこれで十分だと思っています。そして、ここに示した脈診の判定方法も絶対的なものではなく、あくまでも、他の四診やその他の診断方法の一つにすぎず、総合的に診断することが重要です。
　因みに、私は左右の後脛骨動脈内果枝を脈診（以下「足の脈診」とします）して、左右の橈骨動脈の脈診と比較検討してみたことがあります。これは、上肢に障害のある人や手関節部に何らかの疾病があって、手の脈診がとれない人のために、仕方なく試みた方法ですが、その後、いろいろと自分でも興味が湧いてきたので、症例を重ねていったのです。頸動脈や鼠径部の大腿動脈などでも試みましたが、これらの比較的中枢側の大きな動

脈では、微妙な差異を感知できない場合が多く、末梢側の動脈に比べて、あまり意味がないように思われたので、左右の後脛骨動脈内果枝の脈診に焦点を絞って、症例を重ねていきました。

さて、実際の「足の脈診」について、これから述べていきます。

患者を腹臥位にして寝かせ、左右の下肢の緊張を解除するような姿勢をとらせて、第2指を足底側におき、次に第3指をおき、第4指は患者の体幹側において脈診しました。

その方法は、手の脈診とほとんど同じ方法にしました。

その結果として、「寸′」は下焦、「関′」は中焦、「尺′」は上焦の状態を表現していました。五臓に連なっている経絡（陰経）は左右ともに沈脈で、六腑に連なる経絡（陽経）は浮脈で診断できます。そして、「寸′」、「関′」、「尺′」それぞれの疾病を表出する経絡は図5のように表せます。

この足の脈診法は、手で脈診できる場合は、わざわざ行う必要はないと考えています。患者をいちいち腹臥位にするのは大変ですし、一般に、足の動脈は手の動脈より触知し難いことが多いからです。そして、肥満者や下肢に浮腫のあるような患者では、脈診に困難を極めるからです。だから、手の脈診ができないような、身体的な障害のある患者においてのみ有用な診断方法になりうるかも知れません。例えば、上肢切断術後の患者で手の脈診ができない場合、乳癌術後患者の患側上肢のリンパ性浮腫、脳血

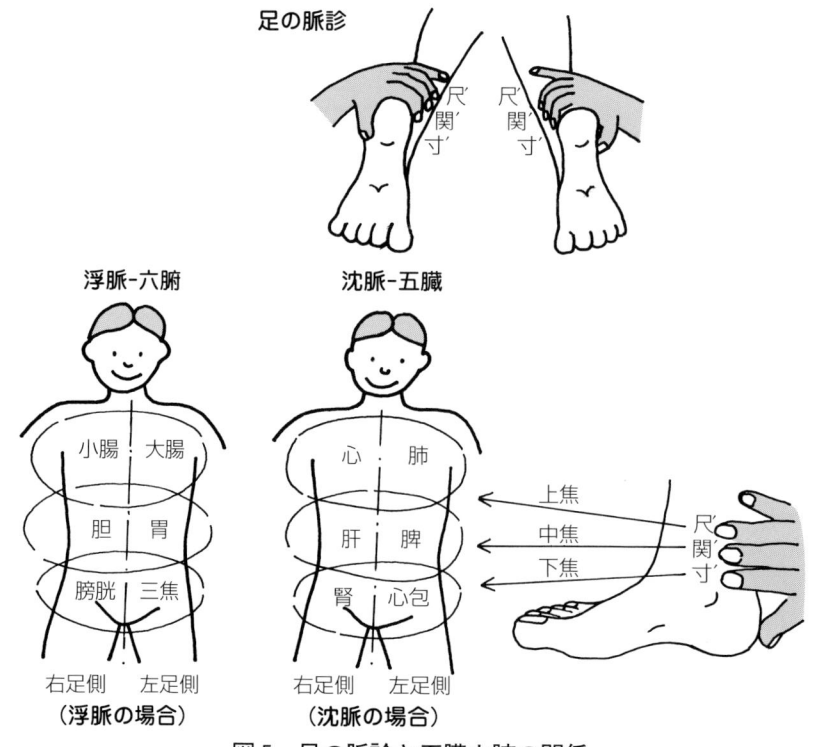

図5. 足の脈診と五臓六腑の関係

管障害患者の患側の肩手症候群による浮腫などで、脈診ができない場合に適応となりえます。しかし、その場合でも、先に述べましたように何も脈診にこだわる必要はまったくありません。ほかにも脈診にとって代わるだけの、有効な診断法がたくさんあるからです。

2 腹診

❶ 漢方医学的腹診法

　腹診は、漢方薬の処方においては、非常に重要視されています。腹診の所見によって、いろいろな漢方薬の処方さえ可能になるくらいです。例えば、胸脇苦満が診られれば柴胡剤が適応となり、その程度が強ければ、大柴胡湯の適応となります。一方、針灸で行われる腹診では、その意味が少し違っています。それは臓腑や経絡が虚証であるか実証であるかを判定するための、重要な診断法の1つとなるからです。

　腹診の手技は、伝統的には患者を仰向けに寝かせて、両足を伸ばさせ、手は身体の両側に自然に伸ばし、リラックスさせた状態にしておきます。医師は患者の左側に立ち、右手で腹部の触診を行います。実際の臨床では患者の右側に立って触診を行う場合が多いようです。また、普通は右手だけで行いますが、時に両手を使うこともあります。左利きの場合は左手を用いて行っても問題はありません。最初は軽く腹部に触れて、腹部全体の皮膚の状態（乾燥肌、湿潤肌、手術痕の状態、皮膚温など）を確認し、次に少しずつ圧していき、腹壁や皮下脂肪の状態、腹筋の緊張の度合い、腹部大動脈の拍動の状態や腹部内臓の反応などを診ていきます。この下肢を伸ばした体位（腹筋が緊張した状態）での基本手技が終了すると、次に膝を曲げた状態（腹筋が弛緩した状態）で同様の触診を行っていきます（図6）。また、時間的な余裕があれば、患者を立たせた状態や、椅子に座らせ

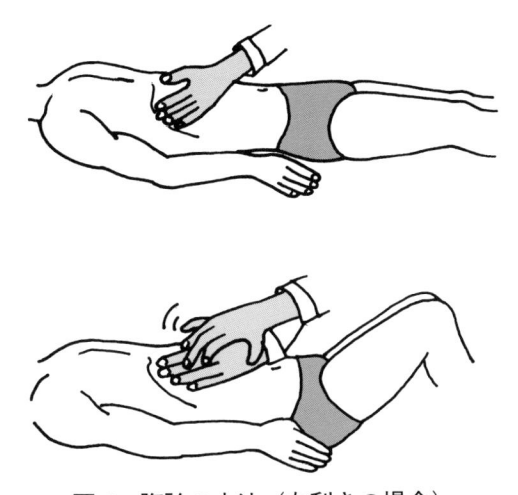

図6. 腹診の方法（左利きの場合）

た状態での腹診も、試みてみる価値があると思われます。ここで、漢方的腹診法が西洋医学的腹診法と大きく違うところは「腹部の筋肉にあらわれている全身からの病状の表出の状態」を診ていくところにあります。ですから、腹壁の筋肉の緊張状態は重要な所見ですし、虚実の判断や瘀血の有無、痰飲（水毒）の存在なども重要な判断材料となります。

さて、漢方的腹診法を行うにあたっては、腹部をいくつかの部位に分けて命名する必要があり、古くから有名な部位として、心下・胸脇・小腹・脇下・臍上・臍下などがあります（図7）。

心下とは、剣状突起の下（みぞおち付近）を中心とした上腹部をいいます。

心下痞鞕（しんかひこう）は、心下部がつかえる感じがして、腹診すると、心下部の腹筋が緊張していて、圧すると抵抗のあるものをいい、一般的には「瀉心湯」を処方する対象となります。具体的には、実証では半夏瀉心湯が、虚証では六君子湯や人参湯が、中間証では茯苓飲や五苓散などが適応処方とされています。

この心下痞鞕は、私の経験では、患者を仰向けに寝かせて膝を曲げた状態（腹筋が弛緩した状態）より、両足を伸ばさせた状態の方が強く表現されるのが普通です。また、直立位では仰臥位より弱く、前屈、後屈で強くなり、座位でも強く表現されます。

心下痞堅（しんかひけん）は、心下痞鞕に似ていますが、心下部が板のように堅くて弾力がないものをいいます。虚証のタイプには木防已湯が適応処方とされています。

心下痞（しんかひ）は、心下部がつかえる自覚症状のみの場合をいいます。他覚的には、抵抗や圧痛がみられません。胃内振水音がみられる場合があります。これは虚証の患者にみられることが多く、健胃を目的として六君子湯や四君子湯が処方対象になることが多いようです。

心下支結（しんかしけつ）は胸脇苦満様症状と腹直筋の緊張亢進状態がある場合をいい、柴胡桂枝湯などの適応証といわれています。心下支結も心下痞鞕と同様に、患者を仰向けに寝かせて膝を曲げた状態（腹筋が弛緩した状態）より、両足を伸ばさせた状態の方が強く表現されるのが普通です。また、直立位では仰臥位より弱く、前屈、後屈で強くなり、座位でも強く表現されます。

胸脇とは、左右の肋骨弓に沿った部位をいいます。

胸脇苦満（きょうきょうくまん）は肋骨弓下付近に充満感があり、指で圧すると抵抗感があり、患者は息苦しさを訴えます。これは柴胡剤の適応証であるとされ、程度の強いものは大柴胡湯などが、中程度のものは小柴胡湯などが、軽度のものは補中益気湯などが処方されます。胸脇苦満は右側に強く現れる傾向があ

図7．腹診の種類

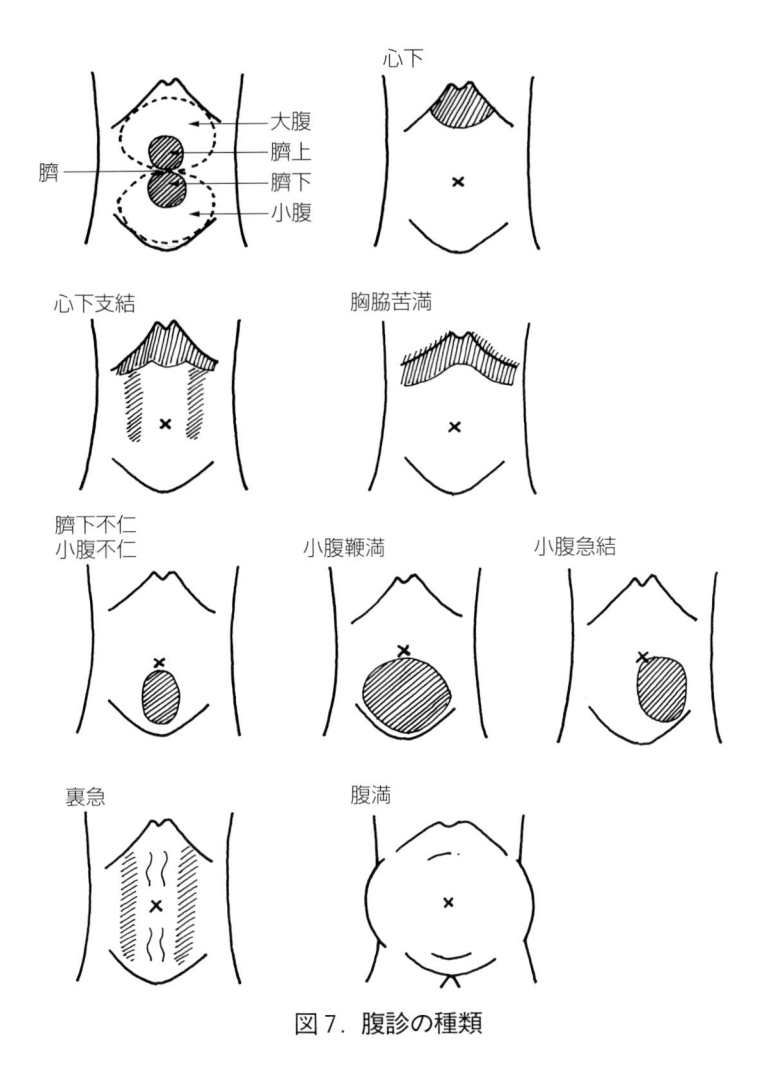

り、正中部に強く、腹側面の方ほど弱くなっていきます。正中部を軽く圧しただけで抵抗感があり、患者が息苦しさを訴えれば強い胸脇苦満と判断します。また、前腋窩線上の部位は比較的胸脇苦満の表出が弱いところですが、ここでも軽く圧して抵抗感があり、患者が息苦しさを訴えれば強い胸脇苦満と判断します。逆に、正中部を強く圧しないと抵抗感がみられず、患者が息苦しさを訴えなければ弱い胸脇苦満と判断します。また、私の経験では、この胸脇苦満は患者を仰向けに寝かせて膝を曲げた状態（腹筋が弛緩した状態）より、両足を伸ばさせた状態の方が強く表現されるのが普通です。また、直立位では仰臥位より強く、前屈でやや弱く、後屈でやや強くなり、座位でもやや強く表現されます。胸脇の左側の部位で、患者を仰向けに寝かせて膝を曲げた状態で、強い胸脇苦満を訴えるようであれば、私の経験上、柴胡剤の使用は避けた方がよいと思われます。

　大腹とは、みぞおちの部位から臍までの、広い範囲の上腹部をいいます。

45

臍上とは、臍から3〜4横指上部までの範囲をいいます。
　　　小腹とは、臍から下の広い範囲の下腹部をいいます。
　　　小腹急結は、左側の下腹部に抵抗感や硬結のある状態で、圧すると患者は強い痛みを訴えることが多く、瘀血の腹証の1つで、桃核承気湯の適応証であるとされています。私の経験では、この小腹急結は患者を仰向けに寝かせて膝を曲げた状態（腹筋が弛緩した状態）より、両足を伸ばさせた状態の方が強く表現されるのが普通です。また、直立位では仰臥位より強く、前屈でやや弱く、後屈でやや強くなり、座位でやや弱く表現されます。
　　　小腹鞭満は、下腹部全体の緊張が強く、腹満感と圧痛があるものをいい、小腹急結と同様に瘀血の腹証の1つで、実証では桃核承気湯や大黄牡丹皮湯、桂枝茯苓丸などが、虚証では当帰芍薬散などの適応証であるとされています。実際の腹診手技は小腹急結と同じようにすればよいと思われます。
　　　臍下とは、臍から3〜4横指下部までの範囲をいいます。
　　　臍下不仁は、小腹不仁と同じ意味で用いられ、不仁とは鈍麻しているという意味です。上腹部は緊張しているのに、臍下の下腹部中央の緊張が欠如している状態をいい、「腎虚」や「下焦の虚」と判断され、八味地黄丸や真武湯などの適応証であるとされています。私の経験では、この臍下不仁は患者を仰向けに寝かせて膝を曲げた状態（腹筋が弛緩した状態）より、両足を伸ばさせた状態の方が強く表現されるのが普通です。また、直立位では仰臥位より弱く、前屈でやや弱く、後屈でやや強くなり、座位でもやや強く表現されます。
　　　その他の腹診として、胃内停水は、上腹部を軽く指で叩いたり指で触って動かしてみると、水が入っているかのような音がします。この場合は、膝を曲げた状態で行い、胃下垂などの患者でみられることが多く、虚証の腹証であるとされています。処方薬としては停水を取り去る働きのあるような薬「茯苓」、「朮」、「人参」のような薬が処方されます。具体的には、安中散、四君子湯、茯苓飲、人参湯、苓桂朮甘湯などが適応処方とされています。
　　　腹満は、腹部全体が膨満している状態で、腹筋が力強く感じられるのは実証で、弱々しく感じられるのは虚証であるとされています。腹水のあるものや腹膜炎を起こしているような場合は実証であることが多いとされています。実証では大承気湯や桂枝加芍薬大黄湯が、虚証では桂枝加芍薬湯や大建中湯、当帰湯などが適応処方とされています。
　　　裏急は、左右の腹直筋が緊張過度になっている状態ですが、腹筋はそれほど力強く感じられません。小健中湯などの適応証であるとされています。また、私の経験では、この裏急は患者を仰向けに寝かせて膝を曲げた

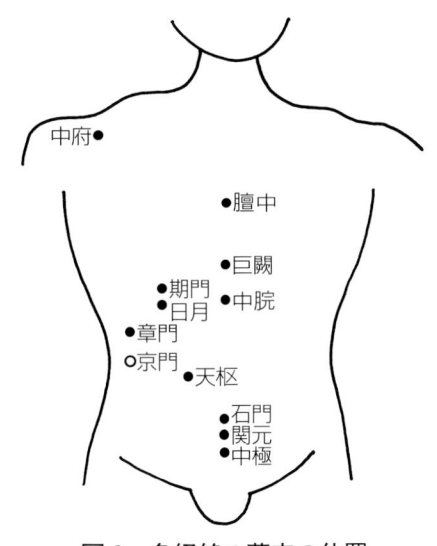

図8. 各経絡の募穴の位置

状態（腹筋が弛緩した状態）より、両足を伸ばさせた状態の方が強く表現されるのが普通です。また、直立位では仰臥位より強く、前屈でやや弱く、後屈でやや強くなり、座位ではやや弱く表現されます。

蠕動不穏（ぜんどうふおん）は腹部が軟弱無力で、腸管の蠕動がみてわかるようなものをいいます。大建中湯などが適応処方とされています。

❷ 針灸療法学的腹診法

　針灸療法的腹診法は、腹部にある個々の経穴の虚・実の判定だけでなく、五臓六腑や十二経絡の虚・実の判定にも利用されます。しかし、五臓六腑や十二経絡が体幹部全体にわたっていることから、漢方的腹診法のように単なる腹診だけにとどまらず、臓腑・経絡の腹診法は、体幹部切診の1つと考えられています。したがって、体幹の一部である腹部だけで腹診を行う時、五臓六腑の変化や十二経絡の虚実が判定できる経穴が、重要な腹診部位となっています。この経穴を募穴といい、十二経絡の陰気の集まるところとされています。この募穴の圧痛や緊張、硬結などを診ることによって、虚・実を判定します。そして、この診断法を漢方治療に応用するためには、募穴の反応の一番強い経絡に属する臓腑の変化を中心に判断していきます。

　以下に、各経絡の募穴について述べてみます（図8）。

　手の太陰肺経の募穴は、胸上部にあり、中府（ちゅうふ）が相当します。
　手の小陰心経の募穴は、巨闕（こけつ）が相当します。
　手の厥陰心包経の募穴は、膻中（だんちゅう）が相当します。
　手の陽明大腸経の募穴は、天枢（てんすう）が相当します。

47

手の太陽小腸経の募穴は、関元（かんげん）が相当します。
手の少陽三焦経の募穴は、石門（せきもん）が相当します。
足の太陰脾経の募穴は、章門（しょうもん）が相当します。
足の少陰腎経の募穴は、京門（けいもん）が相当します。
足の厥陰肝経の募穴は、期門（きもん）が相当します。
足の陽明胃経の募穴は、中脘（ちゅうかん）が相当します。
足の太陽膀胱経の募穴は、中極（ちゅうきょく）が相当します。
足の少陽胆経の募穴は、日月（じつげつ）が相当します。

募穴の反応の診断方法は、まず第1指の腹側を各経絡の募穴に軽く当てて、反応をみながら徐々に強く圧していきます。まず垂直に圧してその経穴の反応を診たのち、経絡の流れの方向に傾けて圧していきます。局所の反応が中枢側に強いか、末梢側に強いかでその流れの方向を判断し、それに則した漢方薬を処方していきます。

❸ 西洋医学的腹診法

漢方医学の腹診と違い、西洋医学の触診では皮下脂肪の状態、臓器の形態や腹水の有無、腹部大動脈の拍動の状態などを診ていきます。これらから得られた情報は、漢方薬を処方するうえでも役に立ちます。例えば、漢方の腹診で胸脇苦満が右側に強く現れている症例において、西洋医学的触診では、季肋部の左側の肝辺縁部が硬く、3～4横指以上の大きさで、脾臓が大きく触れているような場合は肝硬変症状が強く疑われ、柴胡剤の適応とはならないか、柴胡剤の投与を慎重に行わなければならないと判断できます。

❹ 脈診と腹診の関係

どちらも素晴らしい診断法ですが、単純に、客観的にみた場合、腹診の方が診察部の面積が大きく、得られる情報量が多いので、より正確に診断できるものと思われます。腹壁の下には各種内臓器、腸管内容物、脈管、神経、脂肪、線維組織などたくさんあるからです。しかし、脈診も、中国で何千年もの間、踏襲され続け、研ぎすまされ、診断法として確固たる地位を築いてきましたので、そんな脈診も無視するわけにはいきません。このように考えてみると、要は双方の良いところを取り入れて、現在風にアレンジすればよいのではないか、ということになってしまいます。

③ 四肢診

漢方的四肢診では、四肢を触って冷たく感じたり、自覚的に冷たく感じられたら、陽虚証であることが多いとされています。手掌や足裏が熱く感じられたら、陰虚証であることが多いとされています。

一方、針灸的四肢診では、四肢に存在する各経穴の虚実を判定するだけでなく、各経絡上に存在する個々の経穴の虚実と、その経穴の属する経絡の虚実の判定も行います。また、針灸の治療に必要な補瀉要穴も、四肢末端側にあるのが普通で、例えば原穴や絡穴など、数多くの補瀉要穴があります。これらの補瀉要穴についての詳細は、針灸の章で述べることにして、ここでは省略することにします。

4 皮膚診

皮膚診は望診と共通しますが、ただ皮膚を見るだけでなく、皮膚を手で触って診察する点が違っています。皮膚病などの治療に関しては、漢方薬の分野では、盛んに研究されていて、針灸の分野はそれには及ばないのが現状です。実際に、皮膚病の漢方療法だけで、一冊の本が出版されているくらいです。これに対して、針灸療法では皮膚病そのものよりも、それを表現する全身性疾患に対して有効な治療法となり、威力を発揮することが多いのです。

そして、これは参考程度にとどめておいた方がよいのですが、皮膚色の変化で臓器や経絡の異常を知る方法があります。皮膚色が青色変化する時は肝・胆の異常、黒色変化する時は腎・膀胱の異常、赤色変化する時は心・小腸の異常、黄色変化する時は脾・胃の異常、白色変化する時は肺・大腸の異常を知る手がかりになるとされています。一例を挙げてみますと、手掌部が赤色変化している患者を時々みかけますが、手掌部には心包経、心経の経路や経穴が主としてありますので、これにより、心臓に何らかの異常があることが疑われます。手掌が熱く感じられたら、心包経や心経の陰虚証であるといえますし、冷たく感じられたら、心包経や心経の陽虚証であるといえます。

5 その他

産婦人科疾患、眼科疾患、耳鼻科疾患などいろいろありますが、ここでは省略することにします。

最後に、患者が服用している西洋薬の種類によっても、東洋医学的診断法の助けになることがあります。患者が胃薬を飲んでいれば、「胃経」の異常が疑われ、肝臓の薬を飲んでいれば、「肝経」の異常が疑われます。ですから、例えば針灸の治療においては、これらの経絡上の経穴さえ押さえておけば、ある程度のプラスの効果が期待できるわけです。

III. 弁証についての講義

▶▶▶はじめに

　弁証とは、四診などの診察法によって得られた患者からの病状を整理して、総合的に診断することをいいます。

　弁証にはいろいろありますが、中でも八綱弁証が最も有名です。

八綱弁証

　八綱とは表裏、寒熱、虚実、陰陽のことをいいます。つまり、病気の部位や性質、経過、体質の強弱、全体像を弁証することをいい、治療のための判断の基準となります。八綱弁証の中では、寒熱、虚実の弁証が特に重要視されています。

❶ 虚実

　「虚」とは、患者にとって必要な物質や活動が不足した状態で、「実」とは、不必要な物質や活動が過剰になった状態を意味します。ですから、治療の方針としては、「必要なものは補い、不必要で有害なものは取り除く」ということになります。

　ここで、先の人体観の基礎のところで述べました、「気・血・津液・精」について少し述べてみます。

　「気」は主に機能面をあらわし、「陽気」ともいわれ、「血・津液・精」は主に人体の物質的な面をあらわし、まとめて「陰液」と呼ばれています。この「陽気」と「陰液」は不可分の関係にあり、互いに依存しています。

　「虚証」とは、上記の陽気あるいは陰液が不足した状態にあることをいいます。陽気が不足した時「陽虚」、「気虚」、陰液が不足した時「陰虚」、「血虚」。

　したがって、治療方針としては、陽虚に対しては補陽、気虚に対しては補気（用いる生薬としては人参、甘草、黄耆などがあります）、陰虚に対しては補陰、血虚に対しては補血（用いる生薬としては当帰、地黄、川芎などがあります）、ということになります。

　「実証」は虚証の反対の状態をいい、生体反応が活発な状態をさします。

❷ 寒熱

「寒」とは、体温低下状態だけでなく、実際の体温に関係なく、患者が自覚する寒さ、手足の冷え、顔面蒼白などや、色の薄い尿が多量に出る場合、冷汗が出る場合なども含めていいます。この状態にある症候のことを「寒証」といいます。

「熱」とは、体温上昇状態だけでなく、実際の体温に関係なく、患者が自覚する暑さ、手足の熱感、顔面のほてりなども含めていいます。この状態にある症候のことを「熱証」といいます。因みに、他覚的にみても熱が感じられる状態を「身熱（しんねつ）」といい、熱のため苦煩する状態を「煩熱」、悪寒とは反対に熱のため衣服を取り去るような状態を「悪熱（おねつ）」、熱と寒気が交互にくる状態を「往来寒熱」、熱が出たり止んだり、じわじわ起こる状態を「潮熱」といいます。

症候によっては、寒証、熱証だけでなく、さらにその原因により、虚実、表裏に区別されて考えられる場合もあります。

治療方針としては、「寒なるものには熱し、熱なるものは寒す」ということになり、漢方方剤では、熱には発汗剤や下剤を用い、寒には温補剤を用いるのが普通です。針灸では、一般的にいって、熱には瀉針を用い、寒には灸を用いる場合が多くみられます。

❸ 表裏

「表」とは、身体の表層部の皮膚やその関連する部位を指していい、疾患がこの状態にとどまっている場合を表証といいます。因みに、風邪の初期症状（発熱・悪寒・頭痛など）は表熱証で、発汗剤を用いて治します。その時の脈は、ほとんどが浮脈です。

「裏」とは、内臓や深部の部位を指していい、疾患が進行して、この部位にまで及んだ状態を裏証といいます。因みに、この時期の風邪症状は、身体の深部に熱がありますので、裏熱証といい、便秘や喉の渇きがみられます。多くは実証で、便秘には瀉下剤を用い、喉の渇きには石膏などを用いて熱を冷まします。

そして、表と裏にはさまれた部位を「半表半裏」といい、疾患の進行がこの状態にとどまっている場合を半表半裏証といいます。この時期の代表的な腹部所見としては胸脇苦満があります。脈も浮脈から沈脈に変わってきて、発汗も少なくなりますので、小柴胡湯などの柴胡剤が選ばれていきます。このように、病気の基本的な考え方として「病気はまず身体の表面に症状が現われて、次第に身体の内部へと症状が進んでいくもの」と考えられています。ですから、症状が現われている位置によって病期がわかるというわけです。

疾患によっては、表証や裏証はさらに、虚実や寒熱に区別されて考えら

図1. 八綱の関係

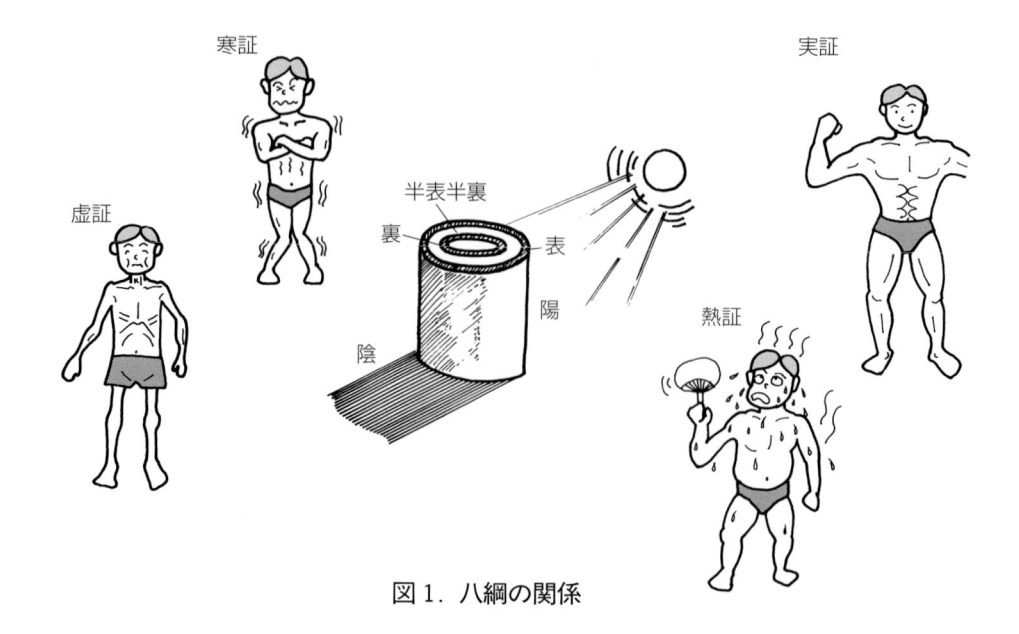

れる場合もあります。

❹ 陰陽

八綱の虚実、寒熱、表裏は、その病状が活動的、発熱的、勢いがあるか否かで、大まかに陽証と陰証に分類して考えることができます。しかし、実際の臨床上では、これらは極めて複雑な関係になっており、陰陽の弁別は意味がないことが多いので、忙しい臨床の中で、多くの時間をさいて弁証する必要はないと思います（図1）。

気血弁証

気血については、先に述べたように、「気」は主に機能面をあらわし、陽気ともいわれ、気虚、気実のような病態としてとらえられています。

「気虚」は一般に気力がなく、疲れやすく、体力が消耗している状態で、各臓腑の機能などと結びつけて、肺気虚（息切れ、咳嗽など）、心気虚（胸苦感、脈不整など）、腎気虚（排尿障害、めまいなど）などのようにとらえられて、詳しく弁証されていきます。

「気実」は一般に自律神経の過緊張状態で、ストレスや外因によって腹部膨満感などの胃腸障害や、精神的な怒りや憂うつ感などの形でとらえられて弁証されていきます。

「血」は陰液としてもとらえられており、血虚、瘀血などの病態があります。

「血虚」は一般に貧血のような循環血液量不足の状態や、血液循環不全による血液のうっ滞症状をいいます。これも関係する各臓腑の機能などと

結びつけて、心血虚（心配して動悸が出現するなど）、肝血虚（視覚障害や月経障害など）などのようにとらえられて、詳しく弁証されていきます。治療方針としては、補血療法（用いる生薬としては当帰、地黄、川芎などがあります）を行います。

「瘀血」は循環障害（血液性状の異常や血管運動障害、機能形態障害など）によるもので、さまざまな疾患が原因となり、影響を及ぼしています。皮膚や粘膜がどす黒く、うっ血や月経異常、出血傾向、のぼせ、肩こり、頭痛、不眠などのさまざまな症状を呈します。治療方針としては、駆瘀血剤（用いる生薬としては牡丹皮、桃仁などがあります）が主に用いられ、針灸治療では瀉血などが用いられます。

臓腑弁証

五臓六腑を中心とする各臓腑に関連する疾患につき、詳しく弁証していくことを臓腑弁証といい、八綱弁証や気血弁証などと総合して治療方針を決めていきます。個々の弁証については、紙面の関係上、すべてを述べるわけにはいきませんので、代表的なものの考え方を少し述べてみます。例えば、気虚と組み合わされた病態であれば、心気虚、肺気虚、脾気虚、腎気虚などとなり、それぞれの臓腑に関連した症状が出現してきます。

この臓腑弁証の一例を以下に示してみます。

ある日、私どもの外来に、痩せていて、みるからに弱々しそうな感じの人が、「息苦しい」、「胸が痛い」といって、左胸を手で押さえて、顔面蒼白、冷汗多量、苦悶状の表情で来院してきたとしましょう。その時、「この患者さんを東洋医学的に診察してみよう」という場合を想定して、話を

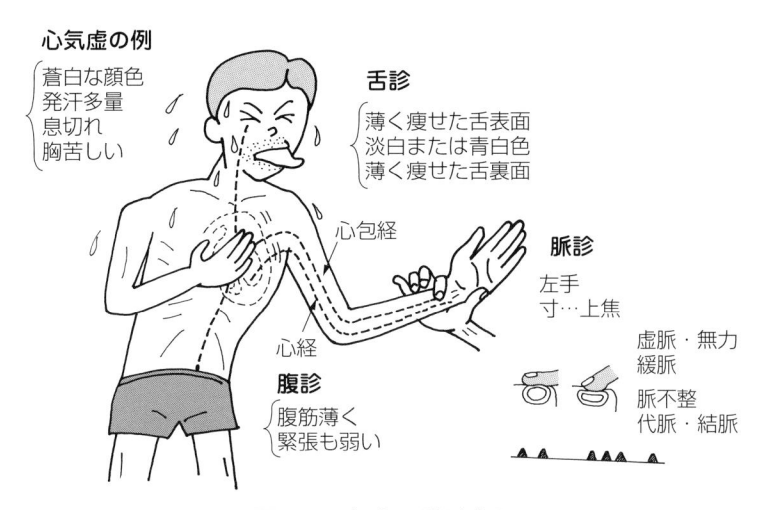

図2. 心気虚の臓腑弁証

進めていきます。

　舌診すると、舌表面は薄く痩せていて青白色調で、舌裏面は薄く痩せた感じでした。脈診では、左手の寸の部位で虚脈、脈不整を認めました。腹診すると、腹筋は薄く緊張も弱くなっていました。

　これらの所見と全身症状から、全体的には「虚証体質」で、臓腑弁証的には「心気虚」と判断できます。

　したがって、治療方針としては、漢方療法的には心気を補益する目的で、「炙甘草湯」などが処方されます。針灸療法的には、手の少陰心経や手の厥陰心包経を中心に、その経絡の虚弱などを判定し、全身の証と総合して、補瀉の理論に従って治療されます（**図2**）。

IV. 生薬の講義

▶▶▶ はじめに

　生薬は、その産地や収穫時期によって、同じ生薬でも、その有効成分に差が生じてくる場合があります。その意味では、野生の生薬を使用する場合には、特に注意が必要と思われます。ですから、すべての生薬に一定の品質を保持させるためには、栽培という方法が一番適しているように思われます。しかし、現在のところ日本で、商業ベースで栽培に成功しているのは、人参や大黄など、その他、数えるくらいしかないのが現状です。しかし、その人参や大黄ですら、野生のものと比べて、その有効成分に問題がないとはいい切れません。すべての生薬に一定の品質を保持させるためには、今後のますますの栽培研究が必要と思われます。

　次に、生薬の収穫時期に関して大雑把にいえば、葉や草からなる生薬は、最も青々と生い茂る頃や花の咲く頃に採取し、花からなる生薬は蕾みの頃や開花時に採取します。果実からなる生薬は成熟期に採取し、種子からなる生薬は完熟したものを採取します。植物の皮からなる生薬は、皮の剥ぎやすい夏の時期に採取し、根や根茎からなる生薬は、成熟する秋から冬にかけて採取します。

　採取された生薬は乾燥（日本薬局方では60℃以下）させ、害虫や混合物を取り除いて、全形のままで保管したり、細かく切断または粉末にして保管します。こうした精製過程を経た生薬は、その発祥から漢薬、和薬、西洋生薬、その他というように区別され、市場に流通されて行きます。

生薬の使い方

　漢方薬で使われる生薬は、その性質によって温、熱、寒、涼、平に分けられます。温に使われる生薬として細辛、桂皮、五味子、朮などがあり、熱に使われる生薬として附子などがあります。また、寒に使われる生薬として石膏などがあり、涼に使われる生薬として地黄などがあります。平というのは温、熱、寒、涼いずれにも片寄らない中立の薬物で、茯苓、大棗、甘草、葛根、木通などがあります。

生薬を使った漢方の治療原則は、考え方としては針灸の場合と一部重なります。具体的には、実証であれば瀉下剤などを用い、虚証であれば補剤などを用います。同じようにして、熱証であれば解熱、清熱剤を用い、寒証であれば保温剤を用い、水毒証であれば利尿剤を用い、瘀血証であれば駆瘀血剤を用います。血が不足していれば補血剤を用い、気が不足していれば補気剤を用い、気がうっ滞していれば理気剤を用います。
　具体的に使用する生薬は、生薬個々の薬効から判断してもらえればよいのですが、例を出して簡単に述べれば以下のようになります。

　　瀉下剤：大黄、麻子仁、など。
　　補剤：人参、甘草、附子、芍薬など。
　　解熱、清熱剤：黄芩、黄連、石膏、知母、地黄、苦参など。
　　温剤、熱剤：桂皮、五味子、細辛、附子、乾姜など。
　　利尿剤：茯苓、朮、猪苓、沢瀉、木通、麻黄、半夏など。
　　駆瘀血剤：桃仁、牡丹皮、当帰、芍薬、川芎、地黄など。
　　補血剤：当帰、川芎、地黄、阿膠など。
　　補気剤：人参、甘草、黄耆、白朮など。
　　理気剤：枳実、厚朴、桂皮、蘇葉、陳皮など。

　また、これらの個々の生薬を組み合わせてできたものが漢方処方薬ですが、私どもの外来では、もともとの漢方処方を少し変えて処方することがあります。その際、個々の生薬間の相互作用には注意が必要です。例えば、麻黄と桂皮の組み合わせでは発汗作用が出てきますが、麻黄と石膏の組み合わせでは逆に、止汗作用が出てきます。また、漢方処方薬には処方名がついているのですが、構成生薬の分量が変わると、処方名も変えなければならないのかという問題も生じてきます。漢方の処方は、君、臣、佐、使のように役割分担のようなものがあり、葛根湯を例にとれば、葛根が一番分量が多くて大事な薬なので君薬ということになりますが、葛根湯に含まれている臣薬とでもいうべき麻黄の量を葛根より多くしたら、葛根湯から麻黄湯に名前が変わってしまうのかといえば、そうではありません。葛根湯加麻黄のような処方名になります。

個々の生薬について

　すべての生薬について述べるわけにはいきませんので、ここでは代表的なものを選んで簡単に述べていきます。

阿膠（あきょう）
　ウマ科のロバおよびラバの毛を除いた皮部から精製した膠質。漢方では益気、補虚、止痢、清肺、止血、強壮作用として用いる。血液凝固促進作用がある。「神農本草経」の上品に収載されている。成分はグルチン。中国山東省東阿県で生産されるところから阿膠と名づけられた。一般に牛皮より精製したものを「黄明膠」という。

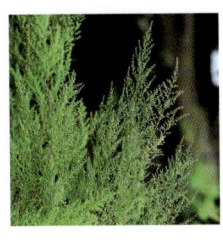

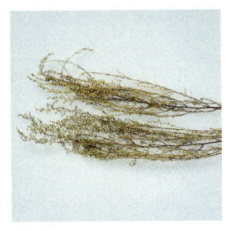

茵蔯蒿（いんちんこう）
　カワラヨモギの花をつけた全草。漢方では消炎利胆、利尿、解熱作用として用いる。「神農本草経」の上品に収載されている。皮膚瘙痒感の強い時、茵蔯蒿の濃い煎液で患部を洗うとよい場合がある。古代より黄疸の特効薬とされている。原因の因、陳旧の陳と、高は草丈の高いヨモギで、春先に古い根を元として芽が出て繁殖するヨモギという意味だそうである。

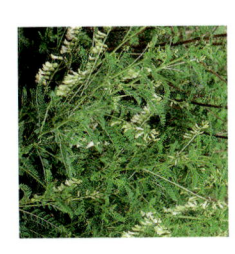

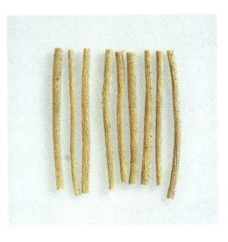

黄耆（おうぎ）
　キバナオウギの根。漢方では強心、強壮、利尿、止汗、血圧降下作用として用いる。「神農本草経」の上品に収載されている。フラボノイド、サポニンなどが含まれている。

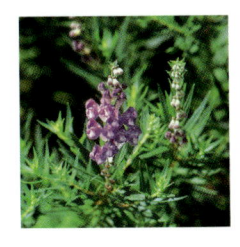

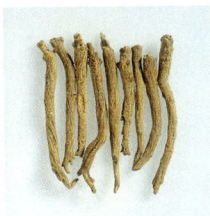

黄芩（おうごん）
　コガネバナの皮を剝いだ根。漢方では健胃、解熱、消炎、抗アレルギー、抗菌、利尿作用として用いる。「神農本草経」の中品に収載されている。フラボノイドなどが含まれている。

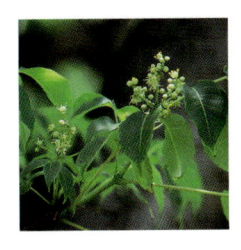

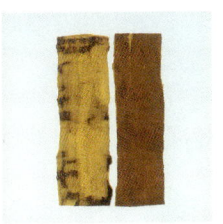

黄柏（おうばく）
　キハダの皮を除いた樹皮。漢方では健胃、整腸作用として用いる。「神農本草経」の中品に収載されている。アルカロイドなどが含まれており、含有されるベルベリンにより黄色を呈し、苦味がある。

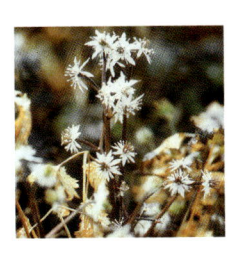

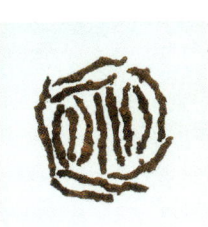

黄連（おうれん）
　オウレンの根茎。漢方では健胃、整腸、消炎、鎮静作用として用いる。「神農本草経」の上品に収載されている。アルカロイドなどが含まれており、含有されるベルベリンにより黄色を呈し、苦味がある。

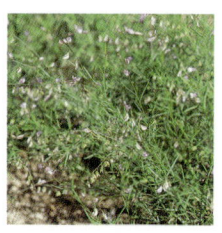

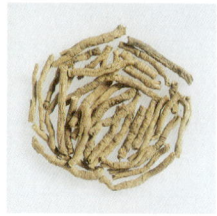

遠志（おんじ）

イトヒメハギの根。漢方では鎮静、強壮、去痰作用として用いる。「神農本草経」の上品に収載されている。サポニンなどが含まれている。

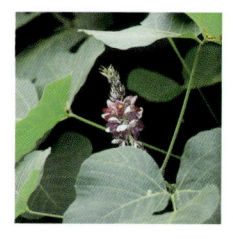

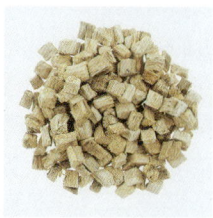

葛根（かっこん）

クズの皮を除いた根。漢方では鎮痙、解熱作用として用いる。「神農本草経」の中品に収載されている。クズ澱粉の原料。澱粉、フラボノイド、サポニンなどが含まれている。葛粉からつくる葛湯（くずゆ）は、かぜの初期の薬として、葛花（かっか）は二日酔いに用いられる。

滑石（かっせき）

珪酸アルミニウム $Al_2SiO_5(OH)_4 \cdot 2H_2O$ のことで白陶土（はくとうど）ともいわれている。漢方では小便不通の改善や利水作用に用いられている「神農本草経」の上品に収載されている。

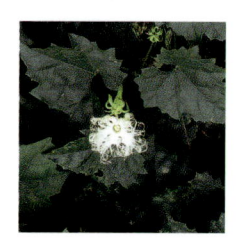

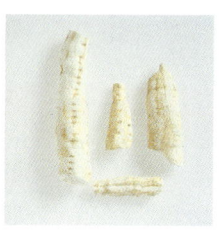

栝楼根（かろこん）

キカラスウリまたはオオカラスウリの皮を除いた根。漢方では排膿、鎮咳、解熱、止渇、催乳、利尿作用として用いる。「神農本草経」の中品に収載されている。

乾姜（かんきょう）

ショウガの根茎のコルク皮を去って、10数時間以上蒸してから乾燥したもの。漢方では腹痛、胃痛、咳嗽などに対して用いられる。ショウガオールとジンジャーオールなどが含まれている。

生姜も乾姜も身体を暖める生薬だが、生姜と乾姜はそれぞれ薬効に差があり、使用上使い分けられている。生姜は身体を暖めながら体表の発散と気を整える作用が強いため、食欲の増進や消化機能を改善させる働きがある。乾姜は裏を暖め、身体の中を暖めるため、身体の機能低下と低体温を回復させるための産熱効果が強い。そのため結滞の水を主治し、血液循環が促進され、内臓全体の温熱感が感じられる。

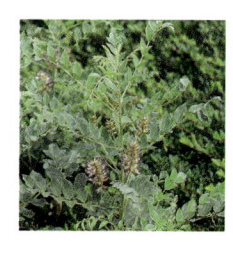

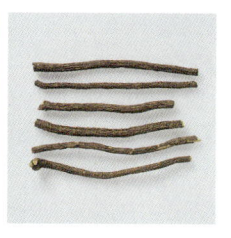

甘草（かんぞう）

カンゾウの根。甘草を蜂蜜とともに焦がしたものを炙甘草（しゃかんぞう）と呼ぶ。漢方では鎮痛、解毒、緩下、鎮咳、去痰作用として用いる。甘味は庶糖の約50倍の甘さがある。「神農本草経」の上品に収載されている。サポニン（グリチルリチン）、フラボノイドなどが含まれている。

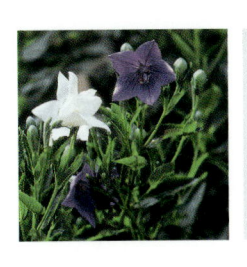

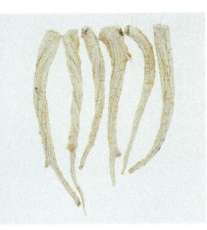

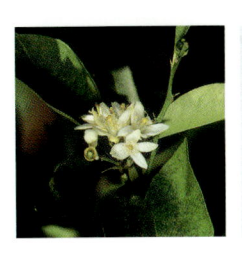

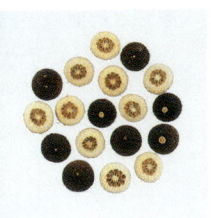

桔梗（ききょう）

キキョウの根。漢方では鎮咳去痰薬として、また、強壮、排膿、咽喉痛を目標に用いる。「神農本草経」の下品に収載されている。サポニンなどが含まれている。キキョウの有効成分とされるサポニンは皮部に多く存在するため、皮付きが好まれる。

枳実（きじつ）

ナツミカン、ダイダイの未熟果実。未熟のウンシュウミカンの果実を輪切りにしたものをいう。漢方では健胃、膨満感や胸腹部のつかえに対する作用として用いる。「神農本草経」の中品に収載されている。フラボノイド、クマリンなどが含まれている。ミカンの成熟した果実が「枳殻」といわれている。

菊花（きっか）

シマカンギクなどキクの頭花。漢方では解熱、鎮痛、目のかすみをとる作用などに用いられている「神農本草経」の上品に収載されている。

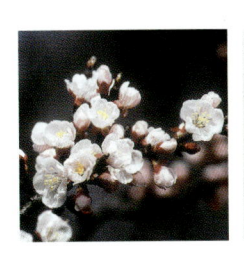

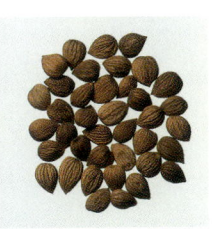

杏仁（きょうにん）

アンズの種子。漢方では鎮咳、去痰、緩下作用として用いる。「神農本草経」の中品に収載されている。アミグダリンなどが含まれている。気や水に働き、肺経や大腸経に入るとされ、上焦の病である喘鳴、咳嗽などに用いられる。麻黄の配合で効力が増す。悪寒、発熱などのある表証に働くので、瘀血を下す処方として用いてはならないとされる。

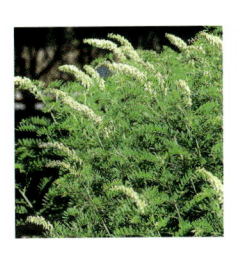

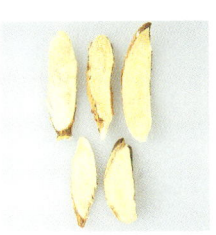

苦参（くじん）

クララの根。漢方では解熱、利尿、駆虫、健胃、止瀉作用として用いる。アルカロイド、フラボノイドなどが含まれている。根の形態が人参に似ていて、苦味があるところから苦参という名前がある。

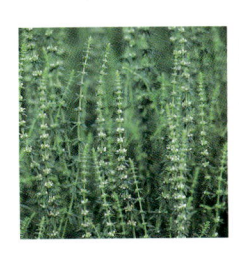

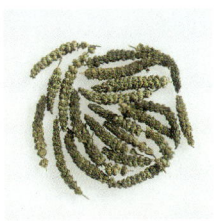

荊芥（けいがい）

ケイガイの花。漢方では鎮痙、解毒、発汗、解熱作用として用いる。

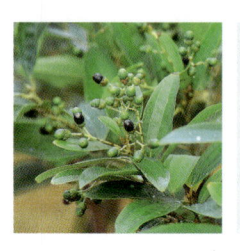

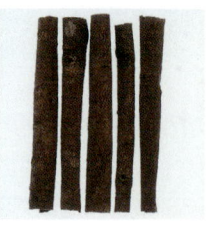

桂皮（けいひ）

シナモンの樹皮。漢方では解熱、鎮痛、止汗作用として用いる。ジテルペノイド、タンニン、フェノールなどが含まれている。

膠飴（こうい）

イネ科の粳米、小麦などの種子をよく煮て、これに麦芽を加えて発酵、糖化させて製した飴。漢方では滋養、健胃、鎮痛、鎮咳作用として用いる。「名医別録」の上品に収載されている。麦芽糖、デキストリン、蛋白質などが含まれている。

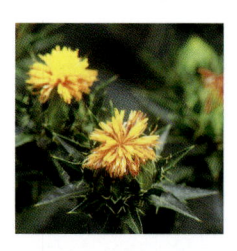

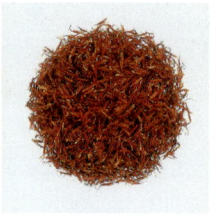

紅花（こうか）

ベニバナの花をそのまま圧搾して板状にしたもの。漢方では駆瘀血薬として婦人病や腹痛に用いる。フラボノイドなどが含まれている。

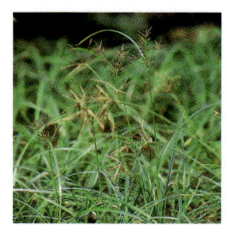

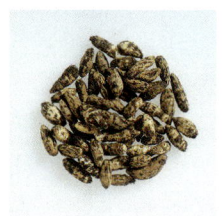

香附子（こうぶし）

ハマスゲの根茎。漢方では鎮痛、整腸、健胃、抗うつ作用として用いる。理気薬に分類され、広く生理機能の障害による疼痛に用いられている。「名医別録」の中品に収載されている。山東省産のものを東香附、浙江省産のものを南香附といい、両者の品質は良いとされている。

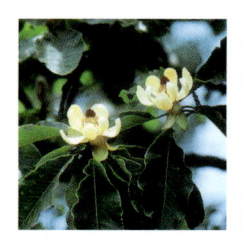

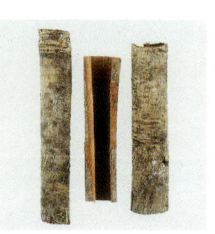

厚朴（こうぼく）

ホウノキの樹皮。漢方では鎮痙、鎮痛、利尿、去痰作用として用いる。アルカロイド、フェノール類などが含まれている。

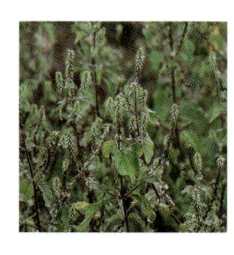

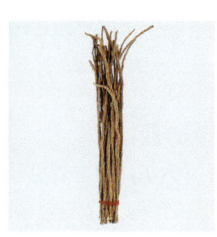

牛膝（ごしつ）

ヒナタイノコズチの根を天日で乾燥させたもの。漢方では利尿、通経、駆瘀血、鎮痛作用として用いる。「神農本草経」の上品に収載されている。サポニン、ステロールなどが含まれている。

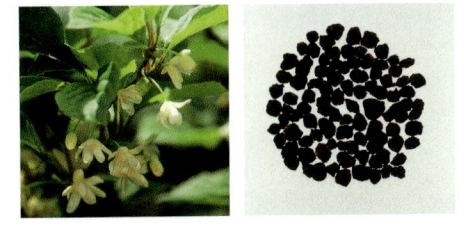

呉茱萸（ごしゅゆ）

　ゴシュユの果実。漢方では健胃、利尿、鎮痛作用として用いる。胃を温め寒を散らす作用があり、気を下し痛みを止め、胸苦しさを治すとされている。嘔気があり、胸が苦しく食事がとりにくいような症状に有効で、しゃっくりなどにも有効である。「神農本草経」の中品に収載されている。アルカロイドなどが含まれている。

五味子（ごみし）

　チョウセンゴミシの果実。漢方では強壮、鎮咳、温作用として用いる。「神農本草経」の上品に収載されている。リグナンなどが含まれている。果実の中に甘、酸、辛、苦、鹹の5味があることから五味子と名づけられた。

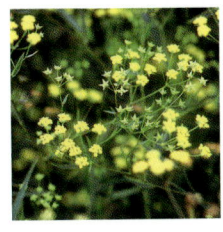

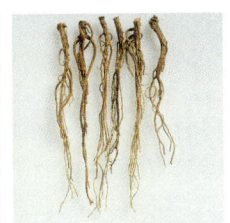

柴胡（さいこ）

　ミシマサイコの根。漢方では抗炎症、解熱作用として用いる。「神農本草経」の中品に収載されている。サポニンなどが含まれている。江戸時代の三島産の柴胡が有名で品質がよかったから、自然にミシマサイコと呼ばれるようになった。

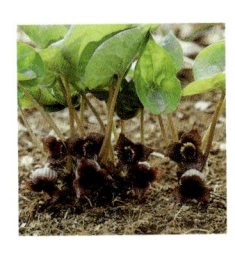

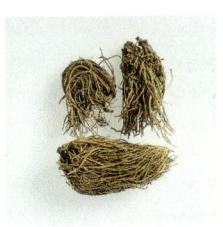

細辛（さいしん）

　ウスバサイシンまたはケイリンサイシンの根および根茎。漢方では鎮咳、去痰、解熱、鎮痛作用として用いる。「神農本草経」の上品に収載されている。アルカロイド、リグナンなどが含まれている。

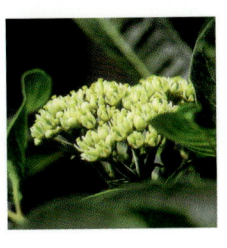

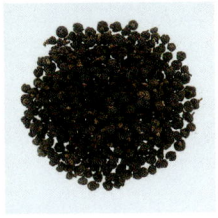

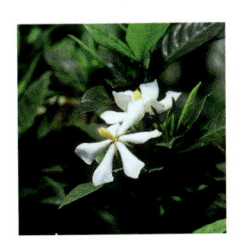

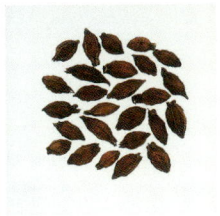

山梔子（さんしし）

　クチナシ（久知奈之）の果実。漢方では鎮静、解熱、瀉下、利尿、止血、消炎、利胆作用として用いる。黄疸の臨床例に多く用いられている。「神農本草経」の中品に収載されている。イリドイド配糖体などが含まれている。果実は開裂しないのでクチナシ（口なし）の名前がある。

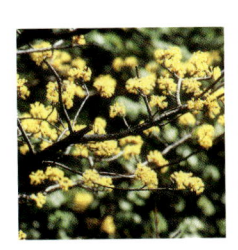

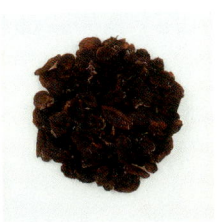

山茱萸（さんしゅゆ）

　サンシュユの果肉。漢方では滋養強壮、頻尿、盗汗などに用いられている。「神農本草経」の中品に収載されている。

61

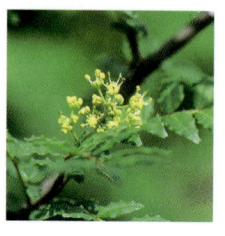

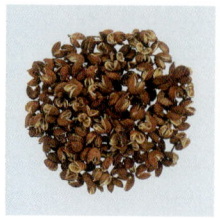

山椒（さんしょう）

　サンショウの成熟果皮。漢方では健胃、整腸、駆虫作用として用いる。

酸棗仁（さんそうにん）

　サネブトナツメの種子。漢方では安眠、鎮静、止血作用、食欲不振、倦怠感、慢性下痢に対して用いられる。「神農本草経」の上品に収載されている。種子を去ったものは「酸棗」、種子の核を「酸棗仁」という。

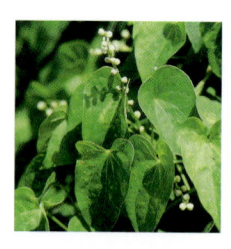

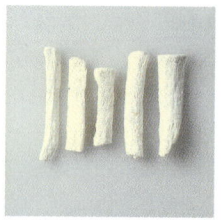

山薬（さんやく）

　ヤマノイモまたはナガイモの周皮を除いた根茎。漢方では滋養、強壮、止瀉、鎮咳、止渇作用として用いる。「神農本草経」の上品に収載されている。

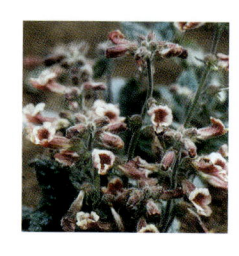

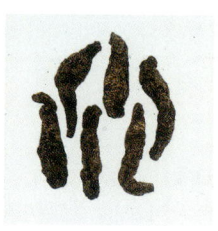

地黄（じおう）

　アカヤジオウの根。漢方では強壮、解熱、補血作用として用いる。腎虚に対して使用されることが多い。「神農本草経」の上品に収載されている。イリドイドなどが含まれている。l-メントールの原料。修治法の違いにより生地黄、乾地黄、熟地黄の３種がある。生地黄は新鮮な根のこと。乾地黄は新鮮な根をいろいろな方法で乾燥させたもので、外面は黒褐色。熟地黄は新鮮な根を酒で数回蒸して修治したもので、外面は光沢のある黒色。

紫根（しこん）

　ムラサキの根。漢方では解毒、解熱、殺菌、通便作用として用いる。「神農本草経」の中品に収載されている。麻疹の治療に有効とされている。

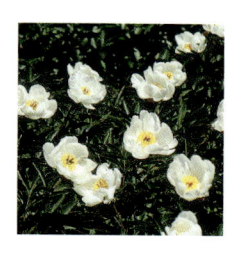

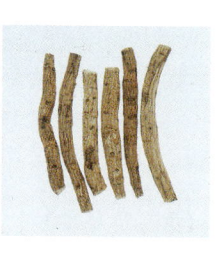

芍薬（しゃくやく）

　シャクヤクの根。漢方では鎮痙、鎮痛、緩和作用として用いる。「神農本草経」の中品に収載されている。モノテルペノイド配糖体（ペオニフロリン）、タンニンなどが含まれている。

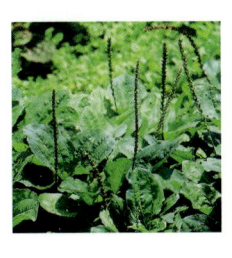

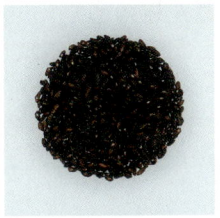

車前子（しゃぜんし）

オオバコの種子。漢方では消炎、止瀉、利尿、鎮咳作用として用いる。「神農本草経」の上品に収載されている。葉が広くて大きいところからオオバコ（大葉子）という名前がついている。

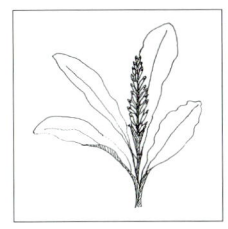

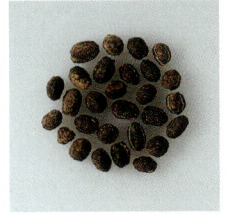

縮砂（しゅくしゃ）

縮砂の種子塊。漢方では健胃、整腸作用として用いる。

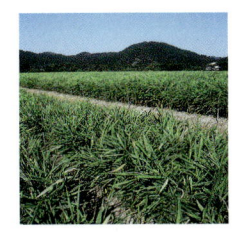

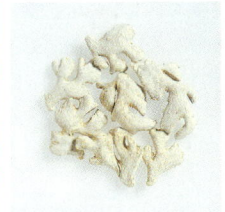

生姜（しょうきょう）

ショウガの根茎のコルク皮を去って乾燥したもの。漢方では健胃、鎮咳、制吐、鎮痛、止痢作用として用いる。ジンジャオールなどが含まれている。

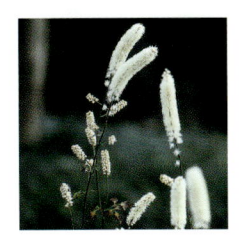

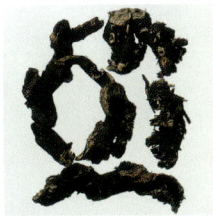

升麻（しょうま）

サラシナショウマの根茎。漢方では鎮痛、消炎、解熱作用として用いる。「名医別録」の上品に収載されている。トリテルペノイド、ステロールなどが含まれている。水によくさらし、アク抜きしてからゆでて、山菜料理にするところから、サラシナショウマ（晒し菜升麻）の名前がつけられた。

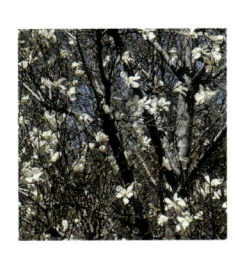

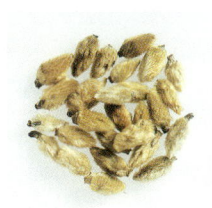

辛夷（しんい）

コブシの蕾。漢方では鎮静、鎮痛、消炎作用として用いる。「神農本草経」の上品に収載されている。副鼻腔炎や慢性鼻炎などに用いられている。アルカロイド、リグナンなどが含まれている。

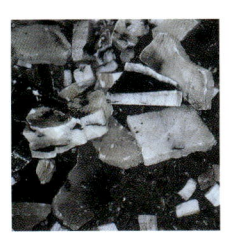

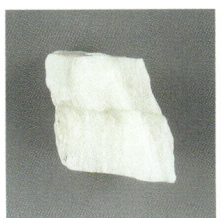

石膏（せっこう）

天然含水硫酸カルシウム。漢方では解熱、鎮咳、止渇作用として用いる。石膏の作用臓腑は肺、大腸、胃、脾、膀胱、心包、三焦とされ、手の大陰肺経、少陽三焦経、足の陽明胃経の大寒剤であるとされている。

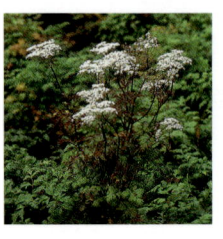

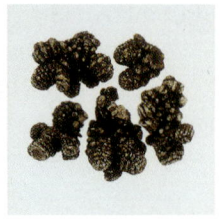

川芎（せんきゅう）

センキュウの根茎を湯通ししたもの。漢方では強壮、補血、鎮静、鎮痛、駆瘀血作用として用いる。フタライド類が含まれている。プロゲステロンの前駆物質であるプレグネノロンも含まれている。

前胡（ぜんこ）

セリ科のハクカゼンコ。漢方では鎮痛、鎮咳、去痰作用あり、胃痛や胸痛に対して用いられる。「名医別録」の中品に収載されている。クマリン類などが含まれている。

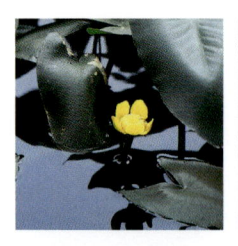

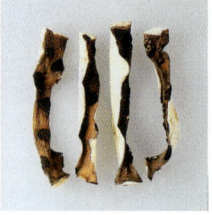

川骨（せんこつ）

コウホネの根茎。漢方では利尿、強壮、駆瘀血、止血作用として用いる。アルカロイド、タンニンなどが含まれている。水性の多年生草で、根茎が白い骨のように見えるので、川の中にある骨ということで、コウホネという名前がついている。

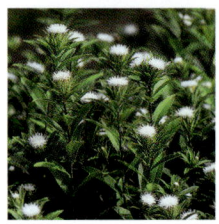

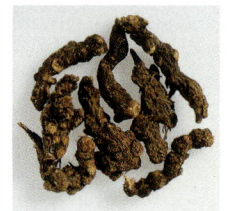

蒼朮（そうじゅつ）

ホソバオケラの根茎。漢方では健胃、整腸、利尿、発汗作用として用いる。比較的胃の丈夫な患者の健胃薬に使用する。「神農本草経」の上品に収載されている。水毒を去り、脾胃を健やかにするとともに健脾の効果に優れ、発汗作用があって湿盛の実証に用いる。

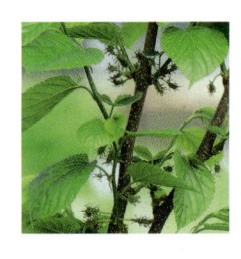

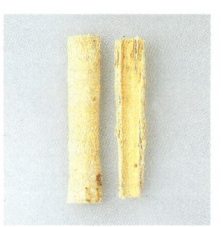

桑白皮（そうはくひ）

クワの根皮。漢方では利尿、緩下、鎮咳、去痰、消炎作用として用いる。「神農本草経」の中品に収載されている。トリテルペノイド、フラボノイドなどが含まれている。

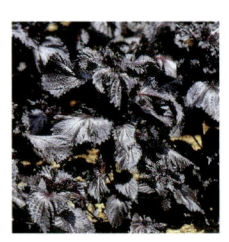

蘇葉（そよう）

シソの葉および枝先。漢方では健胃、発汗、解熱、鎮咳作用として用いる。「名医別録」の中品に収載されている。シソにはアオジソとアカジソがあるが、薬用にはアカジソが用いられる。新鮮な葉は魚肉の毒（特にカニの中毒）を解くといわれている。

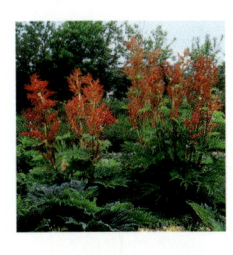

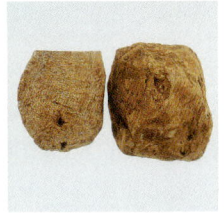

大黄（だいおう）

　タデ科のダイオウ属の食物の根茎。漢方では瀉下、健胃、消炎、解毒、駆瘀血作用として用いる。「神農本草経」の下品に収載されている。アントラキノン、タンニンなどが含まれている。

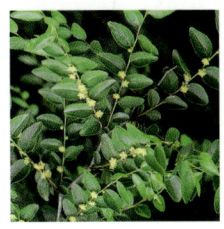

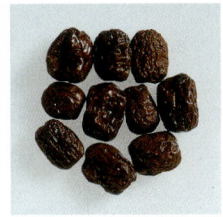

大棗（たいそう）

　ナツメの果実。漢方では鎮静、強壮、補血、緩和作用として用いる。「神農本草経」の上品に収載されている。熟した大棗は子どものおやつになるくらい無害だが、未熟な大棗の過食はやせた人に胃腸障害や水分代謝異常を起こしやすく禁忌とされている。

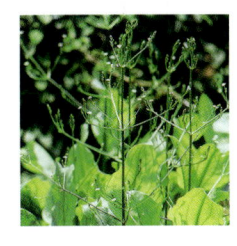

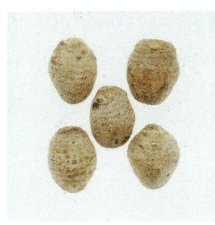

沢瀉（たくしゃ）

　サジオモダカの塊根。漢方では利尿、止渇、止痢、健胃作用として用いる。「神農本草経」の上品に収載されている。トリテルペノイドなどが含まれている。「水を去ることを瀉という」ように利尿生薬とされる。

竹筎（ちくじょ）

　イネ科のハチクまたはマダケの稈の外層を削り去った内層。漢方では鎮静作用あり、嘔吐、発熱、痰などに効果があるとされている。トリテルペノイドなどが含まれている。

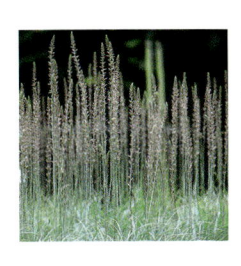

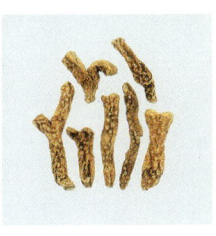

知母（ちも）

　ハナスゲの根茎。漢方では解熱、鎮静、利尿、消炎作用として用いる。「神農本草経」の中品に収載されている。サポニン、キサントンなどが含まれている。

釣藤鈎（ちょうとうこう）

　カギカズラの葉の付け根にある釣針のように曲がった固い刺。漢方では鎮痛、鎮痙、頭痛、めまいなどに用いられる。「名医別録」の下品に収載されている。アルカロイドなどが含まれている。肝経と心包経に働くとされている。

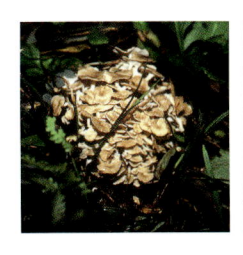

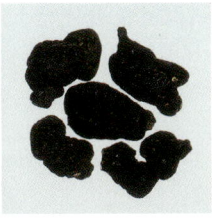

猪苓（ちょれい）

　チョレイマイタケ（サルノコシカケ科）の菌核。漢方では利尿、止渇、解熱作用として用いる。「神農本草経」の中品に収載されている。皮が黒く塊となり猪の糞に似ていることからこのように呼ばれている。猪苓は主に消炎利尿作用があり、利尿の働きは茯苓より強いとされている。身

体虚弱で湿のない浮腫には禁忌とされている。

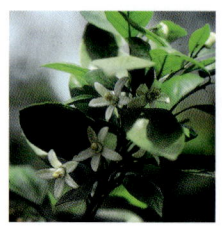

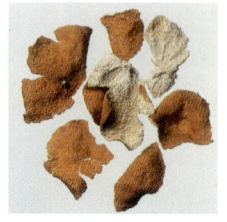

陳皮（ちんぴ）

ウンシュウミカンの成熟果皮。漢方では鎮咳、鎮嘔、健胃、去痰、発汗作用として用いる。フラボノイドなどが含まれている。本来「橘皮（きっぴ）」と呼ばれていたが、新しいものは作用が強すぎ、古いものが適するということで「陳橘皮」という名が使われるようになり、いつの間にか「橘」が省略され「陳皮」という名になったとされている。単独では芳香性苦味健胃剤として知られている。ダイダイの皮は「橙皮」と呼ばれ、陳皮と同様の成分を含み、苦味チンキなどに使われている。

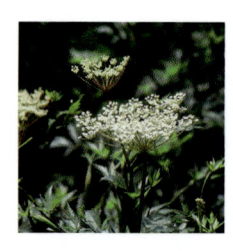

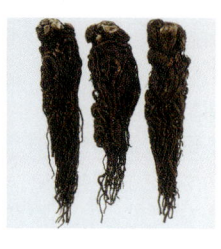

当帰（とうき）

トウキの根を湯通ししたもの。漢方では強壮、補血、鎮静、鎮痛作用として用いる。「神農本草経」の中品に収載されている。

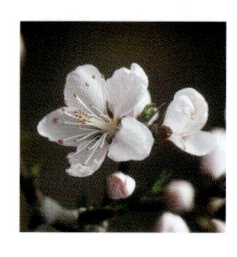

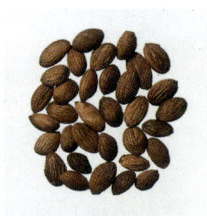

桃仁（とうにん）

モモの種子。漢方では緩下、駆瘀血、排膿、通経作用として用いる。「神農本草経」の中品に収載されている。血に働き、肝経と大腸経に入るとされ、下焦の病である瘀血に用いられることが多い。妊婦には用いられていない。

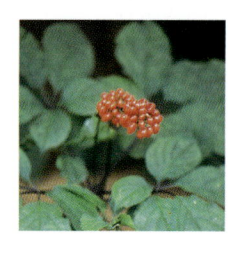

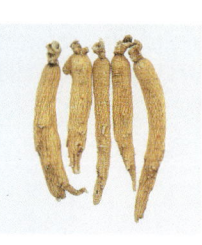

人参（にんじん）

オタネニンジンの細根を除いた根。漢方では強壮、補精、鎮静作用として用いられる。「神農本草経」の上品に収載されている。サポニンなどが含まれている。補気剤の1つで、根をそのまま乾燥したものを生干人参、皮をむいてから乾燥したものを白参、皮のついたまま水蒸気で蒸してから乾燥したものを紅参と呼ぶ。オタネニンジンは虚証の人に用いられることが多いのに対して、チクセツニンジンは別名トチバニンジンともいわれ、日本各地に野生していて、実証の人に用いられることが多い。

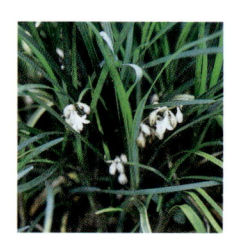

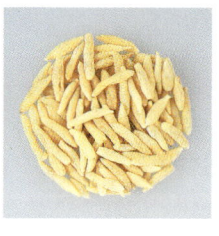

麦門冬（ばくもんとう）

ジャノヒゲ（蛇ノヒゲ）の根の膨大部。漢方で去痰、鎮咳、鎮静、強壮、止渇作用として用いる。「神農本草経」の上品に収載されている。サポニン、フラボノイド、ステロールなどが含まれている。

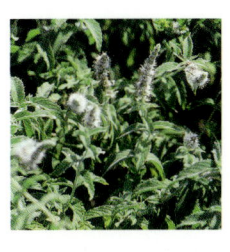

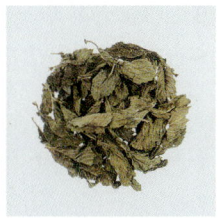

薄荷（はっか）

ハッカの地上部。漢方では健胃、発汗、鎮痛、解熱作用として用いる。主として後世方の処方に配合されている。

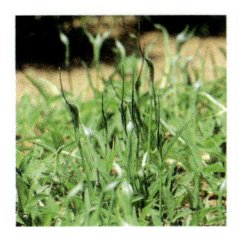

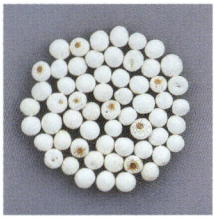

半夏（はんげ）

カラスビシャクの塊茎。漢方では鎮吐、鎮咳、去痰、鎮静作用として用いる。「神農本草経」の下品に収載されている。アルカロイドなどが含まれている。強いえぐ味を持っていて、修治に生姜が用いられることがある。

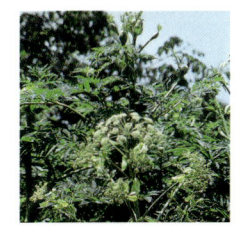

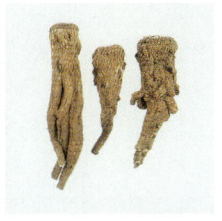

白芷（びゃくし）

ヨロイグサの根。漢方では排膿、解毒、解熱、鎮痛、止血作用として用いる。クマリンなどが含まれている。

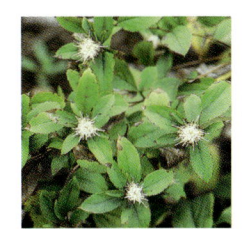

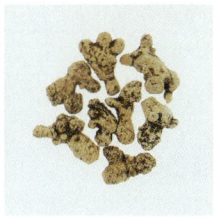

白朮（びゃくじゅつ）

オケラまたはオオバナオケラの根茎。漢方では健胃、整腸、止汗、利尿作用として用いる。胃症状の激しくない、弱い体質の患者に使用する。水毒を去り、脾胃を健やかにするとともに燥湿の効力が強く、弛緩作用があって、脾弱の虚証に用いる。「神農本草経」の上品に収載されている。

　従来、ソウジュツとビャクジュツの区別はあいまいで、その使用にあたっても厳しく使い分けることは少なかったようである。薬理活性上、ソウジュツは中枢抑制作用、抗潰瘍作用が強く、ビャクジュツは抗炎症作用、肝保護作用に優れているとされている。

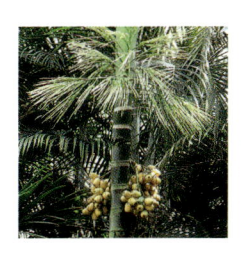

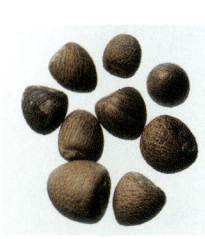

檳榔子（びんろうじ）

ビンロウの種子。漢方では駆虫、止瀉作用として用いる。「名医別録」の中品に収載されている。アルカロイド、ステロイド、タンニンなどが含まれている。

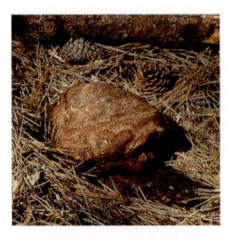

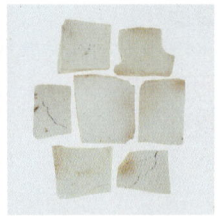

茯苓（ぶくりょう）

マツホド（サルノコシカケ科）の菌核。漢方では利尿、健胃、鎮静、止渇作用として用いる。「神農本草経」の上品に収載されている。トリテルペノイド、ステロールなどが含まれている。

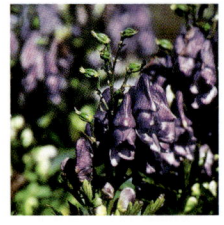

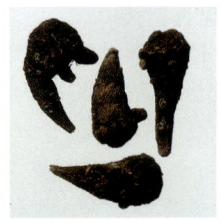

附子（ぶし）

ヤマトリカブト、ハナトリカブトなどの塊根。漢方では鎮痛、強心、利尿、代謝機能亢進、興奮作用として用いる。「神農本草経」の下品に収載されている。毒性の強いアルカロイドなどが含まれている。

トリカブト属は根が肥大していて塊根状で、子根を附子といい、母根を烏頭（ウズ）という。附子はその処理方法によっていろいろな名前がつけられている。**生附子**（附子をそのまま乾燥したもので毒性が強い）、**加工附子末**（生附子を洗ってきれいにし、オートクレーブにかけたのち、一定気圧で加熱処理し、乾燥させ、粉末にしたあと、有効成分を一定にしたもの。毒性はほとんどない）、**炮附子**（紙に包んで湿らせ、熱灰に入れ、毒性を弱くしたもの）、**白河附子**（3～5％の食塩水に浸漬した後、木灰にまぶして乾燥させたもので、表層部は毒性が弱いが深部は毒性が強い。福島県の白河地方で行われた製法である）、**塩附子**（硫酸マグネシウム、食塩の混合水溶液に、塩の結晶が表面に析出するまで浸漬したもの。中国と朝鮮で行われている修治法）などがある。ここで、「ツムラの生薬修治ブシ末N（調剤用）」とあるように、「修治」という意味について説明すると、漢方で「修治」を施すとは、「薬物の皮を去る」とか「芯を去る」とか「炙る」とか「加熱する」という意味のことをいう。

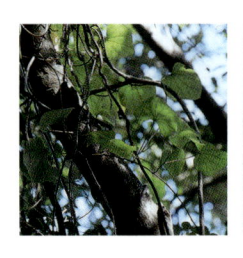

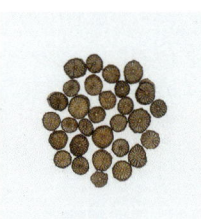

防已（ぼうい）

オオツヅラフジの茎および根茎。漢方では利尿、鎮痛作用として用いる。「神農本草経」の中品に収載されている。「水を利し湿を去る」といわれている。アルカロイド、ステロールなどが含まれている。

芒硝（ぼうしょう）

含水硫酸ナトリウムの通称とされているが、中国古代に使われていたものは硫酸マグネシウムであるとされている。漢方では腸内の糞便がかたい場合、これをやわらかくすることを主作用としている。「神農本草経」の上品に収載されている。

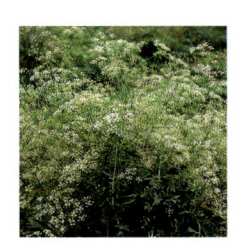

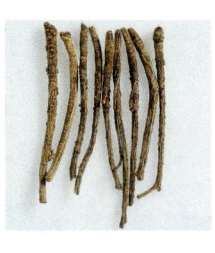

防風（ぼうふう）

ボウフウの根および根茎。漢方では鎮痛、鎮痙、解熱、発汗作用として用いる。「神農本草経」の上品に収載されている。風病に対して用いられる。クマリンなどが含まれている。

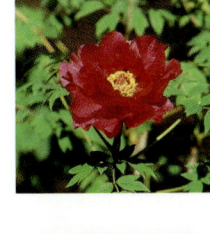

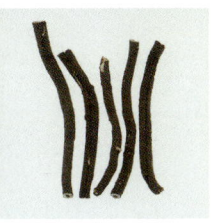

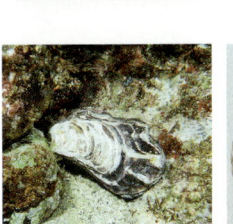

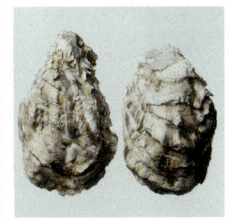

牡丹皮（ぼたんぴ）

ボタンの根皮。漢方では排膿、消炎、解熱、駆瘀血、通経作用として用いる。「神農本草経」の中品に収載されている。モノテルペノイド配糖体（ペオニフロリン）、タンニンなどが含まれている。

牡蛎（ぼれい）

カキの貝殻。漢方では抗不安、催眠、止汗作用として用いる。炭酸カルシウムなどが含まれている。

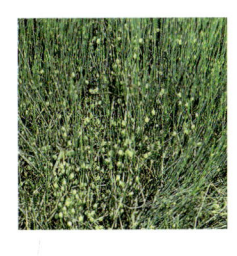

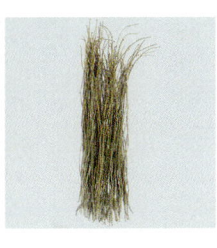

麻黄（まおう）

草麻黄の地上茎。漢方では鎮咳、解熱、利尿、発汗作用として用いる。「神農本草経」の中品に収載されている。アルカロイド、タンニンなどが含まれている。エフェドリンの原料。味が麻痺性で色が黄色なので麻黄という名前がついている。

麻子仁（ましにん）

アサの成熟果実を乾燥したもので、七味唐辛子の中に入っている「苧実（おのみ）」のこと。漢方では粘滑性の緩下作用、鎮咳作用として用いる。一般には体力のない老人や病後の人の便秘に用いられることが多い。

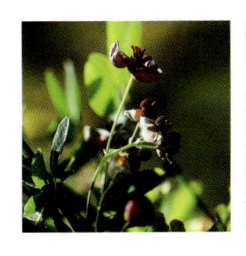

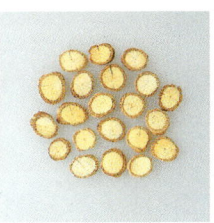

木通（もくつう）

アケビの茎。漢方では利尿、通経、抗菌、抗炎症作用として用いる。「神農本草経」の中品に収載されている。サポニンなどが含まれている。「開け実」からアケビという名前がつけられた。

木香（もっこう）

ウマノスズクサの根を乾燥したもの。漢方では消化器の慢性的炎症、嘔吐、下痢、腹痛などに用いられ、消化をよくし食欲を増進させる働きがある。「神農本草経」の上品に収載されている。アルカロイドなどが含まれている。

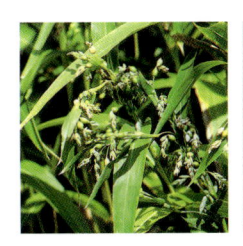

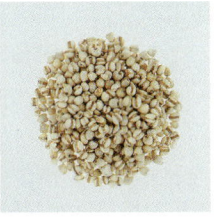

薏苡仁（よくいにん）

ハトムギの種皮を除いた種子。漢方では滋養、強壮、利尿、消炎、鎮痛、排膿作用として用いる。「神農本草経」の上品に収載されている。ハトが好んで実を食べたことから、ハトムギという名前がつけられた。ハトムギは古くから民間的に疣取りの特効薬とされてきた。

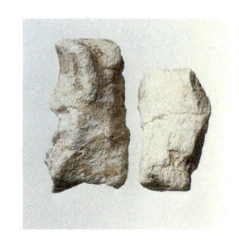

竜骨（りゅうこつ）
大型哺乳動物の化石化した骨で、炭酸カルシウムが主。漢方では鎮静、催眠作用として用いる。「神農本草経」の上品に収載されている。

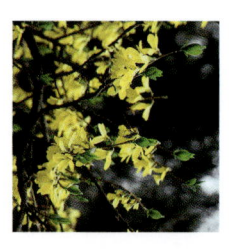

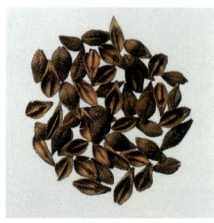

連翹（れんぎょう）
レンギョウの果実。漢方では排膿、消炎、利尿、解毒作用として用いる。「神農本草経」の下品に収載されている。リグナンなどが含まれている。

蓮肉（れんにく）
ハスの果実の種子。中国湖南省のものが有名で、品質も良いとされている。漢方では健胃、強壮、利尿作用がある。テルペノイド、アルカロイド類などが含まれている。

（写真提供：株式会社ツムラの御厚意による）

V. 漢方方剤の講義

中医学と日本の伝統医学との違い

　現在の日本で広く使われ、かつ、保険適応のある漢方薬と中国の伝統的な中医学で使われている漢方薬とでは、お互いの共通点は多々ありますが、そこには微妙な違いもあります。日本でいわれている漢方とは中国の「漢」の時代の医学から派生して発展していった、日本の伝統医学の総称であるといってよいので、本来は、日本の伝統的な漢方薬を処方するにあたっては、日本の伝統的な診断法に則って診断し、処方しなければなりません。しかし、本書では、広い意味での東洋医学の診断法と処方の習得を目的とするため、かなり無理で無茶な考え方ですが、中医学と日本の漢方薬とを同一視したような考え方で述べてみます。ですから、場合によっては中医学的に正しい診断をして、保険適応のある漢方薬を用いて正確に処方をしても、あまり効果のみられない場合も生じるかもしれません。何故なら、小柴胡湯を例にとっていっても、傷寒論にのっとった中医学の小柴胡湯の処方内容の各成分の量と、現在の保険適応で認可されている漢方薬の小柴胡湯エキス顆粒とでは、かなりの部分で違っているからです。それに、生薬を煎じて服用するのと、エキス剤を西洋薬のように服用するのとでも、その効果に大きな違いが生じます。ひどい場合は同じ名前の漢方薬でも、日本の製薬会社の違いによってその効果に差が出ることさえあります。また、中医学の診断法が全然当てはまらないような日本独自の漢方薬や経験方剤もありますので、1つの診断法のみにこだわらず、ケース・バイ・ケースで最適の診断法による、最良の処方を試みるようにして下さい。

漢方薬と西洋薬の違い　（図1）

　漢方薬は西洋薬と違って、一つひとつの症状に応じて処方するのではなく、その疾患のもたらす身体全体の変化をとらえて処方されていきます。例えば、感冒様症状を例に取りますと、西洋医学的には熱があれば解熱

（西洋薬）　　　　　　（漢方薬）

脳神経の薬

肺・心臓の薬

肝・胃の薬

腎・尿路系の薬

骨の薬

個々の臓器の疾患に対し、それぞれ単一の構造式をもつ薬が単一の疾患に対して処方される。

体全体の変化に対応した薬として1つの方剤が処方される。

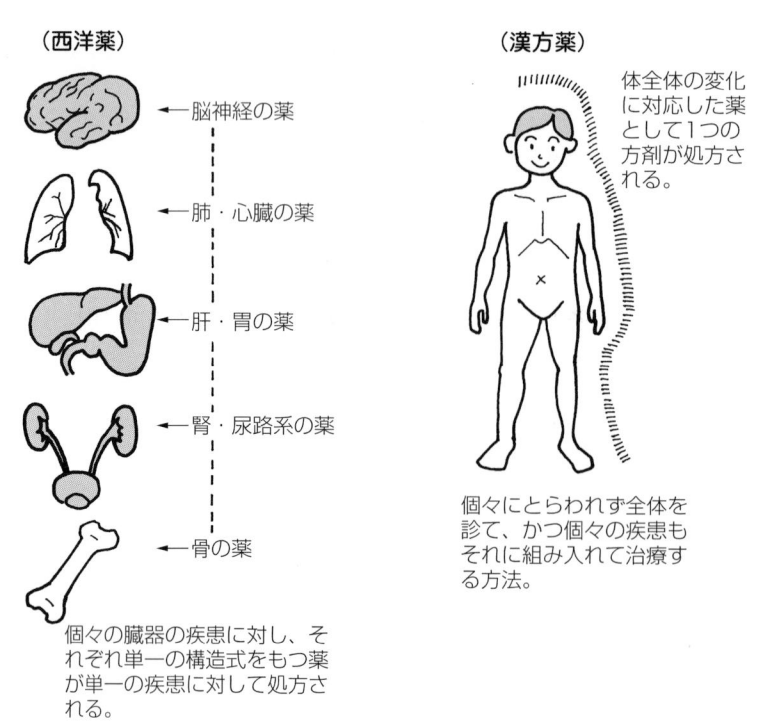

個々にとらわれず全体を診て、かつ個々の疾患もそれに組み入れて治療する方法。

図1．漢方薬と西洋薬の違い

剤、咳があれば鎮咳剤、痰があれば去痰剤というように、その患者の体質に関係なく、各症状の一つひとつに対して処方されていきます。一方、東洋医学的には、感冒のような急性感染症の初期の時期の太陽病期にあたるもので、発汗が少なく、脈が実脈で、後頭部や頸部にこわばりを認めるような実証体質の場合では、「葛根湯の証」として、その疾患の全体的な治療手段の処方薬として葛根湯が選ばれ、それが処方されていきます。

　このように、漢方薬は一つひとつの症状に応じてというよりはむしろ、その患者の個体差を尊重し、同じ病気でも病期や証などに応じて処方されていきます。

　漢方薬は西洋薬と違って、一つひとつの漢方薬にはいろんな生薬が組み合わさって処方されています。したがって、このような投薬方法の違いが生じるのだと思われます。

　1つの漢方薬の中には多数の薬物が混在するので、薬の作用点が多岐にわたり、複数の症状に対しても、同一の処方で対処できるというメリットも考えられます。

　漢方薬は西洋医学の薬のように、単一の薬剤成分の化学構造式や薬理作用が完全には解明されていませんが、最近になってから、動物実験などを中心に、いろいろな生薬の成分やその薬理作用などが報告され、解明されています（例えば、柴胡に含まれているサポニンは、抗炎症・抗アレルギー作用、肝障害改善作用など）。私ごとに限っていえば、1991年に「イ

ン・ビボー」という雑誌に報告した補中益気湯の抗腫瘍効果があります。

漢方薬

　漢方薬とは、大黄甘草湯のように2種類だけの生薬を配合したものもありますが、普通は4種類以上の生薬を配合したものをいいます。これを処方、または方剤といいます。各方剤には固有名がつけられ、構成生薬の比率も定められています。ですから、素人判断で民間伝承薬として用いられている単独の生薬は、たとえ漢方薬として使われる生薬でも民間薬といいます。その意味では、例えばセンブリやドクダミは漢方薬とはいわずに民間薬であるといえます。漢方薬は天然の植物がほとんどで、動物や鉱物が少し含まれている場合もあります。これらに簡単な操作を加えて、できるだけ自然のままの状態で使用するというのが漢方薬の特徴です。現在、医療機関で処方されている漢方薬の形態としては、エキス製剤と煎じ薬が主となっています。

　エキス製剤は、配合された生薬を煎じて成分を抽出し、濃縮、乾燥の後に粉末状にしたもので、140種類以上の処方が「医療用漢方製剤（定められた規格、規則で工業的に生産された漢方エキス製剤）」として健康保険で認められています。製薬会社によって製造され、医療用と一般の市販用があります。

　煎じ薬は、処方され配合された生薬を、生薬の成分が変質しないように、土瓶か強化ガラス、煎じ薬専用の「自動煎じ器」などを使い、容器に1日分の生薬と水（例えば、生薬が20gの時、水は400m*l*）を入れ、40分煎じて、水の量が約半分になるまで煮出し、煎じた汁を漉したものを薬として服用します。煎じ薬用生薬の一部は、健康保険で認められています。私のいる東大病院では、エキス製剤と煎じ薬の両方を保険適応薬として処方しています。

　エキス製剤と煎じ薬を比較して、どちらが効くかというと、決定的な優劣を示した報告例は、今のところみられていません。どちらにも長所や短所があり、一概に、どちらがよいとはいい切れないからです。

　エキス製剤の長所としては、①飲みたい時にいつでも簡単に飲めること、②品質が一定していること、③ほとんどのエキス製剤で健康保険の適用があること、④薬の管理が比較的簡単であること。短所としては、①配合割合の微妙な増減ができないこと、②一包の分量が決まっていて画一的処方になりやすいこと、③煎じ薬のような匂いの効果があまり期待できないこと、④エキス製剤の種類によっては舌触り、味などで、嫌悪感を持たれることがあること、……などです。

煎じ薬の長所としては、①患者の体質や症状に合わせて、生薬の量を微妙に増減したり、きめ細かく処方することが可能であること、②煮出す時に出る匂いの効果もある程度、期待できること、③味にうるさい患者に対しても、甘味の成分を加えるなどの匙加減もできること。短所としては、①いちいち配合された生薬を煮出す手間や時間がかかること、②飲みたい時にすぐに飲めないこと、③健康保険が一部の生薬にしか適用されていないこと。また、④十分な管理をしないで長期間放置すると、虫がわいたり、品質が落ちることもある、……などです。

いずれにせよ、どちらかの薬を選ぶとしたら、その患者の治療が続けやすい方を選ぶとよいように思われます。ここで煎じ薬の煎じ方についての注意点をいくつか述べておきます。

現在の忙しい社会では、のんびりと煎じるわけにはいきませんが、「小柴胡湯」などは、例えば1日分の薬として水600 ml を加えて、半分になるまで煮つめて、その煎じた液を3回に分服していますが、傷寒論ではその半分量の煎じた液を、さらに半分になるまで煮つめて、それを1日分の薬として3回に分服するとなっています。実際には、このようにして服薬する方が良いのに決まっていますが、なかなかできそうにありません。また「葛根湯」などは、まず葛根と麻黄の2つの生薬から煮つめて、その後、他の生薬を入れて煎じるといわれていますが、実際には、漢方薬局で1日分ごとに葛根湯の成分生薬が混合されて分包されていますので、傷寒論にのっとった服用方法は無理ということになってしまいます。ですから、現在の煎じ薬で、古典にのっとって同じように処方しても、実際の効果と古典の書物にみられる効果とでは、違いがみられる場合が十分に考えられます。

漢方薬の剤形としては、エキス製剤と煎じ薬以外にも「散剤」や「丸剤」、「膏剤」などがあります。

「散剤」は配合生薬をくだいて粉末状にし、内服剤や外用散剤として用いられるもので、内服剤としては安中散や五苓散などがあります。

「丸剤」は粉末になった配合生薬に蜜や水などを用いてねり合わせたもので、八味地黄丸や桂枝茯苓丸などがあります。

「膏剤」は外用として用いられているものが多く、油などで生薬を煮たのち、かすを取り去り、蠟などを加えて膏にし、使用時に加熱したりして軟らかくし、患部に塗布するもので、紫雲膏が最も有名です。

その他、特殊なものとしては生薬を酒に浸した「薬酒」などもあります。

漢方薬の服用について

　古典の書物には「無毒の生薬は煎じ薬として、少し毒のある生薬は散剤で、大毒の生薬は丸剤で用いる」となっています。また、「速く効かせようと思えば煎じ薬として、やや緩やかに効かせようと思えば散剤で、甚だ緩やかに効かせようと思えば丸剤で用いる」となっています。これと関係するかどうかはわかりませんが「神農本草経」では薬を上中下に分類して、「上薬は命を養い無毒で、中薬は性を養い有毒無毒であり、下薬は病を治し、有毒である」となっています。さしずめ、病気によく効く速効性の薬は「下薬」といったところでしょうか。

　漢方薬の服薬方法としては、古典の書物によれば1日2～3回服用の指示がほとんどで、病位によって服用時間が決められたりもしています。ほとんどの処方が温水で、食前や食間に服用するように指示されていて、食後服用指示のあるものはみられていません。このように、実際の臨床の現場でも、漢方薬の服薬方法としては、一般的には薬の吸収を考えて、食前または食間に服薬するように指導されていますが、基本的には、いつ飲んでもよいように思われます。煎じ薬の場合は作用が強い場合もあり、食後に飲む方がよい結果をもたらすことがあります。エキス製剤でも、食後に飲む方が胃への刺激が少なくてよい場合もあります。漢方薬を飲み忘れたら、2回分を一緒に飲むような指導をしてはいけません。服薬量が過多になり、副作用の出る恐れがあるからです。また、2種類の漢方薬が処方された時は、30分以上の間隔をあけて飲むように指導するとよいでしょう。

　漢方方剤は、その本来の性格からいえば、1人の患者に処方される数は1～2剤です。しかし、実際の臨床現場では、2～3剤以上の処方もよく目にします。この場合、注意すべきことは、各方剤に含まれている生薬が重複しているかどうか、ということと、生薬間での負の相乗効果が出現するかどうか、ということです。漢方薬を何種類も一緒に、どうしても同時に服薬しなければならない時は、生薬の重複と負の相乗効果について、十分にチェックする必要があります。それ以外の場合は、30分以上の間隔をあけて服薬すると、比較的安全であると思われます。

　また、漢方薬は一般的には、長期間服薬しないといけないようにいわれていますが、必ずしもそうではありません。ただ、漢方薬は、慢性疾患や西洋医学で治りにくい病気、西洋医学で診断のつかない病気、更年期症状、老年病などが、よく治療の対象となるので、これらの病気の性格上、どうしても治療期間が長くなってしまい、服薬も長期間に及ぶようになってしまうからです。でも、この長期間の経過中には、患者自身の体質の変

化も当然のことのように起こり、その時々の証に応じて、処方もかえていかなければなりません。だから、同一の薬が漫然と処方され、それを患者が服薬し続けるということはあり得ないのです。

このことに関連して、服薬を中止すると、再発するかどうかは一概にはいえないのですが、対象とする疾患を考えれば、すぐに治るというものではなく、服薬を続けなければならない場合が多いということになります。

漢方薬の副作用について

少し前までは、漢方薬には副作用がないか、あっても非常に少ないと信じられてきました。しかし、多数の臨床報告例やマスコミの報道などで、今では漢方薬の副作用に対して、患者サイドでも、関心をもつ人がかなり増えてきています。漢方薬も西洋薬と同様に、間違った処方がなされれば、副作用は出現します。また、それとは別に、「そばアレルギー」のような体質の人がいることも事実で、いくら自然の生薬だからといっても、ある生薬に対してアレルギー体質の人には、副作用にも似た反応が生じます。また、ジギタリスの植物のように、それ自体薬効が弱くても、強力な作用を有する成分が含まれている生薬も多々あるからです。

漢方薬の副作用の増加は、エキス剤の広がり、その処方数の増加が拍車をかけたものと思われますが、最近になって数多くの副作用や服用上の注意点が報告されてきました。いちいち例を出して、詳細に述べることはできませんので、簡単に述べることにします。

小柴胡湯を例にとってみますと、①小柴胡湯などの柴胡剤による間質性肺炎の起こりうる頻度が高いこと、②小柴胡湯とインターフェロン製剤との併用により間質性肺炎などの起こりうる頻度が高いこと、③肝硬変や肝癌の患者には禁忌とされていること、……があります。

頻用されている漢方薬に含まれている生薬の副作用についても簡単に述べてみます。

甘草：偽アルドステロン症（脱力感、低カリウム血症、浮腫、高血圧など）など。
大黄：下痢、腹痛など。
麻黄：食欲不振、腹痛、下痢などの胃腸症状、心窩部痛、動悸、頻脈、血圧上昇などの循環器系症状、不眠、発汗過多などの交感神経興奮様作用など。
附子：過量投与で動悸、嘔気、冷汗などの中毒症状など。
人参：のぼせ、発疹、皮膚炎症状の悪化など。

上記のような副作用が出現したり、その前駆症状が出現したら、服薬を直ちに中止して適切な処置を施すべきです。漢方薬の誤用による副作用の多くは、服薬後1週間以内に出現する場合が多いので、その間は特に注意が必要です。

　漢方薬は本来、生体のホメオスターシスを保つ方向に作用する働きをもっているはずです。しかし、その使用方法によっては、その働きが正しく機能しない場合が起こりえます。虚証の人に使用しなければならないとされている漢方薬を実証の人に使用した場合、その逆に、実証の人に使用しなければならないとされている漢方薬を虚証の人に使用した場合、ともに予期せぬ好ましくない反応が生じてしまいます。このような意味では、特に実証に使われる大黄、麻黄や虚証に使われる附子、細辛の配合された漢方薬の服用には注意が必要です。また、甘草、地黄なども使い方を誤ると副作用が起こりうることがあります。もちろん、これらの生薬がいくつも配合されている漢方薬は、当然のことのように、注意深い使用が求められています。
　漢方薬で副作用が出る場合として、「証」の診断違い、漢方方剤の過剰投与、西洋薬との悪い併用などが考えられますが、「証」の診断も投与量も西洋薬との併用なども、すべて適正なのに副作用が出る場合もあります。この場合は、地球上の生態系の著しい変化と化学物質の増加によるアレルギー性疾患の急増などが原因していると考えられ、いくら正しい処方であっても、直ちに中止するようにします。
　ところで、漢方には副作用に似た「瞑眩」という反応があります。これは、体が回復している途中にあらわれる特有の反応で、下痢や吐き気、頭痛などの症状が起こります。「瞑眩」は、比較的早期に起こり、急激に回復していくので、心配はなく、また、副作用ではないのですが、症状が激しく患者が辛いようであれば、薬の量を減らすなどするとよいでしょう。

西洋薬との併用について

　臨床の現場では、漢方薬と西洋薬の併用がしばしば行われています。これは悪いことではないのですが、併用に際しては、十分な注意が必要です。良い結果をもたらす併用例はいっぱいありますが、それと同じくらい悪い結果をもたらす併用例があります。例えば、インターフェロン製剤と小柴胡湯の併用、甘草含有製剤とグリチルリチン酸製剤やループ系利尿剤との併用、麻黄含有製剤とエフェドリン含有製剤やカテコールアミン製剤

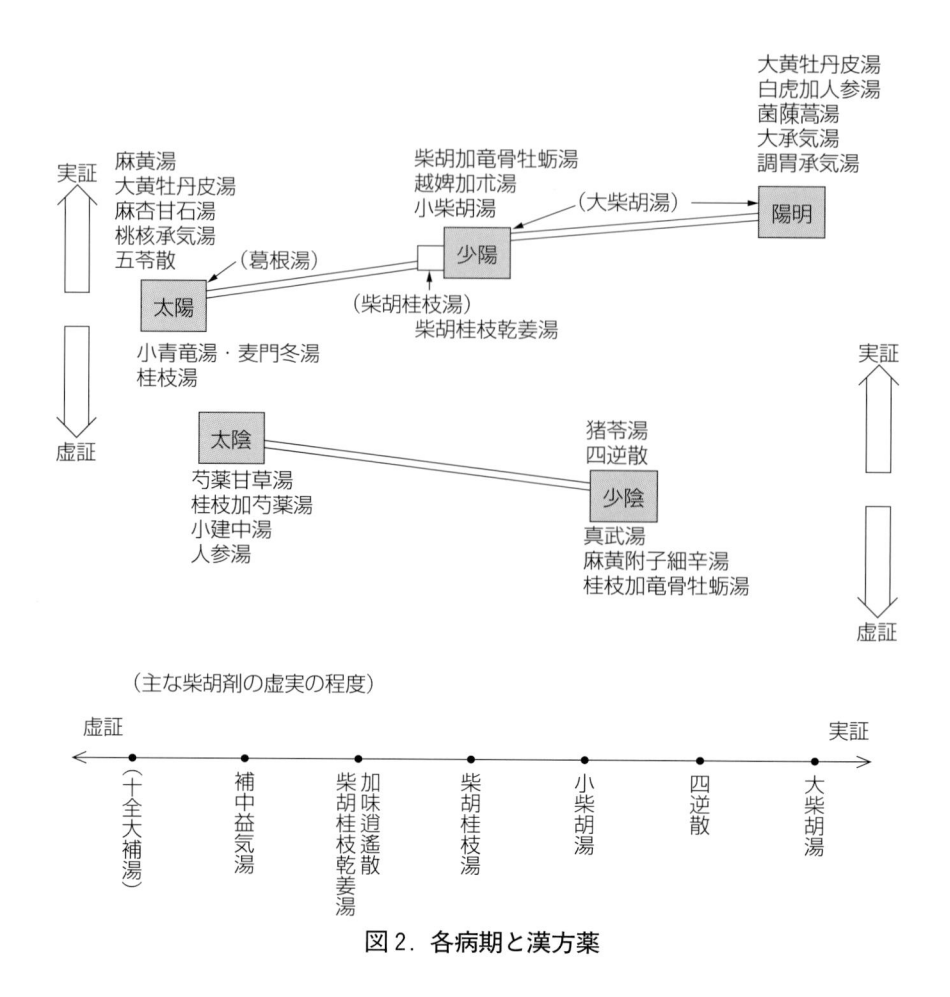

```
                                              大黄牡丹皮湯
                                              白虎加人参湯
                                              茵蔯蒿湯
                   柴胡加竜骨牡蛎湯              大承気湯
         麻黄湯     越婢加朮湯                調胃承気湯
実証      大黄牡丹皮湯  小柴胡湯    （大柴胡湯）
↑       麻杏甘石湯                        ┌──┐
│       桃核承気湯              ┌──┐────│陽明│
│       五苓散      （葛根湯）   │少陽│    └──┘
│       ┌──┐───────────│  │
│       │太陽│              └──┘
│       └──┘    （柴胡桂枝湯）
│                柴胡桂枝乾姜湯                          実証
↓       小青竜湯・麦門冬湯                              ↑
虚証     桂枝湯                                        │
                                                      │
                        猪苓湯                         │
                        四逆散                         │
              ┌──┐              ┌──┐                 ↓
              │太陰│──────────│少陰│                虚証
              └──┘              └──┘
              芍薬甘草湯          真武湯
              桂枝加芍薬湯         麻黄附子細辛湯
              小建中湯            桂枝加竜骨牡蛎湯
              人参湯
```

（主な柴胡剤の虚実の程度）

虚証 ←———————————————————————————→ 実証
　　　十　補　加　柴　小　四　大
　　　全　中　味　胡　柴　逆　柴
　　　大　益　逍　桂　胡　散　胡
　　　補　気　遙　枝　湯　　　湯
　　　湯　湯　散　湯
　　　　　　柴
　　　　　　胡
　　　　　　桂
　　　　　　枝
　　　　　　乾
　　　　　　姜
　　　　　　湯

図2．各病期と漢方薬

などとの併用などがそれです。これらは、ともすれば重篤な結果をもたらす危険性があるからです。また、重篤な結果とまではいきませんが、理論上、併用がよくないと思われる例もあります。例えば、風邪様症状の時に処方される葛根湯や麻黄湯と消炎鎮痛解熱剤の併用がそれです。消炎鎮痛解熱剤は体熱を下げる方向に働きますが、葛根湯や麻黄湯はむしろ、体熱を上げる方向に働きます。これらは互いに相反する作用なので、併用により、良い結果は期待できそうにないと思われます。因みに、身体の免疫能の面からいうと、体熱を薬により下げない方がよいようです。

漢方の古典と流派について

　現存する最古の漢方に関する古典として、「黄帝内経」があります。「素問」と「霊枢」の2つの書からなっていて、陰陽五行説を基礎にして医療に応用したものです。「傷寒論」は主として急性熱病について書かれたも

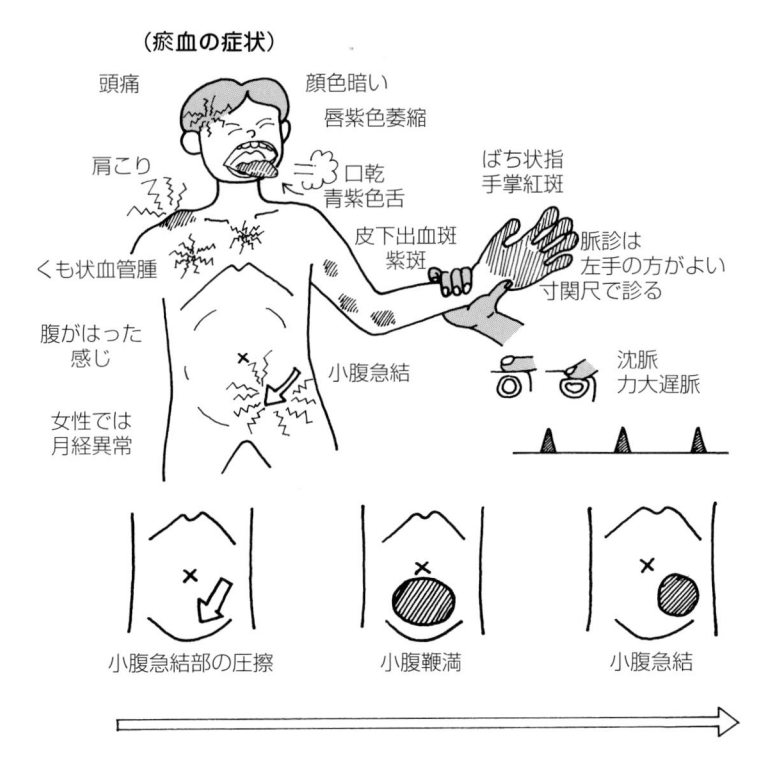

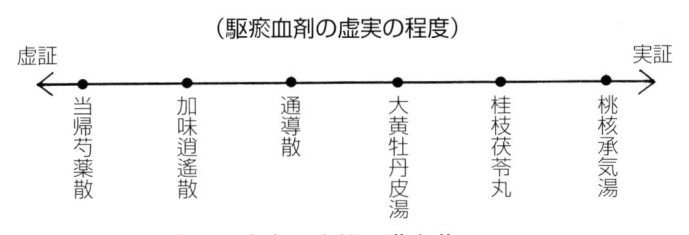

図3. 瘀血の症状と漢方薬

ので、病気の経過を6病期に分類して、病状の変化や治療法について述べています。「金匱要略」は主として雑病や慢性病について述べられています。「傷寒論」と「金匱要略」は現在の漢方医学の基礎を成すもので、中国の後漢の時代の張仲景（2世紀末～3世紀）の著といわれている「傷寒雑病論」がもとになっており、晋代になって「傷寒論」と「金匱要略」に改編されました。

　漢方の流派はいろいろありますが、有名なものとしては「古方派」、「後世派」、「一貫堂医学」、「中医学学派」などがあります。「古方派」は「傷寒論」や「金匱要略」の体系を継承し、腹証と脈証を中心に、全身的な観察を通して診る学派です。これに対して「後世派」は、「内経」や「難経」の医学を基礎にした陰陽五行説、臓腑経絡説などが中心的な考えとなって

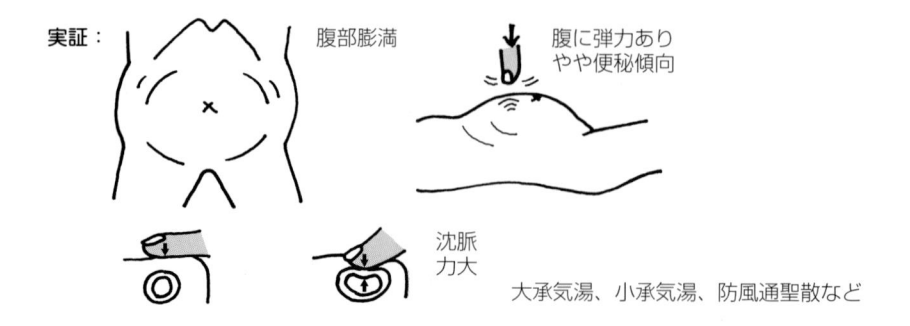

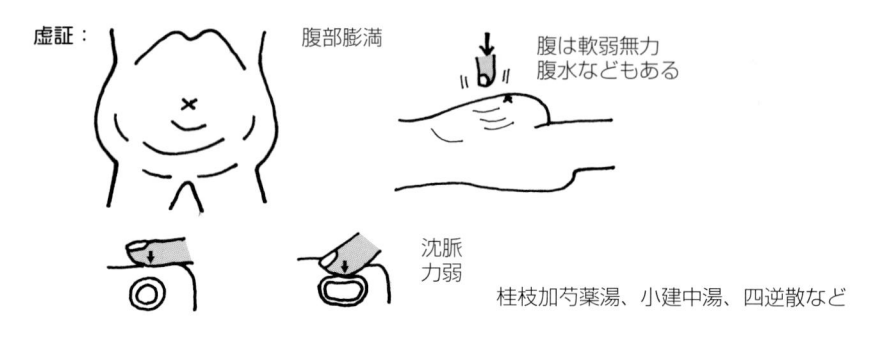

実証：腹部膨満　腹に弾力あり　やや便秘傾向
沈脈　力大
大承気湯、小承気湯、防風通聖散など

虚証：腹部膨満　腹は軟弱無力　腹水などもある
沈脈　力弱
桂枝加芍薬湯、小建中湯、四逆散など

図4．腹満について

いる学派です。「一貫堂医学」は血、臓毒、解毒の三大証体質に分け、5処方を中心に病態を分類している学派です。

漢方薬の説明　（図2～5）

　次に、漢方薬の各論に移っていきますが、症状別に述べていくと繁雑になりますし、それに対する専門書は数え切れないくらいあります。ですから、症状別の漢方薬処方については、日常的によくみられる疾患に限って述べていきます。また、漢方製剤を出している会社がたくさんありますので、すべての会社の漢方製剤を例にして述べていくわけにはいきません。本書では話を簡単にするために、1社にしぼって述べていくつもりです。どの会社をとっても大差はないと思われますが、ここでは（株）ツムラ社の御厚意により、（株）ツムラ社の添付文書集に則って、使用目標その他について説明していきます。

　漢方を学習するにあたって、漢方方剤の一般的な使用目標についての知識のほかに、構成生薬についての理解も欠かせません。漢方薬1剤処方の

V. 漢方方剤の講義

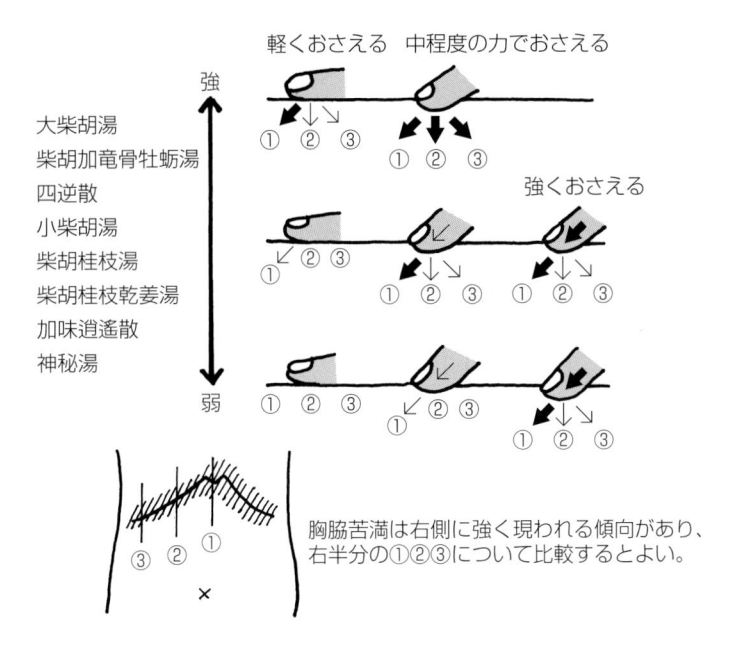

軽くおさえる　中程度の力でおさえる

強

大柴胡湯
柴胡加竜骨牡蛎湯
四逆散
小柴胡湯
柴胡桂枝湯
柴胡桂枝乾姜湯
加味逍遙散
神秘湯

強くおさえる

弱

① ② ③

胸脇苦満は右側に強く現われる傾向があり、右半分の①②③について比較するとよい。

図5. 胸脇苦満の程度

　場合は、その漢方薬の構成生薬について、仮に何も知らなかったとしても、それほど大きな問題とはなりませんが、複数の漢方薬を処方する場合には問題となりえます。例えば、極端な例を出していいますと、葛根湯と麻黄湯の併用がそれです。どちらの漢方薬にも麻黄が構成生薬として含まれていますので、麻黄の量が過量となり、生体にとって好ましくない作用をもたらしてしまう可能性が出てくるからです。ここまで極端な併用例をみかけることは稀ですが、構成生薬を知らないで、漢方薬同士や漢方薬と西洋薬の併用処方をしている医師が多数いることは事実です。

　ここでは(株)ツムラ社の定める順序に従って、古方と後世方に分けて、私なりの構成生薬暗記法(ゴロ合わせ)も含めて、簡単に述べていきます。基本となる処方を覚えれば、かなり楽になります。

　古方とは「傷寒論」と「金匱要略」に記載してある方剤のことで、(株)ツムラ社の処方集のうちの63方剤について述べていきます。

　構成生薬については、細部のところで少し違った記述が散見されます。例えば、「朮」については、「蒼朮」、「白朮」などありますが、これらは生薬のところで詳しく述べます。また、「桂枝」と「桂皮」、「枳殻」と「枳実」なども同じように記述していますが、これも生薬のところで詳しく述べます。陳皮は、日本ではみかんの皮が用いられていますが、正式には「陳橘皮」で、旧い橘皮という意味です。生薬のグラム数は(株)ツムラ社

の記載されたものに従いました。また、漢方製剤の「名称の由来」も（株）ツムラ社の御厚意により記載しています。

〈参考〉漢方処方の名称は、一般に以下のようなパターンでできています。

■**漢方薬の処方名のなりたち(例)**
・処方中の主薬の生薬名から……葛根湯など
・構成生薬すべての名を並べる…苓桂朮甘湯など
・構成生薬の数を意味する………六味丸、四物湯など
・処方の働き(作用)を意味する…安中散、補中益気湯など
・中国の四神に由来……………小青竜湯など
・合方した処方名から…………猪苓湯合四物湯、柴苓湯など
・加方したことを示す…………葛根湯加川芎辛夷、桂枝加芍薬湯など
・イメージ中心のもの…………女神散、神秘湯など
・上記の要素の組み合わせ………十味敗毒湯など

V. 漢方方剤の講義

古方

TJ-1：葛根湯（かっこんとう）
葛根4.0g、麻黄3.0g、桂皮2.0g、芍薬2.0g、甘草2.0g、生姜2.0g、大棗3.0g
覚え方としては、**「桂枝湯」に葛根と麻黄を加えたもの。**
使用目標：炎症性あるいは疼痛性疾患の初期、あるいは慢性疾患の急性増悪期で、比較的体力のある人の、次のような病状に対して用いる。①感冒などの熱性疾患では、初期で自然発汗を伴わない悪寒、発熱、頭痛、項背部のこわばりなどがある場合や、悪寒、発熱があり、裏急後重を伴うような下痢をする場合。②疼痛性疾患のような無熱の慢性病では、局所の疼痛、腫脹、発赤などを訴える場合や、患部が発赤、腫脹、強い瘙痒感を伴うような場合。
病期その他：太陽病期または太陽病と陽明病との併存している病期。経絡では小腸経、膀胱経。実証。脈は浮。腹筋は緊張よく、臍輪の圧痛あるもの。出典は「傷寒論」。本方は7種類の生薬から成り、葛根を主薬とするので、葛根湯と名づけられた。

TJ-7：八味地黄丸（はちみじおうがん）
地黄6.0g、山茱萸3.0g、山薬3.0g、沢瀉3.0g、茯苓3.0g、牡丹皮2.5g、桂皮1.0g、附子0.5g
覚え方としては、ゴロ合わせ的に**「じおう・さん・さん・たく・りょう・ボ・ケ・節」**
使用目標：下肢の脱力感・冷え・しびれなどがあり、臍下不仁がみられ、主に夜間の多尿、頻尿、乏尿、排尿痛などの排尿異常を訴える場合や、疲労倦怠感、腰痛、口渇などを伴うような場合に用いる。
病期その他：陽虚証。腎経。下焦の機能減退のあるもの。出典は「金匱要略」。8種類の生薬から成ることを八味と表現し、地黄を主薬とするので、八味地黄丸と名づけられた。八味丸、八味腎気丸、金匱腎気丸などと呼ばれることもある。

TJ-8：大柴胡湯（だいさいことう）
柴胡6.0g、黄芩3.0g、大棗3.0g、半夏4.0g、生姜1.0g、芍薬3.0g、大黄1.0g、枳実2.0g
使用目標：体力のある人で、便秘がちで、胸脇苦満の程度が最強の時や、肩こり、頭痛、めまい、耳鳴りなどを伴うような場合に用いる。
病期その他：陽明病から少陽病に移行する時期。実証。どちらかといえば肝胆経。出典は「傷寒論」、「金匱要略」。柴胡を主薬とする柴胡剤の1つで、小柴胡湯に対比して大柴胡湯と名づけられた。

TJ-9：小柴胡湯（しょうさいことう）
柴胡7.0g、黄芩3.0g、大棗3.0g、半夏5.0g、生姜1.0g、甘草2.0g、人参3.0g
覚え方としては、**「大柴胡湯」**と**「小柴胡湯」**をまとめて、ゴロ合わせ的には**「柴胡・おごって、大・繁・盛、シャ場代を・記述、（するのが）肝・心」**。
使用目標：体力中等度の人で、中等度の胸脇苦満のある諸種慢性疾患や、食欲不振、口中不快感などを伴うような熱性疾患に用いる。
病期その他：少陽病の時期。半表半裏証のもの。出典は「傷寒論」、「金匱要略」。本方は柴胡を主薬とする柴胡剤の1つで、7種類の生薬から成る。一方、大柴胡湯は8種類の生薬で構成さ

83

れ、適応面でも体力の充実したものに用いる。大柴胡湯に比べれば、それよりもやや体力の低下したものに用いられることから、小柴胡湯と名づけられたといわれている。

TJ-10：柴胡桂枝湯（さいこけいしとう）

柴胡5.0g、黄芩2.0g、大棗2.0g、半夏4.0g、生姜1.0g、人参2.0g、甘草2.0g、桂皮2.0g、芍薬2.0g

覚え方としては、「小柴胡湯」と「桂枝湯」の合方です。

使用目標：熱性疾患では、急性期を経てなお頭痛、悪寒、関節痛、心窩部の苦満感、食欲不振、腹痛などを伴い、精神不安、不眠などの精神神経症状を伴うような場合に用いる。

病期その他：少陽病の初期で、まだ太陽病の証が残っている時期、少陽病の半表半裏と太陽病の表証の症状が併存しているもの。小柴胡湯の証と桂枝湯の証を合わせた証を持つもの。慢性疾患では中等度の胸脇苦満、腹直筋の攣急を伴う。出典は「傷寒論」、「金匱要略」。本方は9種類の生薬から成り、小柴胡湯と桂枝湯の構成生薬をすべて含むので、小柴胡湯と桂枝湯の合方と考えられている。そこで柴胡桂枝湯と名づけられた。

TJ-11：柴胡桂枝乾姜湯（さいこけいしかんきょうとう）

柴胡6.0g、黄芩3.0g、括蔞根(かろこん)3.0g、牡蛎(ぼれい)3.0g、桂皮3.0g、甘草2.0g、乾姜2.0g

覚え方としては、特別なものはないのですが、「柴胡」と「黄芩」は絶対に忘れないように。あとは名前から想像して覚えるようにします。

使用目標：虚弱体質で、顔色がすぐれず、冷え症、疲労倦怠感、悪寒、盗汗、口渇などがあり、動悸、息切れ、不眠などの精神神経症状を伴うような場合に用いる。

病期その他：少陽病の時期。虚証。どちらかというと胆経で熱証。脾経で寒証のもの。比較的程度の弱い胸脇苦満。出典は「傷寒論」、「金匱要略」。7種類の生薬から成り、その主薬である柴胡、桂枝、乾姜を並べて、処方名とした。

TJ-12：柴胡加竜骨牡蛎湯（さいこかりゅうこつぼれいとう）

柴胡5.0g、黄芩2.5g、大棗2.5g、半夏4.0g、生姜1.0g、人参2.5g、桂皮3.0g、茯苓3.0g、竜骨2.5g、牡蛎2.5g、（大黄）

覚え方としては、「小柴胡湯」の甘草を桂皮、茯苓に置き換えて、竜骨、牡蛎を加えたもの、として覚えるようにします。

使用目標：比較的体力がある人で、頭痛、肩こりや精神不安、不眠、いらいらなどの精神神経症状があるような場合に用いる。

病期その他：少陽病の時期。実証。どちらかというと胆経。臍傍に腹部大動脈の拍動の亢進を認める。比較的程度の強い胸脇苦満。出典は「傷寒論」。本方名は、小柴胡湯の加減方である柴胡加竜骨牡蛎鉛丹桂枝茯苓大黄湯の略と考えられている。現在は一般的に原典の12味ではなく、鉛丹(えんたん)・大黄を除いた10味を柴胡加竜骨牡蛎湯として用いることが多い。

TJ-14：半夏瀉心湯（はんげしゃしんとう）

黄連1.0g、黄芩2.5g、人参2.5g、甘草2.5g、大棗2.5g、半夏5.0g、乾姜2.5g

覚え方としては、「小柴胡湯」の柴胡を黄連に、生姜を乾姜に置き換えたもので、ゴロ合わせ的には「ハゲ写真、詳・細・を・召・還」。

使用目標：体力中等度の人で、食欲不振、軽度の上腹部痛、心窩部の膨満感、腹中雷鳴、心下痞鞕があり、悪心、嘔吐、下痢などを訴える場合や、不安・不眠などの精神神経症状を伴うような場合に用いる。

病期その他：どちらかというと実証のもの。出典は「傷寒論」、「金匱要略」。本方は7種類の生薬から成り、その主薬である半夏と薬効である瀉心（心窩部の痞塞感を除く）より名づけられた。

TJ-16：半夏厚朴湯（はんげこうぼくとう）
半夏6.0g、生姜1.0g、茯苓5.0g、厚朴3.0g、紫蘇葉2.0g
覚え方としては、ゴロ合わせ的に「ハンゲ・教・は、良・好・思想」。

使用目標：体力中等度以下の人で、気分がふさぎ、不眠、動悸、精神不安などを訴え、呼吸困難、咳嗽、咽喉が塞がる感じや、軽度の腹部膨満感、胸痛などを伴うような場合に用いる。

病期その他：気のうっ滞。脈は沈で弱。心窩部に振水音。出典は「金匱要略」。本方は、小半夏加茯苓湯に厚朴と蘇葉が加わった処方といわれる。小半夏加茯苓湯は半夏湯と呼ばれることもある。そこで、基本の半夏湯に、加えられた薬味を代表する厚朴を続けて、半夏厚朴湯の方名が生まれた。

TJ-17：五苓散（ごれいさん）
沢瀉4.0g、猪苓3.0g、茯苓3.0g、蒼朮3.0g、桂皮1.5g
覚え方としては、ゴロ合わせ的に「五礼・説く社・長、武・術・軽視」。

使用目標：口渇、浮腫、尿利減少や、心窩部の振水音、悪心、嘔吐、頭痛、めまいなどの症状を伴うような場合に用いる。

病期その他：太陽病の腑証。水毒。表証で寒証のもの。出典は「傷寒論」、「金匱要略」。本方は5種類の生薬から成り、主薬である猪苓より、古くは猪苓散と呼ばれていた。しかし3味からなる同名異方の猪苓散があり、これと混同を避けるため、五味猪苓散と称するようになった。後にそれがつまって五苓散と名づけられた。

TJ-19：小青竜湯（しょうせいりゅうとう）
麻黄3.0g、桂皮3.0g、芍薬3.0g、甘草3.0g、半夏6.0g、乾姜3.0g、五味子3.0g、細辛3.0g
覚え方としては、「小青竜湯」に麻黄が配合されていることを思い出し、ゴロ合わせ的には「青竜は、魔を・消し・若・干・ハゲ、環境・ゴミ・深々」。

使用目標：体力中等度かそれ以上の人で、悪感、頭痛があり、汗は少なく、喘鳴、泡沫水様性の痰、水様性鼻汁、くしゃみなどを伴う場合に用いる。

病期その他：実証。肺経。胸脇部の水毒のもの。心窩部に振水音。出典は「傷寒論」、「金匱要略」。青竜は中国の神話に出てくる四神の1つで、東方を守護する神である。青竜の青は麻黄の色の青さから名づけられたという。青竜湯には大青竜湯、小青竜湯があり、大青竜湯ほど症状の激しくないものに用いる。

TJ-20：防已黄耆湯（ぼういおうぎとう）
防已5.0g、黄耆5.0g、甘草1.5g、生姜1.0g、大棗3.0g、蒼朮3.0g
覚え方としては、「桂枝湯」の桂皮と芍薬を、防已と黄耆に置き換え、蒼朮を加えたもので、ゴロ合わせ的には「某・奥義・は、消・す・置換・術」。

使用目標：虚弱体質で色白く筋肉軟らかく、浮腫のある水ぶとり体質の人が、尿量減少、関節の腫脹・疼痛、易疲労感、多汗傾向などを訴えるような場合に用いる。

病期その他：虚証。肥満で水毒のもの。出典は「金匱要略」。本方は6種類の生薬から成り、主薬である防已、黄耆の名をとって方剤名とされた。

TJ-21：小半夏加茯苓湯（しょうはんげかぶくりょうとう）

半夏6.0g、生姜1.5g、茯苓5.0g

「小半夏湯（半夏・生姜）」に茯苓を加えたもので、ゴロ合わせ的には「ハンゲ・教」に茯苓を名前から判断して加えればよいと思います。

使用目標：体力中等度の人で、心窩部のつかえ感、胃内停水、悪心、嘔吐や、めまい、動悸などを伴うような場合に用いる。

病期その他：少陽病期。中間証。どちらかというと脾経、胃経。出典は「金匱要略」。本方は小半夏湯に茯苓を加味した処方で、処方名はこれに由来する。小半夏湯はもともとは半夏湯と呼ばれていたが、兄弟方として大半夏湯ができたため、この名前になったといわれている。

TJ-23：当帰芍薬散（とうきしゃくやくさん）

当帰3.0g、芍薬4.0g、川芎3.0g、沢瀉4.0g、茯苓4.0g、蒼朮4.0g

覚え方としては、当帰・芍薬は名前から配合されているのがわかりますので、ゴロ合わせ的には「当帰・芍薬・選・択・無礼・じゃ」。

使用目標：虚弱体質で全身倦怠感があり、四肢冷感などの冷え症や、頭痛、めまい、耳鳴り、心悸亢進、貧血傾向などがあり、女性では月経異常があったり、性周期に伴って軽度の浮腫、腹痛などを伴うような場合に用いる。

病期その他：虚証、陰証、瘀血証。脾経が主。脈は沈で腹証では瘀血の腹証を認めるもの。出典は「金匱要略」。本方は6種類の生薬から成り、主薬である当帰、芍薬の名をとって方剤名とされた。

TJ-25：桂枝茯苓丸（けいしぶくりょうがん）

桂皮3.0g、芍薬3.0g、茯苓3.0g、牡丹皮3.0g、桃仁3.0g

「桂枝湯」の配合生薬の一部である桂皮と芍薬に、茯苓、牡丹皮、桃仁を加えたもので、ゴロ合わせ的には「警・視、部、担・当」。

使用目標：体力中等度かそれ以上の人で、頭痛、肩こり、めまい、のぼせがあり、赤ら顔で、足の冷えや下腹部に抵抗・圧痛などを訴える場合、また女性では、無月経、過多月経、月経困難など、月経異常があるような場合に用いる。

病期その他：実証、瘀血証のもの。脈は沈遅で力強い。出典は「金匱要略」。本方は5種類の生薬から成り、初出の桂枝・茯苓の名をとって方剤名とされた。しかし、桂枝・茯苓が主薬で、残りの牡丹・桃仁・芍薬が脇役ということではない。

TJ-26：桂枝加竜骨牡蛎湯（けいしかりゅうこつぼれいとう）

桂皮4.0g、芍薬4.0g、甘草2.0g、生姜1.5g、大棗4.0g、竜骨3.0g、牡蛎3.0g

「桂枝湯」に竜骨と牡蛎を加えたものです。

使用目標：虚弱体質で、易疲労感、四肢の冷えなどを伴い、やせ顔色が悪く、神経質、精神不安などがあり、腹部が軟弱無力で臍傍に大動脈の拍動を触知するような場合に用いる。

病期その他：少陰病期。虚証。どちらかというと心経、腎経。脈は浮・大・弱のもの。出典は「金匱要略」。本方は桂枝湯に竜骨と牡蛎を加味した処方で、処方名はこれに由来する。

TJ-27：麻黄湯（まおうとう）

麻黄5.0g、杏仁5.0g、甘草1.5g、桂皮4.0g

「麻杏甘石湯」の石膏を桂皮に置き換えたもので、ゴロ合わせ的には「魔王は、魔境の石を軽

視」。
使用目標：体力のある人の熱性疾患の初期で、頭痛、発熱、腰痛、四肢の関節痛や、喘鳴、咳嗽などを伴い、自然に汗の出ないような場合に用いる。
病期その他：太陽病の経証で実証、表証。脈は浮・速・緊のもの。出典は「傷寒論」。本方は4種類の生薬から成り、その主薬である麻黄の名をとって処方名とされた。

TJ-28：越婢加朮湯（えっぴかじゅつとう）
麻黄6.0g、石膏8.0g、甘草2.0g、生姜1.0g、大棗3.0g、蒼朮4.0g
「桂枝湯」の桂皮と芍薬を、麻黄と石膏に置き換えたものが「越婢湯」で、これに蒼朮を加えたものです。
使用目標：体力のある人で、口渇、浮腫、四肢関節の腫脹、疼痛、熱感、尿量減少などがあるような場合に用いる。
病期その他：少陽病期。実証。どちらかといえば肺経。出典は「金匱要略」。本方は越婢湯に朮を加味した処方で、処方名はこれに由来する。越婢湯の名称については張 仲景がこの処方を越国より得たので越婢湯と名づけられたという説と、脾気（消化の働き）を発越する（発散させる）ので越婢湯と名づけられたという説がある（脾が婢となったのは誤字と考えられている）。

TJ-29：麦門冬湯（ばくもんどうとう）
麦門冬10.0g、粳米5.0g、人参2.0g、甘草2.0g、大棗3.0g、半夏5.0g
覚え方としては、ゴロ合わせ的には「馬鹿もん、と、後・任人事・寛・大・藩」。
使用目標：虚弱体質傾向の人が、咽喉の乾燥感や違和感を伴い、粘稠な痰を伴う発作性の激しい咳が頻発して、顔面が紅潮するような場合などに用いる。
病期その他：虚証、陰証。津液不足のもの。どちらかといえば太陽病期。肺経。出典は「金匱要略」。本方は6種類の生薬から成り、その主薬である麦門冬の名をとって方剤名とされた。

TJ-30：真武湯（しんぶとう）
芍薬3.0g、茯苓4.0g、蒼朮3.0g、生姜1.5g、附子0.5g
覚え方としては、ゴロ合わせ的には「真の武・士は、武・術・勝・負」。
使用目標：虚弱体質の人で、新陳代謝が低下して、めまい、心悸亢進、全身倦怠感や四肢の冷感があり、裏急後重を伴わない下痢、腹痛などを訴える場合に用いる。
病期その他：少陰病期。虚証、寒証、裏証。腎経。脈は沈・遅で緊張弱。胃内停水あるもの。出典は「傷寒論」。本方はもともと玄武湯と呼ばれていたが、宋の皇帝の名を避けて真武湯と改称された。玄武は中国の神話に出てくる四神の1つで、北方の守護神といわれる。五行説で北は水に属し、臓器は腎・膀胱が配当される。本方はこれに関連する疾患を主治する。また水の色は黒に配当され、主薬の附子の色がこれを象徴するともいう。

TJ-31：呉茱萸湯（ごしゅゆとう）
呉茱萸3.0g、人参2.0g、大棗4.0g、生姜1.5g
覚え方としては、ゴロ合わせ的には「呉茱萸・人、たいそう・盛況」。
使用目標：虚弱体質、冷え症の人で、心窩部に膨満感あるいは振水音を認め、激しい頭痛、項や肩こり、嘔吐などを訴える場合に用いる。
病期その他：虚証、寒証、裏証。水毒・胃のつかえ感のあるもの。出典は「傷寒論」、「金匱要略」。本方は4種類の生薬から成り、その主薬である呉茱萸の名をとって処方名とされた。

TJ-32：人参湯（にんじんとう）
人参3.0g、蒼朮3.0g、甘草3.0g、乾姜3.0g
覚え方としては、ゴロ合わせ的には「忍・術・かん・かん」。

使用目標：虚弱体質、冷え症の人で、胃腸虚弱、倦怠感、尿が希薄で量が多く、下痢など胃腸機能が低下している場合などに用いる。
病期その他：太陰病期。虚証、寒証、裏証。脾経・胃経。舌は湿で苔無し。脈は沈・遅で弱、腹証は軟弱無力や腹壁薄く硬いもので振水音のある場合。出典は「傷寒論」、「金匱要略」。本方は4種類の生薬から成り、その主薬である人参の名をとって処方名とされた。理中湯（りちゅうとう）とも呼ばれている。

TJ-33：大黄牡丹皮湯（だいおうぼたんぴとう）
冬瓜子（とうがし）6.0g、桃仁4.0g、牡丹皮4.0g、大黄2.0g、芒硝（ぼうしょう）1.8g
覚え方としては、ゴロ合わせ的には「大応募、とう・とう・牡丹・代を・募集」。

使用目標：体力のある人で、下腹部が緊張し、抵抗・圧痛があり、便秘する人で瘀血を伴い、女性では月経異常のある場合などに用いる。
病期その他：太陽病期。実証、熱証。出典は「金匱要略」。本方は5種類の生薬から成り、その主薬である大黄・牡丹皮の名をとって処方名とされた。大黄牡丹湯とも呼ばれる。

TJ-34：白虎加人参湯（びゃっこかにんじんとう）
石膏15.0g、粳米8.0g、知母（ちも）5.0g、甘草2.0g、人参1.5g
覚え方としては、ゴロ合わせ的には「白虎湯」を「白虎、セ・コイベ、血も、嚙むぞ」と覚えて、人参を加えます。

使用目標：体力のある人で、体がほてり、多尿、皮膚瘙痒感、口渇などのある場合に用いる。
病期その他：陽明病期。実証、裏証、熱証。どちらかというと胃経。脈は強・大。腹力強いもの。出典は「傷寒論」、「金匱要略」。本方は白虎湯に人参を加えた処方である。白虎とは中国の神話に出てくる四神の1つで、西方を守る守護神である。西方の色は五行説では白で、主薬である石膏の白色にかけて名づけられたものである。

TJ-35：四逆散（しぎゃくさん）
柴胡5.0g、芍薬4.0g、甘草1.5g、枳実（きじつ）2.0g
覚え方としては、ゴロ合わせ的には「四逆、察・し、夜・間・記事」。

使用目標：比較的体力のある人で、腹痛、腹部膨満感、胸脇苦満、腹直筋の攣急があり、動悸、イライラ、不眠、抑うつ感などの精神神経症状を訴える場合に用いる。
病期その他：少陰病期。中間証かやや実証、寒証。時に心経・腎経。陽虚証のもの。出典は「傷寒論」。四逆とは四肢の厥冷（冷え）のことで、本方はその病態より名づけられた。

TJ-36：木防已湯（もくぼういとう）
防已4.0g、人参3.0g、桂皮3.0g、石膏10.0g
覚え方としては、ゴロ合わせ的には「もうボーッと、忘・人・傾・向」。

使用目標：虚弱体質の人が、口渇、尿量減少、浮腫、呼吸困難、動悸などを訴える場合に用いる。
病期その他：脈は力があり、腹力もあり、心窩部の抵抗が強く硬いもの。出典は「金匱要略」。本方は4種類の生薬から成る。処方名は木防已を主薬とすることから名づけられた。防已にはオオツヅラフジを基原とする漢防已、アオツヅラフジを基原とする木防已などがあるが、張 仲景

とほぼ同時代の3世紀頃には、防已（漢防已）と木防已が混用されていた。しかし唐の時代以降、混用されていた防已・木防已は防已に統一されていった。

TJ-38：当帰四逆加呉茱萸生姜湯（とうきしぎゃくかごしゅゆしょうきょうとう）

当帰3.0g、木通3.0g、桂皮3.0g、芍薬3.0g、甘草2.0g、生姜1.0g、大棗5.0g、呉茱萸2.0g、細辛2.0g

覚え方としては、「桂枝湯」に当帰、木通、呉茱萸、細辛を加えます。ゴロ合わせ的には「トキ死後、消したく・と・も・誤・診」。

使用目標：体質虚弱な人が、冷え症で、手足が冷えて痛み、下腹部痛や腰痛などを訴え、頭痛、悪心、嘔吐などを伴う場合に用いる。

病期その他：虚証、寒証のもの。出典は「傷寒論」。本方は当帰・桂皮・芍薬・木通・大棗・細辛・甘草から成る当帰四逆湯に呉茱萸・生姜を加味した処方である。四逆とは四肢の末端から逆に肘膝以上まで厥冷（冷え）を呈することをいう。

TJ-39：苓桂朮甘湯（りょうけいじゅつかんとう）

茯苓6.0g、桂皮4.0g、蒼朮3.0g、甘草2.0g

覚え方としては、「苓・桂・朮・甘」湯です。

使用目標：虚弱体質の人で、息切れ、心悸亢進、頭痛、のぼせ、めまい、尿量減少などを訴える場合に用いる。

病期その他：脈は沈で緊。胃部振水音。どちらかというと虚証。脾経。腹部大動脈の拍動亢進のあるもの。出典は「傷寒論」、「金匱要略」。本方は茯苓・桂皮・朮・甘草の4種類の生薬から成り、これらの生薬より1文字ずつとって名づけられた。

TJ-40：猪苓湯（ちょれいとう）

猪苓3.0g、沢瀉3.0g、茯苓3.0g、滑石3.0g、阿膠3.0g

覚え方としては、ゴロ合わせ的には「チョレ・た・部・下、あきょ～」。

使用目標：頻尿、残尿感、排尿痛などの排尿障害のある場合などに用いる。

病期その他：少陰病期。実証。脈は浮のもの。出典は「傷寒論」、「金匱要略」。本方は5種類の生薬から成り、その主役である猪苓を処方名とした。

TJ-45：桂枝湯（けいしとう）

桂皮4.0g、芍薬4.0g、甘草2.0g、生姜1.5g、大棗4.0g

覚え方としては、ゴロ合わせ的には「警視、車・間・競・争」。

使用目標：虚弱体質の人で、発熱、悪寒、頭痛、身体痛などがあり、自然に汗の出やすい場合に用いる。

病期その他：太陽病期。虚証、表証、寒証。どちらかというと肺経。脈は浮で弱のもの。出典は「傷寒論」、「金匱要略」。本方は5種類の生薬から成り、その主薬である桂枝の名をとって処方名とされた。

TJ-55：麻杏甘石湯（まきょうかんせきとう）

麻黄4.0g、杏仁4.0g、甘草2.0g、石膏10.0g

覚え方としては、「麻・杏・甘・石」湯です。

使用目標：体力のある人で、咳嗽が強く、喘鳴、粘稠で切れにくい痰、呼吸困難、口渇、発汗、熱感などを伴う場合に用いる。

病期その他：太陽病期または陽明病期。実証、熱証のもの。肺経。出典は「傷寒論」。本方は麻黄・杏仁・甘草・石膏の4種類の生薬から成り、これらの生薬の名から1文字ずつとり名づけられた。

TJ-60：桂枝加芍薬湯（けいしかしゃくやくとう）
桂皮4.0g、芍薬6.0g、甘草2.0g、生姜1.0g、大棗4.0g
桂枝湯と構成生薬は同じですが、芍薬の分量が多くなります。
使用目標：虚弱体質の人で、腹部膨満し、腹痛があり、裏急後重を伴う下痢あるいは便秘をする場合に用い、桂枝加芍薬大黄湯よりも裏急後重あるいは便秘が軽度の場合に用いるとよい。
病期その他：太陰病期。虚証、裏証、寒証。腹部は膨満し緊張のあるもの。出典は「傷寒論」。本方は桂枝湯の芍薬を増量し加えたもので、処方名はこれに由来する。

TJ-61：桃核承気湯（とうかくじょうきとう）
桃仁5.0g、桂皮4.0g、甘草1.5g、大黄3.0g、芒硝0.9g
覚え方としては、ゴロ合わせ的には「とにかく、統・計・官、大応・募」。
使用目標：体力のある人で、頭痛、めまい、不安、手足の冷え、瘀血に伴い小腹急結を認め、便秘し、女性の場合、月経不順、月経困難などを伴う場合に用いる。
病期その他：太陽病期の腑証で下焦の蓄血。出典は「傷寒論」。本方は調胃承気湯に桂枝・桃仁を加えたもので、桃核とは桃の種子を含む内果皮のことをいう。承気とは気をめぐらすという意味で、ここでは腸の機能を活発にし排便を促すことを指している。処方名はこれらに由来する。

TJ-64：炙甘草湯（しゃかんぞうとう）
地黄6.0g、麦門冬6.0g、桂皮3.0g、大棗3.0g、人参3.0g、生姜1.0g、麻子仁3.0g、炙甘草3.0g、阿膠2.0g
これに対する特別な覚え方はありません。だいたいのイメージで覚えて下さい。
使用目標：虚弱体質の人で、動悸、息切れ、易疲労感、手足の煩熱などを伴う場合に用いる。
病期その他：虚証。心肺気虚。腹診は臍下の筋力弱く、腹部大動脈の拍動強いもの。出典は「傷寒論」、「金匱要略」。本方は9種類の生薬から成り、その主薬である炙甘草の名をとって処方名とされた。

TJ-68：芍薬甘草湯（しゃくやくかんぞうとう）
芍薬6.0g、甘草6.0g
覚え方としては、「芍薬・甘草」湯です。
使用目標：急激に起こる筋肉の痙攣性疼痛、腹部疝痛などを訴える場合に用いる。
病期その他：どちらかというと虚に近い中間証のもの。出典は「傷寒論」。本方は芍薬、甘草の2味で構成されることから、名づけられた。

TJ-69：茯苓飲（ぶくりょういん）
人参3.0g、茯苓5.0g、蒼朮4.0g、橘皮3.0g、枳実1.5g、生姜1.0g
覚え方としては、ゴロ合わせ的には「茯苓→官僚を連想して、人情・ぶった・重・鎮・気・性」。
使用目標：やや虚弱体質の人で、胃部膨満感、心窩部振水音、胸やけ、食欲不振、心悸亢進、尿量減少などを伴う場合に用いる。
病期その他：虚証。出典は「金匱要略」。本方は6種類の生薬から成り、その主薬である茯苓の

名をとって処方名とされた。

TJ-72：甘麦大棗湯（かんばくたいそうとう）
甘草5.0g、小麦20.0g、大棗6.0g
覚え方としては、「甘・麦・大棗」湯です。

使用目標：やや虚弱体質の人で、興奮、不安、不眠、腹直筋の攣急、ひきつけなどのある場合に用いる。

病期その他：中間証またはそれ以下のもの。出典は「金匱要略」。本方は甘草、小麦、大棗の3種類の生薬から成り、それぞれの生薬名をとって処方名とされた。

TJ-73：柴陥湯（さいかんとう）
柴胡5.0g、黄芩3.0g、大棗3.0g、半夏5.0g、生姜1.0g、人参2.0g、甘草1.5g、黄連1.5g、栝蔞仁（かろにん）3.0g
覚え方としては、「小柴胡湯」に黄連と栝蔞仁を加えればよいのです。

使用目標：体力中等度の人で、小柴胡湯の証に準じ、胸脇苦満を呈し、強い咳が出て、痰がきれにくい場合などに用いる。

病期その他：出典は「本朝経験方」。本方は小柴胡湯と小陥胸湯の合方であり、両方の処方から1文字ずつとって名づけられた。

TJ-74：調胃承気湯（ちょういじょうきとう）
甘草1.0g、大黄2.0g、芒硝0.5g
覚え方としては、ゴロ合わせ的には「胃腸・肝臓・横・暴」。

使用目標：体力中等度以上の人で、腹部膨満感が強い便秘に用いる。

病期その他：陽明病腑証の初期。実証。腹満あり腹力の充実しているもの。出典は「傷寒論」。本方は3種類の生薬から成り、便秘、腹痛、腹部の膨満感を訴えるものに用いられる。調胃承気とは胃腸の状態を調え、気をめぐらせる（機能を発揮させる）という意味で、処方名はこの薬効より名づけられた。

TJ-77：芎帰膠艾湯（きゅうききょうがいとう）
川芎3.0g、地黄5.0g、芍薬4.0g、当帰4.0g、阿膠3.0g、艾葉3.0g、甘草3.0g
覚え方としては、「四物湯」に阿膠、艾葉、甘草を加えればよいのです。

使用目標：虚弱体質の人で、下半身の出血（痔出血、下血など）、手足の冷えなどがある場合に用いる。

病期その他：出典は「金匱要略」。本方は7種類の生薬から成り、その主薬である川芎・当帰・阿膠・艾葉より1文字ずつとって名づけられた。

TJ-78：麻杏薏甘湯（まきょうよくかんとう）
麻黄4.0g、杏仁3.0g、薏苡仁10.0g、甘草2.0g
覚え方としては、「麻・杏・薏・甘」湯です。

使用目標：体力のある人が、関節や筋肉が痛む場合などに用いる。

病期その他：出典は「金匱要略」。本方は麻黄・杏仁・薏苡仁・甘草の4種類の生薬から成り、これらの生薬名から1文字ずつとり名づけられた。

TJ-82：桂枝人参湯（けいしにんじんとう）
　　桂皮4.0g、人参3.0g、蒼朮3.0g、甘草3.0g、乾姜2.0g
　　覚え方としては、「人参湯」に桂皮を加えればよいのです。

使用目標：虚弱体質の人で、胃腸が弱く、食欲不振、嘔吐、下痢、頭痛、心悸亢進、冷えなどを伴う場合に用いる。

病期その他：出典は「傷寒論」。本方は人参湯（「傷寒論」、「金匱要略」）に桂枝を加えた処方で、5種類の生薬から成り、その主薬である桂枝・人参の名をとって処方名とされた。

TJ-84：大黄甘草湯（だいおうかんぞうとう）
　　大黄4.0g、甘草2.0g
　　覚え方としては、「大黄・甘草」湯です。

使用目標：常習便秘に用いる。

病期その他：中間証のもの。出典は「金匱要略」。本方は大黄、甘草の2種類の生薬から成り、これを処方名とした。

TJ-98：黄耆建中湯（おうぎけんちゅうとう）
　　黄耆4.0g、桂皮4.0g、芍薬6.0g、甘草2.0g、生姜1.0g、大棗4.0g、膠飴10.0g
　　覚え方としては、「小建中湯」に黄耆を加えればよいのです。

使用目標：虚弱体質の人で、疲労倦怠感、食欲不振、息切れ、腹痛、発疹、びらん、慢性化膿巣などのある場合に用いる。

病期その他：虚証。脾胃寒虚のもの。腹部は腹壁が薄く、腹直筋が緊張しているもの。出典は「金匱要略」。本方は体力虚弱で、脾胃（消化器系）が強壮でないものに用いられる。建中の"建"は建立、"中"は中焦つまり消化器系を指し、その作用を改善、正常化するという意味と主薬の黄耆より名づけられた。

TJ-99：小建中湯（しょうけんちゅうとう）
　　桂皮4.0g、芍薬6.0g、甘草2.0g、生姜1.0g、大棗4.0g、膠飴10.0g
　　覚え方としては、「桂枝加芍薬湯」に膠飴を加えればよいのです。

使用目標：虚弱体質の人で、全身倦怠感、心悸亢進、盗汗、腹痛などを伴う場合に用いる。

病期その他：虚証。胃虚。寒証のもの。腹部は腹壁の筋肉が薄く腹直筋の緊張するもの。出典は「傷寒論」、「金匱要略」。本方は体力虚弱で、脾胃（消化器系）の強壮でないものに用いられる。建中の"建"は建立、"中"は中焦つまり消化器系を指し、その作用を改善、正常化するという意味で、大建中湯に対比させて名づけられた。

TJ-100：大建中湯（だいけんちゅうとう）
　　山椒2.0g、人参3.0g、乾姜5.0g、膠飴10.0g
　　覚え方としては、ゴロ合わせ的には「大健闘、3商・人・観・光」。

使用目標：虚弱体質の人で、四肢や腹部が冷え、腹痛、腹部膨満、鼓腸などのある場合に用いる。

病期その他：裏・寒証。脈は遅・弱。腹部は軟弱無力で緩。腸の蠕動不安を認めるもの。出典は「金匱要略」。本方は体力虚弱で、脾胃（消化器系）の虚寒のものに用いられる。建中の"建"は建立、"中"は中焦つまり脾胃などの消化器系を指し、小建中湯に対比させて、大建中湯と名づけられた。

TJ-103：酸棗仁湯（さんそうにんとう）

酸棗仁 10.0 g、川芎 3.0 g、茯苓 5.0 g、知母 3.0 g、甘草 1.0 g

覚え方としては、ゴロ合わせ的には「山荘に、潜・伏・痴・漢」。

使用目標：虚弱体質の人で、全身倦怠感、不眠、不安、神経過敏などを訴える場合に用いる。

病期その他：虚証。心・胆の気虚のもの。出典は「金匱要略」。本方は5種類の生薬から成り、その主薬である酸棗仁の名をとって処方名とされた。

TJ-106：温経湯（うんけいとう）

麦門冬 4.0 g、半夏 4.0 g、当帰 3.0 g、甘草 2.0 g、桂皮 2.0 g、芍薬 2.0 g、川芎 2.0 g、人参 2.0 g、牡丹皮 2.0 g、呉茱萸 1.0 g、生姜 1.0 g、阿膠 2.0 g

特別な覚え方はありません。処方名から、温かくするようなものを考えるとよいでしょう。

使用目標：虚弱体質の人で、冷え、手掌のほてり、口唇の乾燥、痛みなどを訴える場合や、女性で性器出血、月経異常、不妊などがある場合に用いる。

病期その他：どちらかというと瘀血傾向のあるもの。出典は「金匱要略」。経とは広義の経路のことで、血管並に血液以外の生理的物質の運行経路のことを指している。この経を温めることは、血液の循環をよくして、寒冷症状を改善するという意味であり、本方はこの薬効より名づけられた。

TJ-113：三黄瀉心湯（さんおうしゃしんとう）

黄連 3.0 g、黄芩 3.0 g、大黄 3.0 g

覚え方としては、ゴロ合わせ的には「三王が写真撮り、オレ、黄金・大王」。

使用目標：体力の充実した人で、のぼせ、鼻出血、精神不安、不眠、心窩部膨満感、便秘、下血などを訴える場合に用いる。

病期その他：実証、熱証のもの。出典は「金匱要略」。本処方の心とは、心下（みぞおち部分）の痞（つかえ）を意味し、瀉とは「うつす」ということで、見方をかえれば「除く」という意味になる。黄芩、黄連、大黄、の3種類の生薬から成り、心の中に詰まったものを除くという薬効より名づけられた。

TJ-116：茯苓飲合半夏厚朴湯（ぶくりょういんごうはんげこうぼくとう）

人参 3.0 g、茯苓 5.0 g、蒼朮 4.0 g、橘皮 3.0 g、枳実 1.5 g、生姜 1.0 g、半夏 6.0 g、厚朴 3.0 g、紫蘇葉 2.0 g

覚え方としては、「茯苓飲」と「半夏厚朴湯」の合方です。

使用目標：虚弱体質傾向の人で、めまい、動悸、抑うつ、咽喉部の異物感、胃部膨満感、悪心などを訴える場合に用いる。

病期その他：心窩部振水音。出典は「本朝経験方」。本方は茯苓飲と半夏厚朴湯の合方であり、処方名はこれに由来する。

TJ-117：茵蔯五苓散（いんちんごれいさん）

茵蔯蒿 4.0 g、沢瀉 6.0 g、猪苓 4.5 g、茯苓 4.5 g、蒼朮 4.5 g、桂皮 2.5 g

覚え方としては、「五苓散」に茵蔯蒿を加える。

使用目標：体力中等度の人で、口渇、尿量減少、浮腫があり、軽度の黄疸などを伴う場合に用いる。

病期その他：どちらかというと実証。脾経のもの。出典は「金匱要略」。本方は五苓散に茵蔯蒿を加えたもので、処方名はこれに由来する。

TJ-118：苓姜朮甘湯（りょうきょうじゅつかんとう）

茯苓6.0g、乾姜3.0g、白朮3.0g、甘草2.0g

覚え方としては、**「苓・姜・朮・甘」湯**です。

使用目標：虚弱体質傾向の人で、腰部より下肢にかけての冷え、痛み、頻尿などを訴える場合に用いる。

病期その他：出典は「金匱要略」。本方は茯苓、乾姜、白朮、甘草の4種類の生薬から成り、それぞれの生薬名より1文字ずつとって名づけられた。

TJ-119：苓甘姜味辛夏仁湯（りょうかんきょうみしんげにんとう）

茯苓4.0g、甘草2.0g、乾姜2.0g、五味子3.0g、細辛2.0g、半夏4.0g、杏仁4.0g

覚え方としては、**「苓・甘・姜・味・辛・夏・仁」**湯です。

使用目標：虚弱体質の人で、冷え、貧血、疲労倦怠感、胃腸虚弱、動悸、息切れ、喘鳴、咳嗽、喀痰、水様性鼻汁などを伴う場合に用いる。

病期その他：虚証。脈は沈で弱。腹部は軟弱。心窩部に振水音、胃内停水などのあるもの。出典は「金匱要略」。本方は茯苓、甘草、乾姜、五味子、細辛、半夏、杏仁の7種類の生薬から成り、それぞれの生薬名より1文字ずつとって名づけられた。

TJ-120：黄連湯（おうれんとう）

黄連3.0g、桂皮3.0g、人参3.0g、甘草3.0g、大棗3.0g、半夏6.0g、乾姜3.0g

覚え方としては、**「半夏瀉心湯」**の黄芩を桂皮に置き換えればよいのです。ゴロ合わせ的には**「オレ、半下車・を、決心」**。

使用目標：体力中等度以上の人で、心窩部の重圧感、食欲不振、上腹部痛、悪心、嘔吐があり、舌に黄色苔、または白苔があり、口臭などを伴う場合に用いる。

病期その他：心窩部に抵抗の認められるもの。出典は「傷寒論」。本方は7種類の生薬から成り、その主薬である黄連の名をとって処方名とされた。

TJ-121：三物黄芩湯（さんもつおうごんとう）

黄芩3.0g、地黄6.0g、苦参3.0g

覚え方としては、ゴロ合わせ的には**「三物・黄金、地・獄」**。

使用目標：体力中等度以上の人で、手足の熱感、瘙痒感、乾燥、発赤、口渇などを伴う場合に用いる。

病期その他：出典は「金匱要略」。本方は3種類の生薬から成り、黄芩を主薬とすることから名づけられた。

TJ-122：排膿散及湯（はいのうさんきゅうとう）

桔梗4.0g、枳実3.0g、芍薬3.0g、甘草3.0g、生姜1.0g、大棗3.0g

覚え方としては、**「桂枝湯」**の桂皮を桔梗と枳実に置き換えたもので、ゴロ合わせ的には**「肺脳さん、危・機、軽視」**。

使用目標：体力中等度の人の化膿性皮膚疾患および歯槽膿漏、歯齦炎などに用いる。

病期その他：出典は「金匱要略」。「金匱要略」に記載された排膿散と排膿湯を合わせた処方であり"排膿散および湯"とも呼ばれている。排膿散・排膿湯は、その薬効より名づけられた。

TJ-123：当帰建中湯（とうきけんちゅうとう）

当帰 4.0g、桂皮 4.0g、芍薬 5.0g、甘草 2.0g、生姜 1.0g、大棗 4.0g

覚え方としては、**「桂枝加芍薬湯」に当帰を加えればよい**のです。

使用目標：虚弱体質の人で、全身倦怠感、冷え、下腹部や腰の痛みなどを訴え、痔出血、女性では性器出血などを伴う場合に用いる。

病期その他：腹部が軟弱で、両側の腹直筋が攣急しているもの。出典は「金匱要略」。本方は体力虚弱で、脾胃（消化器系）の強壮でないものに用いられる。建中の"建"は建立、"中"は中焦つまり脾胃などの消化器系を指し、建中とは胃腸の働きを盛んにするという意味である。小建中湯の膠飴を去り、当帰を加えたことから、当帰建中湯と名づけられた。また、大虚のときは膠飴を加える場合がある。

TJ-126：麻子仁丸（ましにんがん）

厚朴 2.0g、枳実 2.0g、大黄 4.0g、芍薬 2.0g、杏仁 2.0g、麻子仁 5.0g

覚え方としては、**小承気湯（厚朴、枳実、大黄）に芍薬、杏仁、麻子仁を加えたもの**で、ゴロ合わせ的には**「麻子から処女を連想し、処女は好・奇・心・大、釈迦・教に・マジ」**。

使用目標：体力中等度以下の人の習慣性便秘で、老人や病後の虚弱者に繁用される。

病期その他：どちらかというと虚証、陰虚証のもの。出典は「傷寒論」、「金匱要略」。本方は6種類の生薬から成り、その主薬である麻子仁の名をとって処方名とされた。

TJ-127：麻黄附子細辛湯（まおうぶしさいしんとう）

麻黄 4.0g、附子 1.0g、細辛 3.0g

覚え方としては、**「麻黄・附子・細辛」湯**です。

使用目標：虚弱体質の人で、悪寒を伴う発熱、頭痛、咳嗽、のどの痛み、水様性鼻汁、全身倦怠感、手足の冷え、痛みなどを伴う場合に用いる。

病期その他：少陰病期。虚証、寒証のもの。脈は沈んで細く、力がないことが多い。出典は「傷寒論」。本方は麻黄、附子、細辛の3種類の生薬から成り、処方名は、これに由来する。

TJ-133：大承気湯（だいじょうきとう）

厚朴 5.0g、枳実 3.0g、大黄 2.0g、芒硝 1.3g

覚え方としては、**「大きくなって、処女（小承気湯）を忘れた」**。

使用目標：体力のある人で、腹部膨満感が強く、便秘、不安、不眠、興奮などの精神症状を伴う場合に用いる。

病期その他：陽明病期の腑証、実証のもの。脈は沈・遅で力強いもの。出典は「傷寒論」、「金匱要略」。本方の承気とは気をめぐらすという意味で、小承気湯に比して、大いに通利するという薬効に基づいて名づけられた。

TJ-134：桂枝加芍薬大黄湯（けいしかしゃくやくだいおうとう）

桂皮 4.0g、芍薬 6.0g、甘草 2.0g、生姜 1.0g、大棗 4.0g、大黄 2.0g

覚え方としては、**「桂枝加芍薬湯」に大黄を加えればよい**のです。

使用目標：虚弱体質傾向の人で、腹部膨満、腹痛、裏急後重を伴う下痢または便秘のある場合に用いる。

病期その他：出典は「傷寒論」。本方は桂枝湯の芍薬を増量し、大黄を加えた処方で、処方名はこれらに由来する。

TJ-135：茵蔯蒿湯（いんちんこうとう）

茵蔯蒿4.0g、山梔子（きんしし）3.0g、大黄1.0g

覚え方としては、ゴロ合わせ的には「インチキ・察した・大王」。

使用目標：体力のある人で、口渇、尿量減少、皮膚掻痒感、上腹部より胸部にかけての膨満感、悪心、便秘などを伴う場合に用いる。

病期その他：陽明病期の腑証、実証のもの。脈は沈で力強いもの。出典は「傷寒論」、「金匱要略」。本方は3種類の生薬から成り、その主薬である茵蔯蒿の名をとって処方名とされた。

TJ-138：桔梗湯（ききょうとう）

桔梗2.0g、甘草3.0g

覚え方としては、ゴロ合わせ的には「聞こう、聞・かん」。

使用目標：咽喉部の炎症で、発熱、疼痛、腫脹、発赤、咳嗽、喀痰、嚥下困難などがある場合に用いる。

病期その他：出典は「傷寒論」、「金匱要略」。本方は2種類の生薬から成り、その主薬である桔梗の名をとって処方名とした。

V. 漢方方剤の講義

後世方

　次に、後世方について述べていきます。後世方はイメージ的に、生薬数が多くて、覚えにくいものが多いような気がします。

TJ-2：葛根湯加川芎辛夷（かっこんとうかせんきゅうしんい）
　葛根4.0g、麻黄3.0g、桂皮2.0g、芍薬2.0g、甘草2.0g、生姜1.0g、大棗3.0g、川芎2.0g、辛夷2.0g
　覚え方としては、「葛根湯」に川芎と辛夷を加えればよいのです。
使用目標：体力のある人で、鼻閉、鼻漏などを訴え、頭痛、頭重、項背部のこわばりなどを伴う場合に用いる。
病期その他：葛根湯の証で鼻疾患のあるもの。出典は「傷寒論（葛根湯）の加減法」、「本朝経験方」。本方は葛根湯に川芎と辛夷を加味した処方で、処方名はこれに由来する。

TJ-3：乙字湯（おつじとう）
　当帰6.0g、柴胡5.0g、黄芩3.0g、甘草2.0g、升麻1.0g、大黄0.5g
　覚え方としてはゴロ合わせ的に、乙字湯から痔を連想して「痔、と記・載・後、浣・腸・だい」。
使用目標：体力中等度の人の痔疾患で、肛門や陰部の疼痛、便秘などのある場合に用いる。
病期その他：虚実の中間証のもの。出典は「原南陽経験方」。本方は、江戸時代の医家原南陽（はらなんよう）の創方になる。原南陽は、自製の常用処方に甲・乙・丙・丁という十干（じゅっかん）の文字を付し命名した。本方は原南陽創製常用の第2処方といった意味あいで名づけられた。

TJ-5：安中散（あんちゅうさん）
　桂皮4.0g、延胡索（えんごさく）3.0g、牡蛎3.0g、茴香（ういきょう）1.5g、甘草1.0g、縮砂（しゅくしゃ）1.0g、良姜（りょうきょう）0.5g
　覚え方としては、ゴロ合わせ的に「安全策、敬・遠・ボ・ーイ、感・謝、了解」。
使用目標：虚弱体質傾向の人で、胸やけ、心窩部膨満感、悪心、嘔吐、胃痛などのある場合に用いる。
病期その他：腹部は軟弱。胃内停水、心窩部の振水音。心窩部痛、臍下部の抵抗や圧痛のあるもの。出典は「和剤局方」。中国伝統医学では、人体の体幹の部位および生理機能を上焦（肺、呼吸器系）、中焦（脾胃（ひ）、消化器系）、下焦（腎、膀胱、泌尿器系、生殖器系）に分けていた。安中とはその中を安和にするという意味から名づけられた。

TJ-6：十味敗毒湯（じゅうみはいどくとう）
　樸樕（ぼくそく）3.0g、甘草1.0g、防風1.5g、柴胡3.0g、川芎3.0g、茯苓3.0g、桔梗3.0g、荊芥1.0g、生姜1.0g、独活（どっかつ）1.5g
　覚え方としてはゴロ合わせ的に、十味敗毒湯から病気やケガを連想して「僕、感・冒に、柴胡・煎じ、服用・効き、ケガ・消・毒」。
使用目標：体力中等度の人で、発疹、化膿を伴う皮膚疾患があり、季肋下部に軽度の抵抗・圧痛を認める場合などに用いる。
病期その他：出典は「華岡青洲経験方」。本方は「万病回春（まんびょうかいしゅん）」に記されている荊防敗毒散（けいぼうはいどくさん）を基本として華岡青洲（はなおかせいしゅう）が創製した処方で10種類の生薬から成り、化膿性疾患に用いられることから名づけられた。

TJ-15：黄連解毒湯（おうれんげどくとう）
　黄連2.0g、黄芩3.0g、黄柏1.5g、山梔子2.0g
　覚え方としては特にありません。このまま覚えて下さい。
使用目標：体力中等度以上の人で、心窩部の膨満感、のぼせ、喀血、吐血、下血、精神不安、不眠などを訴える場合に用いる。
病期その他：実証、熱証、裏証のもの。出典は「外台秘要方」。本方は4種類の生薬から成り、主薬である黄連と、本方の薬効である解毒の作用をとって黄連解毒湯と名づけられた。

TJ-18：桂枝加朮附湯（けいしかじゅっぷとう）
　桂皮4.0g、芍薬4.0g、甘草2.0g、大棗4.0g、生姜1.0g、蒼朮4.0g、附子0.5g
　覚え方としては、「桂枝湯」に蒼朮と附子を加えればよいのです。
使用目標：虚弱体質の人で、冷え、微熱、盗汗、朝の手のこわばり、四肢関節の疼痛、腫脹、運動障害、口渇、尿量減少などを訴える場合に用いる。
病期その他：比較的に虚証、寒証のもの。出典は「吉益東洞経験方」。桂枝湯に朮と附子を加えた処方で、これを方剤名とした。

TJ-22：消風散（しょうふうさん）
　石膏3.0g、地黄3.0g、当帰3.0g、蒼朮2.0g、防風2.0g、木通2.0g、知母1.5g、甘草1.0g、苦参1.0g、荊芥1.0g、牛蒡子2.0g、胡麻1.5g、蟬退1.0g
　覚え方としては特にありません。このうちのいくつかでもよいから、覚えるようにしましょう。
使用目標：体力のある人で、慢性の頑固な皮疹で、分泌物があって湿潤し、痂皮形成、熱感あり、口渇などを訴える場合に用いる。
病期その他：熱証のもの。出典は「外科正宗」。風は漢方でいう病因の1つで、外因性・遊走性の疾患を指す。処方名は、この風を原因とする皮膚疾患を改善することから名づけられた（漢方では、瘙痒感は、風邪に起因すると考える）。

TJ-24：加味逍遙散（かみしょうようさん）
　当帰3.0g、芍薬3.0g、茯苓3.0g、蒼朮3.0g、柴胡3.0g、甘草1.5g、生姜1.0g、薄荷1.0g、牡丹皮2.0g、山梔子2.0g
　加味逍遙散は、「逍遙散」に牡丹皮と山梔子を加えたものです。
使用目標：虚弱体質傾向の人で、全身倦怠感、不眠、イライラ、肩こり、頭痛、めまい、上半身の灼熱感、発汗などを伴う場合に用いる。
病期その他：虚証。軽度の胸脇苦満を認め、下腹部に瘀血の腹証を認めるもの。出典は「和剤局方」。本方は基本処方である逍遙散に、牡丹皮、山梔子を加えたもので加味逍遙散または丹梔逍遙散という。なお、逍遙散も「和剤局方」に収載されている処方で、不安、不眠、突然上半身に現れる灼熱感、怒りっぽいなどの逍遙性の神経症状に用いられる。そこで適応となる病態に基づいて逍遙散と名づけられたと推察されている。

TJ-37：半夏白朮天麻湯（はんげびゃくじゅつてんまとう）
　半夏3.0g、白朮3.0g、天麻2.0g、沢瀉1.5g、陳皮3.0g、人参1.5g、黄柏1.0g、麦芽2.0g、茯苓3.0g、黄耆1.5g、乾姜1.0g、生姜0.5g、
　覚え方としては、ゴロ合わせ的に「半夏・白朮・天麻・党、たくさんの・珍・人・大馬鹿

が、礼・儀を・干・渉」。
使用目標：虚弱体質の人で、冷え、悪心、嘔吐、食欲不振、全身倦怠感、頭痛、めまいなどを訴える場合に用いる。
病期その他：虚証。頭部の水毒。腹部は軟弱。心窩部に振水音。胃内停水のあるもの。出典は「脾胃論」。本方は12種類の生薬から成り、その主薬である半夏・白朮・天麻の名をとって処方名とされた。

TJ-41：補中益気湯（ほちゅうえっきとう）

柴胡2.0g、人参4.0g、蒼朮4.0g、黄耆4.0g、当帰3.0g、升麻1.0g、陳皮2.0g、大棗2.0g、生姜0.5g、甘草1.5g

覚え方としてはゴロ合わせ的に、補中益気湯に柴胡が含まれていることと、医王湯という別名があることから、**「最高」という言葉を連想して「最高の、忍・術・奥義、説き、小魔・人、たいそう、共・感」**ですが、「六君子湯」がベースになっていますので、**忘れたら「六君子湯」を思い出して**、それから連想して下さい。

使用目標：虚弱体質の人で、全身倦怠感、食欲不振、咳嗽、微熱、盗汗、動悸などを伴う場合に用いる。
病期その他：虚証。気虚。どちらかというと脾経・肺経のもの。出典は「内外傷弁惑論」。補剤の王者として「医王湯」の名があり、広く体力増強剤として用いられている。中は脾胃、すなわち消化吸収に関する消化管を指し、気は飲食摂取によって得られる精力・活力を意味する。本方はその薬効より中を補い、気を益するとして補中益気湯と名づけられた。

TJ-43：六君子湯（りっくんしとう）

人参4.0g、茯苓4.0g、蒼朮4.0g、甘草1.0g、生姜0.5g、大棗2.0g、陳皮2.0g、半夏4.0g

覚え方としては、**「四君子湯」に陳皮と半夏を加えたもの**です。
使用目標：虚弱体質の人で、全身倦怠感、冷え、食欲不振、心窩部の膨満感などを訴える場合に用いる。
病期その他：虚証。どちらかというと脾経・肺経。心窩部に振水音。胃内停水。脈は緩で弱。腹部は軟弱なもの。出典は「万病回春」。主薬は君薬とも呼ばれる。本方は四君子湯と二陳湯の合方であるが、それぞれの主薬である人参、朮、茯苓、甘草および陳皮、半夏の6生薬より六君子湯と名づけられた。

TJ-46：七物降下湯（しちもつこうかとう）

当帰4.0g、芍薬4.0g、川芎3.0g、地黄3.0g、釣藤鈎3.0g、黄耆3.0g、黄柏2.0g

覚え方としては、**「四物湯」に釣藤鈎、黄耆、黄柏を加えたもの**です。
使用目標：虚弱体質ながら胃腸は丈夫な人で、高血圧、易疲労感、冷え、頻尿などを伴う場合に用いる。
病期その他：虚証、陰証。肝経。腹壁が緊張しているもの。出典は「修琴堂創方」。本方は大塚敬節が創製したもので、四物湯に釣藤鈎、黄耆、黄柏を加えた7種類の生薬から成り、高血圧の治療に用いることから名づけられた。

TJ-47：釣藤散（ちょうとうさん）

人参2.0g、茯苓3.0g、甘草1.0g、橘皮3.0g、半夏3.0g、生姜1.0g、菊花2.0g、釣藤鈎3.0g、防風2.0g、麦門冬3.0g、石膏5.0g

覚え方としては、「六君子湯」がベースになっていることから、その他の生薬を連想して下さい。

使用目標：体力中等度以下の人で、頭痛、めまい、のぼせ、耳鳴り、不眠、眼球結膜の充血、肩こりなどを訴える場合に用いる。

病期その他：腹部は軟弱のもの。出典は「本事方」。本方は11種類の生薬から成り、その主薬である釣藤鈎の名をとって処方名とされた。

TJ-48：十全大補湯（じゅうぜんたいほとう）

当帰3.0g、芍薬3.0g、川芎3.0g、地黄3.0g、人参3.0g、茯苓3.0g、蒼朮3.0g、甘草1.5g、黄耆3.0g、桂皮3.0g

覚え方としては、「四物湯」に、「四君子湯」より生姜と大棗を除いたものを合方し、黄耆と桂皮を加えたものです。ゴロ合わせ的には「銃で逮捕、死待つ・四君子、競・争・O・K」。

使用目標：虚弱体質の人で、疲労衰弱、全身倦怠感、食欲不振、貧血、盗汗、口内乾燥感などを伴う場合に用いる。

病期その他：虚証、陰陽・気血・表裏の虚証。脈は緩で弱。腹部は軟弱なもの。出典は「和剤局方」。本方は10種類の生薬から成り、気血・陰陽・表裏・内外いずれも虚したものを完全（十全）に大いに補うという意味で名づけられた。

TJ-50：荊芥連翹湯（けいがいれんぎょうとう）

当帰1.5g、芍薬1.5g、川芎1.5g、地黄1.5g、黄連1.5g、黄芩1.5g、黄柏1.5g、山梔子1.5g、荊芥1.5g、連翹1.5g、桔梗1.5g、防風1.5g、白芷（びゃくし）1.5g、薄荷1.5g、枳実1.5g、甘草1.0g、柴胡1.5g

覚え方としては、「温清飲」がベースになっていることから、その他の生薬を連想して下さい。

使用目標：体力中等度の人で、皮膚の色が浅黒く、副鼻腔、咽喉、上気道、扁桃などに炎症を起こしやすい場合に用いる。

病期その他：どちらかというと肝経や胃経。脈は緊。腹部は緊張しているもの。出典は「一貫堂創方」。本方は「万病回春」に記された荊芥連翹湯の加減方で、17種類の生薬から成り、その主薬である荊芥、連翹の名をとって処方名とされた。

TJ-51：潤腸湯（じゅんちょうとう）

厚朴2.0g、枳実2.0g、大黄2.0g、杏仁2.0g、麻子仁2.0g、桃仁2.0g、甘草1.5g、地黄6.0g、黄芩2.0g、当帰3.0g

覚え方としては、「麻子仁丸」から芍薬を除いたものがベースになっていることから、その他の生薬を連想して下さい。

使用目標：体力中等度以下の人で、胃腸機能の低下、弛緩性または痙攣性便秘、皮膚枯燥などを伴う場合に用いる。

病期その他：虚証、陰証のもの。腹壁は弛緩。出典は「万病回春」。本方の主治は「大便閉結して通ぜざるを治す」（「万病回春」）であり、処方名は腸を潤して排便をつけるという薬効より名づけられた。

TJ-52：薏苡仁湯（よくいにんとう）

桂皮3.0g、芍薬3.0g、甘草2.0g、蒼朮4.0g、麻黄4.0g、当帰4.0g、ヨク苡仁8.0g

覚え方としては、「桂枝加朮湯」より生姜と大棗を除いたものがベースになっていることから、

その他を連想して下さい。ゴロ合わせ的には「**よくいうと、経過より、競・争やめて、待・とう・よ。**」
使用目標：体力中等度以上の人で、関節、筋肉の疼痛、腫脹、熱感などのある場合に用いる。
病期その他：実証。胃腸機能のよいもの。出典は「明医指掌」。本方は7種類の生薬から成り、その主薬である薏苡仁の名をとって処方名とされた。

TJ-53：疎経活血湯（そけいかっけつとう）

芍薬2.5g、地黄2.0g、川芎2.0g、蒼朮2.0g、当帰2.0g、桃仁2.0g、茯苓2.0g、牛膝1.5g、陳皮1.5g、防已1.5g、防風1.5g、竜胆1.5g、甘草1.0g、白芷1.0g、生姜0.5g、威霊仙1.5g、羌活1.5g

覚え方としては特にありません。**あまりにも生薬数が多いので、このうちのいくつかでもよいから、覚えるようにしましょう。**
使用目標：体力中等度の人で、筋肉、関節、神経などが痛む場合に用いる。
病期その他：瘀血を伴う。出典は「万病回春」。本方の主治は「経を疎し（経路の疎通をよくする）、血を活かし湿を行らす」（「万病回春」）効があり、筋肉・神経の疼痛性疾患に用いられる。処方名はその薬効より名づけられた。

TJ-54：抑肝散（よくかんさん）

当帰3.0g、釣藤鈎3.0g、川芎3.0g、茯苓4.0g、蒼朮4.0g、柴胡2.0g、甘草1.5g

覚え方としては、「**当帰芍薬散**」の芍薬を釣藤鈎に置き換えて、**沢瀉を除き、柴胡と甘草を加えればよい**のです。
使用目標：体力中等度の人で、不眠、神経過敏、怒りやすい、眼瞼痙攣、手足のふるえなどを伴う場合に用いる。
病期その他：どちらかというと虚証、熱証。肝経。腹直筋は緊張。腹部で胃内停水のあるもの。出典は「保嬰撮要」。漢方では内臓は精神とも関連し、肝の亢ぶりは怒り・興奮などの精神神経症状をもたらすと考えられ、処方名はその薬効より名づけられた。

TJ-56：五淋散（ごりんさん）

沢瀉3.0g、茯苓6.0g、滑石3.0g、木通3.0g、車前子3.0g、当帰3.0g、芍薬2.0g、地黄3.0g、黄芩3.0g、山梔子2.0g、甘草3.0g

覚え方としては、「**猪苓湯**」から猪苓と阿膠を除いたものに、「**温清飲**」から川芎、黄連、黄柏を除いたものを合方して、**木通、車前子、甘草を加えたもの**です。
使用目標：体力中等度の人で、頻尿、残尿感、排尿痛などのある場合に用いる。
病期その他：実証・虚証でもよい。出典は「和剤局方」。五淋とは石淋・気淋・膏淋・労淋・熱淋（「外台秘要方」）または、石淋・冷淋・膏淋・血淋・熱淋（「三因方」）などを指し、排尿異常を呈する疾患をいう。本方はその適用より名づけられた。

TJ-57：温清飲（うんせいいん）

当帰3.0g、芍薬3.0g、川芎3.0g、地黄3.0g、黄連1.5g、黄芩1.5g、黄柏1.5g、山梔子1.5g

覚え方としては、「**四物湯**」と「**黄連解毒湯**」の合方です。ゴロ合わせ的には「**運勢良（い）い、死も、解毒**」。
使用目標：体力中等度の人で、皮膚は黄褐色を呈し、枯燥し、瘙痒感が強く、分泌物の少ない皮膚症状を伴い、不安、不眠、のぼせ、発熱、下血などを伴い、女性では子宮出血や過多月経など

のある場合に用いる。
病期その他：腹部に抵抗のあるもの。出典は「万病回春」。本方は四物湯と黄連解毒湯の合方である。四物湯が温補養血、黄連解毒湯が清熱瀉火に働くことから、その薬効より名づけられた。

TJ-58：清上防風湯（せいじょうぼうふうとう）

川芎2.5g、黄連1.0g、黄芩2.5g、山梔子2.5g、荊芥1.0g、連翹2.5g、桔梗2.5g、防風2.5g、白芷2.5g、薄荷1.0g、枳実1.0g、甘草1.0g

覚え方としては、「荊芥連翹湯」から当帰、地黄、柴胡、黄柏、芍薬を除いたものです。ゴロ合わせ的には「正当防衛、ケガから、当・時を・再顧、オバカ・しゃん」。

使用目標：体力のある人で、顔面や頭部の発疹で発赤の強いもの、化膿しているものなどに用いる。

病期その他：どちらかというと心下痞鞕のもの。出典は「万病回春」。本方は12種類の生薬から成り、主薬は防風である。清上とは上焦つまり横隔膜よりも上部、特に顔面、頭部にうっ滞した熱を清解させる意で、すなわち炎症症状を緩解させることを示唆している。処方名はこれらに由来する。

TJ-59：治頭瘡一方（ぢづそういっぽう）

甘草1.0g、忍冬2.0g、大黄0.5g、連翹3.0g、川芎3.0g、蒼朮3.0g、紅花(こうか)1.0g、防風2.0g、荊芥1.0g

覚え方としては、ゴロ合わせ的には「治頭瘡一方、かん・にんと、大王・連合の戦・術・効果を妨・害」。

使用目標：体力のある人で、顔面や頭部に湿疹があり、びらん、痂皮、分泌物、瘙痒感などを伴う場合に用いる。

病期その他：出典は「本朝経験方」。主として頭瘡（頭部湿疹）に頻用される処方であり、処方名はこの薬効に由来する。なお、一方とは治頭瘡に用いる1つの処方という意味である。

TJ-62：防風通聖散（ぼうふうつうしょうさん）

黄芩2.0g、甘草2.0g、桔梗2.0g、石膏2.0g、白朮2.0g、大黄1.5g、荊芥1.2g、山梔子1.2g、芍薬1.2g、川芎1.2g、当帰1.2g、薄荷1.2g、防風1.2g、麻黄1.2g、連翹1.2g、生姜0.3g、滑石3.0g、芒硝0.7g

覚え方としては特にありません。かなり多くの生薬が配合されていますので、イメージで覚えるようにしましょう。

使用目標：体力のある人で、便秘、腹部膨満、太鼓腹状態の場合に用いる。

病期その他：実証、腹診・脈診共に陽実証のことが多い。三焦・表裏がみな実するもの。出典は「宣明論」。本方は18種類の生薬から成り、防風を主薬とする。防風は文字通り風(ふう)［外邪である六淫（六邪）の1つ］を防ぐ効がある。通聖とは聖人のことで、重要な薬という意味が込められている。

TJ-63：五積散（ごしゃくさん）

当帰2.0g、芍薬1.0g、川芎1.0g、茯苓2.0g、蒼朮3.0g、厚朴1.0g、陳皮2.0g、甘草1.0g、生姜1.0g、大棗1.0g、麻黄1.0g、桂皮1.0g、半夏2.0g、桔梗1.0g、枳実1.0g、白芷1.0g

覚え方としては特にありません。かなり多くの生薬が配合されていますので、イメージで覚えるようにしましょう。強いていうなら、「当帰芍薬散」から沢瀉を除いたものと、「平胃散」がべ

ースになっているようなので、これからほかの生薬も連想して下さい。
使用目標：体力中等度の人で、上半身が熱し下半身が冷え、貧血気味で、腰痛、下腹部痛、下肢の痛みなどを訴え、女性では月経不順や月経困難などのある場合に用いる。
病期その他：どちらかというと虚証、寒証。脈は沈。腹部は軟弱なもの。出典は「和剤局方」。本方は気・血・痰・寒・食の五積（体内にこれら5つの病毒が鬱積することを指している）を治すという意味で名づけられた（「臨床応用漢方處方解説」）。

TJ-65：帰脾湯（きひとう）

黄耆3.0g、人参3.0g、白朮3.0g、茯苓3.0g、遠志2.0g、大棗2.0g、当帰2.0g、甘草1.0g、生姜1.0g、木香1.0g、酸棗仁3.0g、竜眼肉3.0g

覚え方としては特にありません。かなり多くの生薬が配合されていますので、イメージで覚えるようにしましょう。
使用目標：虚弱体質の人で、全身倦怠感、食欲不振、盗汗、貧血傾向、不安、不眠、心悸亢進などを伴う場合に用いる。
病期その他：虚証。心虚、脾虚、気血両虚。脈は弱。腹力も弱。出典は「済生方」。漢方でいう脾は造血および消化機能に関連する臓器と考えられた。そこで、貧血・消化機能低下に用いられている本方はその薬効より名づけられた。

TJ-66：参蘇飲（じんそいん）

人参1.5g、茯苓3.0g、甘草1.0g、生姜0.5g、大棗1.5g、陳皮2.0g、半夏3.0g、枳実1.0g、葛根2.0g、前胡2.0g、桔梗2.0g、紫蘇葉1.0g

覚え方としては、「六君子湯」から蒼朮を除いて、枳実、葛根、前胡、桔梗、紫蘇葉を加えたものです。ゴロ合わせ的には「ジン飲んで、6君子、掃除やめて、帰・恰好・で、帰郷・しそうよ」。
使用目標：虚弱体質の人で、かぜが長引き、頭痛、発熱、咳嗽、喀痰などを伴い、胃腸虚弱、悪心、嘔吐などのある場合に用いる。
病期その他：虚証。出典は「和剤局方」。本方は12種類の生薬から成り、その主薬である人参・蘇葉より1文字ずつとって名づけられた。

TJ-67：女神散（にょしんさん）

桂皮2.0g、人参2.0g、蒼朮3.0g、甘草1.0g、黄連1.0g、黄芩2.0g、当帰3.0g、川芎3.0g、香附子3.0g、檳榔子2.0g、丁字1.0g、木香1.0g

覚え方としては、「桂枝人参湯」から乾姜を除いたものがベースになっています。その他の生薬はイメージで覚えるようにしましょう。
使用目標：体力中等度以上の人で、のぼせ、めまい、頭痛、不安、不眠、動悸などを伴う場合に用いる。
病期その他：中間証のもの。出典は「浅田家方」。元は「安栄湯」と呼ばれた。本方は安栄湯と呼ばれていたが、婦人の血症に用いて特験があるため、女神散と名づけられた（「勿誤薬室方函口訣」）。

TJ-70：香蘇散（こうそさん）

香附子4.0g、蘇葉2.0g、陳皮2.0g、甘草1.5g、生姜1.0g

覚え方としては、ゴロ合わせ的に「**香蘇、陳甘姜＝こう・そ・ちん・かん・かん**」。
使用目標：体力のやや低下した人で、食欲不振、悪寒、発熱、胃腸虚弱、抑うつ傾向などを伴う

場合に用いる。
病期その他：出典は「和剤局方」。本方は5種類の生薬から成り、その主薬である香附子・蘇葉より1文字ずつとって名づけられた。

TJ-71：四物湯（しもつとう）

川芎3.0g、地黄3.0g、芍薬3.0g、当帰3.0g

覚え方としては、ゴロ合わせ的に「四物、煎・じ、芍薬・湯」。

使用目標：虚弱体質の人で、皮膚が枯燥し、冷え、貧血などがあり、女性では月経不順などを伴う場合に用いる。

病期その他：虚証。肝血虚、心血虚。脈は弱。腹部は軟弱。臍傍に動悸を触れる。出典は「和剤局方」。本方は4種類の生薬から成り、処方名はこれに由来する。

TJ-75：四君子湯（しくんしとう）

人参4.0g、蒼朮4.0g、茯苓4.0g、甘草1.0g、生姜1.0g、大棗1.0g

覚え方としては、ゴロ合わせ的に「4君子、忍・術、霊・感・狂・騒」。

使用目標：虚弱体質の人で、全身倦怠感、冷え、食欲不振、心窩部の膨満感などを訴える場合に用いる。

病期その他：虚証。脾気虚。脈は弱。腹部は軟弱。心窩部に振水音。出典は「和剤局方」。本方の原方は人参・朮・茯苓・甘草の4種類の生薬から成り、その4味はいずれも君薬（主薬）となりうるものであることから四君子湯と名づけられた。

TJ-76：竜胆瀉肝湯（りゅうたんしゃかんとう）

竜胆1.0g、沢瀉3.0g、甘草1.0g、地黄5.0g、当帰5.0g、木通5.0g、車前子3.0g、黄芩3.0g、山梔子1.0g

覚え方としては特にありません。竜胆、沢瀉を名前から思い出して、その他の生薬を連想して下さい。

使用目標：体力のある人で、排尿痛、頻尿、帯下、陰部瘙痒感などのある場合に用いる。

病期その他：実証、下焦の熱証。肝経。脈は緊。腹部も緊張のあるもの。出典は「薛氏十六種」。本方は9種類の生薬から成る。適応は肝経の湿熱つまり尿不利を伴う熱であり、これを瀉して治すことから、その主薬ならびに薬効より名づけられた（「臨床応用漢方處方解説」）。

TJ-79：平胃散（へいいさん）

厚朴3.0g、蒼朮4.0g、陳皮3.0g、生姜0.5g、大棗2.0g、甘草1.0g

覚え方としては、ゴロ合わせ的に「兵隊さん、口・実・珍秘、今日、送・還」。

使用目標：体力中等度の人で、食欲不振、心窩部不快感、腹部膨満感、食後の腹鳴、下痢などを訴える場合に用いる。

病期その他：どちらかというと実証。脈も腹力も中等度以上のもの。出典は「和剤局方」。本方は諸種消化器疾患に用いられ、その症状を緩和する。平胃とは、胃腸の活動を高めることを意味する。処方名は、主として胃の機能を和平にするという薬効より名づけられた。

TJ-80：柴胡清肝湯（さいこせいかんとう）

当帰1.5g、芍薬1.5g、川芎1.5g、地黄1.5g、黄連1.5g、黄芩1.5g、黄柏1.5g、山梔子1.5g、桔梗1.5g、連翹1.5g、栝楼根1.5g、牛蒡子1.5g、柴胡2.0g、甘草1.5g、薄荷1.5g

覚え方としては、**「温清飲」がベースになっていますので、その他の生薬を連想して下さい。**
使用目標：体力に関係なく、皮膚の色が浅黒く、扁桃、頸部や顎下部リンパ腺などに炎症、腫脹を起こしやすい場合や、小児で疳が強く、不眠、夜泣きなどのある場合に用いる。
病期その他：両腹直筋の緊張。季肋下部に抵抗・圧痛のあるもの。出典は『一貫堂創方』。本方は『外科枢要』（薛 立斉撰…明）の柴胡清肝湯（柴胡を主薬とし、肝・胆・三焦経の風熱を治す）に当帰、芍薬、地黄、黄連、牛蒡子、栝楼根、薄荷を加え、人参を去った処方で、森道伯が創製した柴胡清肝散に由来する。

TJ-81：二陳湯（にちんとう）

生姜1.0g、半夏5.0g、陳皮4.0g、甘草1.0g、茯苓5.0g
覚え方としては、ゴロ合わせ的に **「2珍、東・京、ハゲ、チビ・官・僚」**。
使用目標：体力中等度の人で、めまい、頭痛、悪心、嘔吐、胃部不快感、動悸などを訴える場合に用いる。
病期その他：心窩部に振水音。出典は『和剤局方』。本方は5種類の生薬から成るが、その主薬である陳皮・半夏の2種類の生薬は、「陳久なるを尊ぶ（古いものがよい）」ということより名づけられた（『臨床応用漢方處方解説』）。

TJ-83：抑肝散加陳皮半夏（よくかんさんかちんぴはんげ）

当帰3.0g、釣藤鈎3.0g、川芎3.0g、茯苓4.0g、蒼朮4.0g、柴胡2.0g、甘草1.5g、陳皮3.0g、半夏5.0g
覚え方としては、**「抑肝散」に陳皮と半夏を加えればよいのです。**
使用目標：虚弱体質の人で、興奮しやすく、怒りやすい、不眠、眼瞼痙攣、手足のふるえなどを伴う場合に用いる。
病期その他：虚証。どちらかというと肝経のもの。腹直筋は緊張。出典は『本朝経験方』。本方は抑肝散に陳皮・半夏を加えたもので、これを方剤名とした。

TJ-85：神秘湯（しんぴとう）

陳皮2.5g、麻黄5.0g、杏仁4.0g、紫蘇葉1.5g、厚朴3.0g、甘草2.0g、柴胡2.0g
覚え方としては、ゴロ合わせ的に **「神秘（＝陳皮）な、魔・境、素・朴、観、最高」**。
使用目標：体力中等度以上の人で、喘息、咳嗽などの呼吸困難、抑うつ傾向などのある場合に用いる。
病期その他：弱い胸脇苦満を認め、腹力も弱いもの。出典は『浅田家方』。本方には霊妙な薬効があるという意味合いから名づけられた。

TJ-86：当帰飲子（とうきいんし）

当帰5.0g、芍薬3.0g、川芎3.0g、地黄4.0g、黄耆1.5g、甘草1.0g、荊芥1.5g、防風3.0g、何首烏2.0g、蒺藜子3.0g
覚え方としては、**「四物湯」がベースになっていますので、その他の生薬を連想して下さい。**
使用目標：虚弱体質の人で、皮膚が乾燥し瘙痒のある皮膚疾患などに用いられる。
病期その他：どちらかというと虚証のもの。出典は『済生方』。本方は10種類の生薬から成り、その主薬である当帰より名づけられた。なお、飲は冷服することを指し、子が付加された場合の意味は、頻回に服用するという取り方と、飲の音韻上の問題で収まりをよくするためにつけ足した文字であるという解釈がある。

TJ-87：六味丸（ろくみがん）

地黄5.0g、山茱萸3.0g、山薬3.0g、沢瀉3.0g、茯苓3.0g、牡丹皮3.0g

覚え方としては、**「八味地黄丸」から桂皮と附子を除いたもの**です。

使用目標：虚弱体質の人で、疲労倦怠感、腹痛、下肢の脱力感、しびれなどがあり、頻尿、排尿時不快感などを訴える場合に用いる。

病期その他：虚証。腎陰虚のもの。上腹部に比べて下腹部が軟弱無力。出典は「小児薬証直訣」。本方は八味丸から桂枝と附子の2種類の生薬を去ったもので、6味の生薬から成り、処方名はこれに由来する。六味地黄丸とも呼ばれる。

TJ-88：二朮湯（にじゅつとう）

半夏4.0g、生姜1.0g、茯苓2.5g、陳皮2.5g、甘草1.0g、蒼朮3.0g、白朮2.5g、黄芩2.5g、羌活2.5g、香附子2.5g、威霊仙2.5g、天南星2.5g

覚え方としては、**「二陳湯」**がベースになっていますので、それから他の生薬を連想して下さい。

使用目標：体力中等度の人で、肩や上腕が痛む場合。

病期その他：筋肉の緊張が弱いもの。出典は「万病回春」。本方は12種類の生薬から成り、その主薬として蒼朮・白朮の2種類を含むことから名づけられた。

TJ-89：治打撲一方（ぢだぼくいっぽう）

川骨3.0g、大黄1.0g、樸樕3.0g、川芎3.0g、甘草1.5g、桂皮3.0g、丁字1.0g

覚え方としては、ゴロ合わせ的に**「治打撲、骨の、打・撲・急・患、軽・徴」**。

使用目標：体力に関係なく、打撲、捻挫などで、患部が腫脹、疼痛する場合に用いる。

病期その他：出典は「香川修庵経験方」。本方は打撲による腫脹疼痛に用いられる。処方名はこの薬効に由来する。なお、一方は煎じて服用する意味である。

TJ-90：清肺湯（せいはいとう）

当帰3.0g、麦門冬3.0g、茯苓3.0g、黄芩2.0g、桔梗2.0g、杏仁2.0g、山梔子2.0g、桑白皮2.0g、大棗2.0g、陳皮2.0g、甘草1.0g、五味子1.0g、生姜1.0g、竹筎2.0g、天門冬2.0g、貝母2.0g

覚え方としては特にありません。かなり多くの生薬が配合されていますので、**イメージで覚えるようにしましょう。**

使用目標：虚弱体質の人で、痰が多く咳嗽、血痰、咽喉痛、嗄声などを伴う場合に用いる。

病期その他：出典は「万病回春」。本方は肺の熱をさます、すなわち肺の炎症を清める作用があるとされており、処方名はこの薬効により名づけられた。

TJ-91：竹筎温胆湯（ちくじょうんたんとう）

麦門冬3.0g、人参1.0g、甘草1.0g、半夏5.0g、生姜1.0g、茯苓3.0g、陳皮2.0g、竹筎3.0g、桔梗2.0g、枳実2.0g、柴胡3.0g、黄連1.0g、香附子2.0g

覚え方としては特にありません。かなり多くの生薬が配合されていますので、**イメージで覚えるようにしましょう。**

使用目標：虚弱体質の人で、発熱、咳、痰、不眠、不安、心悸亢進などを伴う場合に用いる。

病期その他：どちらかというと虚証のもの。軽度の胸脇苦満。出典は「万病回春」。本方は「千金方」あるいは「三因方」に収載されている温胆湯を基礎として、龔延賢が創製したものである。これらの温胆湯は胆寒、胆虚寒による症状とされる驚きやすい、動悸がするなどを目標に用

いられていることからこの名がある。したがって本方はその主薬である竹筎とその薬効に基づいて名づけられた。

TJ-92：滋陰至宝湯（じいんしほうとう）

香附子3.0g、柴胡3.0g、芍薬3.0g、知母3.0g、陳皮3.0g、当帰3.0g、麦門冬3.0g、白朮3.0g、茯苓3.0g、甘草1.0g、薄荷1.0g、地骨皮（じこっぴ）3.0g、貝母2.0g

覚え方としては特にありません。かなり多くの生薬が配合されていますので、イメージで覚えるようにしましょう。

使用目標：虚弱体質の人で、食欲不振、全身倦怠感、咳嗽、痰、盗汗などを伴う場合に用いる。

病期その他：出典は「万病回春」。本方は陰を滋（発熱・炎症による脱水症状などを改善する）し、婦人の「諸虚百損、五労七傷」（「万病回春」）を治す最も重宝な処方という意味から名づけられた。

TJ-93：滋陰降火湯（じいんこうかとう）

芍薬2.5g、知母1.5g、当帰2.5g、陳皮2.5g、蒼朮3.0g、地黄2.5g、甘草1.5g、天門冬2.5g、麦門冬2.5g、黄柏1.5g

覚え方としては、ゴロ合わせ的に「寺院効果と、借・地も、登記、陳・述・時・間・て、バク・バク」。

使用目標：虚弱体質の人で、皮膚の色が浅黒く、咳、痰、微熱、便秘などのある場合に用いる。

病期その他：どちらかというと虚証、肺腎陰虚のもの。出典は「万病回春」。老人・虚弱者に見られる、軽度脱水と発熱を伴う胸部の炎症を、陰液が欠乏し火の上昇した状態と考え、陰液を滋し（脱水症状の改善）、火を降す（消炎・解熱）ことによりこの病態を改善するとの薬効により名づけられた。

TJ-95：五虎湯（ごことう）

麻黄4.0g、杏仁4.0g、甘草2.0g、石膏10.0g、桑白皮3.0g

覚え方としては、「麻杏甘石湯」に桑白皮を加えたもので、ゴロ合わせ的には「魔・境の化・石、5虎の白い皮」。

使用目標：体力のある人で、喘鳴、咳嗽、自然発汗、口渇などのある場合に用いる。

病期その他：出典は「万病回春」。本方は5種類の生薬から成り、その中で主薬は石膏であり、石膏の白色を中国古代の四神のうち白虎に関連づけて、五虎湯と名づけられたと考えられるが、異説もある。

TJ-96：柴朴湯（さいぼくとう）

柴胡7.0g、黄芩3.0g、人参3.0g、甘草2.0g、大棗3.0g、半夏5.0g、生姜1.0g、茯苓5.0g、厚朴3.0g、紫蘇葉2.0g

覚え方としては、「小柴胡湯」と「半夏厚朴湯」の合方です。

使用目標：体力中等度の人で、食欲不振、全身倦怠感、心窩部の膨満感、咳嗽、喘鳴、不安、抑うつなどを伴う場合に用いる。

病期その他：軽度の胸脇苦満。出典は「本朝経験方」。小柴胡湯と半夏厚朴湯の合方であり、両方の処方から一文字ずつ取って名づけられた。

TJ-97：大防風湯（だいぼうふうとう）

黄耆3.0g、地黄3.0g、芍薬3.0g、蒼朮3.0g、当帰3.0g、防風3.0g、川芎2.0g、甘

草1.5g、牛膝1.5g、大棗1.5g、人参1.5g、羌活1.5g、杜仲3.0g、乾姜1.0g、附子1.0g

　覚え方としては特にありません。かなり多くの生薬が配合されていますので、イメージで覚えるようにしましょう。

使用目標：虚弱体質の人で、顔色不良、関節の腫脹・疼痛、運動機能障害などのある場合に用いる。

病期その他：出典は「和剤局方」。本方は防風を主薬とし、文字通り風を防禦・排除する薬効がある。現在用いられている処方は、「太平恵民和剤局方」の改訂版に追加された処方で、初版には防風湯も載っている。この防風湯と区別するために大の字がつけられたものである。大防風湯と称する処方は「千金方」の時代からあるが、本方とは異なる処方である。

TJ-101：升麻葛根湯（しょうまかっこんとう）

　葛根5.0g、升麻2.0g、芍薬3.0g、甘草1.5g、生姜0.5g

　覚え方としては、「葛根湯」の麻黄と桂皮を「升麻」に置き換えて、大棗を除いたものです。

使用目標：体力中等度くらいの人で、頭痛、発熱、悪寒などを伴う感冒の初期、発疹を伴う皮膚炎などに用いる。

病期その他：出典は「万病回春」。本方は5種類の生薬から成り、その主薬である升麻と葛根の名をとって処方名とされた。

TJ-102：当帰湯（とうきとう）

　当帰5.0g、半夏5.0g、桂皮3.0g、厚朴3.0g、芍薬3.0g、人参3.0g、黄耆1.5g、山椒1.5g、甘草1.0g、乾姜1.5g

　覚え方としては特にありません。かなり多くの生薬が配合されていますので、イメージで覚えるようにしましょう。

使用目標：虚弱体質の人で、冷え、血色不良、狭心症様、肋間神経痛様の痛みのある場合に用いる。

病期その他：やや虚証。腹力は弱のもの。出典は「千金方」。本方は10種類の生薬から成り、その主薬である当帰の名をとって処方名とされた。

TJ-104：辛夷清肺湯（しんいせいはいとう）

　麦門冬5.0g、石膏5.0g、知母3.0g、百合3.0g、黄芩3.0g、山梔子3.0g、辛夷2.0g、枇杷葉2.0g、升麻1.0g

　覚え方としては特にありませんので、イメージで覚えるようにしましょう。

使用目標：体力中等度以上の人で、熱感や疼痛を伴う膿性鼻漏、後鼻漏などに用いる。

病期その他：出典は「外科正宗」。本方は清肺湯を基礎として加減し、辛夷を加味した処方で、処方名はこれに由来する。

TJ-105：通導散（つうどうさん）

　当帰3.0g、大黄3.0g、紅花2.0g、蘇木2.0g、木通2.0g、厚朴2.0g、枳実3.0g、陳皮2.0g、芒硝1.8g、甘草2.0g、

　覚え方としては、ゴロ合わせ的に「不動産、登記・代を、控・訴・も、僕、キ・チンと、傍・観」。

使用目標：体力のある人で、頭痛、のぼせ、不眠、不安、心窩部痛、瘀血、便秘などがあり、女性では月経異常のある場合に用いる。

V. 漢方方剤の講義

病期その他：出典は「万病回春」。本方は瘀血による諸疾患に適応される。瘀血を散じ、血管中で停滞した血液の通りを良くし便秘を改善するという薬効より名づけられた。

TJ-107：牛車腎気丸（ごしゃじんきがん）

地黄5.0g、山茱萸3.0g、山薬3.0g、沢瀉3.0g、茯苓3.0g、牡丹皮3.0g、桂皮1.0g、附子1.0g、牛膝3.0g、車前子3.0g

覚え方としては、「八味地黄丸」に牛膝と車前子を加えたものです。ゴロ合わせ的に「牛・車・腎・八」。

使用目標：虚弱体質の人で、疲労倦怠感、口渇、腰痛、下肢の脱力感、冷え、しびれ、排尿異常などを伴う場合に用いる。

病期その他：臍下不仁を認める。出典は「済生方」。本方は八味地黄丸に牛膝、車前子を加えたものである。八味地黄丸は腎気丸とも呼ばれるので、加味した生薬から一文字ずつ取って牛車腎気丸と名づけられた。

TJ-108：人参養栄湯（にんじんようえいとう）

当帰4.0g、芍薬2.0g、地黄4.0g、人参3.0g、茯苓4.0g、白朮4.0g、甘草1.0g、黄耆1.5g、桂皮2.5g、五味子1.0g、陳皮2.0g、遠志2.0g

覚え方としては、「十全大補湯」から川芎を除いて、五味子、遠志、陳皮を加えたものです。ゴロ合わせ的には「十から九を引いて、ゴミを遠・沈」

使用目標：虚弱体質で、全身倦怠感、顔色不良、食欲不振、微熱、悪寒、咳嗽などを伴う場合に用いる。

病期その他：虚証。血虚のもの。出典は「和剤局方」。本方は体力低下の著しい消耗性疾患に用い、全身の栄養状態を改善するという薬効とその主薬である人参に基づき命名された。

TJ-109：小柴胡湯加桔梗石膏（しょうさいことうかききょうせっこう）

柴胡7.0g、黄芩3.0g、大棗3.0g、半夏5.0g、生姜1.0g、甘草2.0g、人参3.0g、桔梗3.0g、石膏10.0g

覚え方としては、「小柴胡湯」に桔梗と石膏を加えればよいのです。

使用目標：体力中等度の人で、微熱、上気道炎、食欲不振などを伴う場合に用いる。

病期その他：胸脇苦満。出典は「本朝経験方」。本方は小柴胡湯に桔梗と石膏を加味した処方で、処方名はこれに由来する。

TJ-110：立効散（りっこうさん）

竜胆1.0g、細辛2.0g、防風2.0g、甘草1.5g、升麻2.0g

覚え方としては、ゴロ合わせ的に「お利口さんの、竜ちゃん、最新の防・寒・しましょう」。

使用目標：歯痛、歯齦痛および口腔内の腫脹・疼痛に用いる。

病期その他：出典は「衆方規矩」。本方は服用すると、立ちどころに効果のあらわれることから立効散と名づけられた。

TJ-111：清心蓮子飲（せいしんれんしいん）

麦門冬4.0g、茯苓4.0g、黄芩3.0g、車前子3.0g、人参3.0g、黄耆2.0g、甘草1.5g、蓮肉4.0g、地骨皮2.0g

覚え方としては特にありませんので、イメージで覚えるようにしましょう。

使用目標：虚弱体質の人で、冷え、胃腸虚弱、神経質、排尿困難、残尿感、排尿時痛などを伴う

場合に用いる。
　病期その他：出典は「和剤局方」。清心とは上焦（横隔膜より上部）の心熱（心火）を冷ますということで、体上部の炎症や脱水による顔面紅潮、イライラ、不眠、胸のあつ苦しさ、口渇などの症状を改善することを意味している。蓮子はハスの果実あるいは種子で、処方には果皮を除いた蓮肉が使用される。したがってその薬効と主薬より名づけられた。

TJ-112：猪苓湯合四物湯（ちょれいとうごうしもつとう）

　猪苓3.0ｇ、沢瀉3.0ｇ、茯苓3.0ｇ、滑石3.0ｇ、阿膠3.0ｇ、川芎3.0ｇ、地黄3.0ｇ、芍薬3.0ｇ、当帰3.0ｇ
　覚え方としては、「猪苓湯」と「四物湯」を合方したものです。
　使用目標：体力中等度の人で、頻尿、残尿感、排尿時痛などを伴う場合に用いる。
　病期その他：出典は「本朝経験方」。本方は猪苓湯と四物湯の合方であり、処方名はこれに由来する。

TJ-114：柴苓湯（さいれいとう）

　柴胡7.0ｇ、黄芩3.0ｇ、大棗3.0ｇ、半夏5.0ｇ、生姜1.0ｇ、甘草2.0ｇ、人参3.0ｇ、沢瀉5.0ｇ、猪苓3.0ｇ、茯苓3.0ｇ、蒼朮3.0ｇ、桂皮2.0ｇ
　覚え方としては、「小柴胡湯」と「五苓散」を合方したものです。
　使用目標：体力中等度の人で、尿量減少、浮腫、口渇などを伴う場合に用いる。
　病期その他：胸脇苦満あり。出典は「得効方」。小柴胡湯と五苓散の合方であり、両方の処方から一文字ずつ取って名づけられた。

TJ-115：胃苓湯（いれいとう）

　厚朴2.5ｇ、蒼朮2.5ｇ、陳皮2.5ｇ、生姜1.5ｇ、大棗1.5ｇ、甘草1.0ｇ、沢瀉2.5ｇ、猪苓2.5ｇ、茯苓2.5ｇ、桂皮2.0ｇ
　覚え方としては、「平胃散」と「五苓散」を合方したものです。
　使用目標：体力中等度の人で、腹部膨満感、腹痛、嘔吐、水様性の下痢、尿量減少などを伴う場合に用いる。
　病期その他：寒証のもの。心窩部に振水音。出典は「万病回春」。本方は平胃散と五苓散の合方であり、両方の処方から一文字ずつ取って名づけられた。

TJ-124：川芎茶調散（せんきゅうちゃちょうさん）

　香附子4.0ｇ、川芎3.0ｇ、荊芥2.0ｇ、薄荷2.0ｇ、白芷2.0ｇ、防風2.0ｇ、甘草1.5ｇ、羌活2.0ｇ、茶葉1.5ｇ
　覚え方としては特にありませんので、イメージで覚えるようにしましょう。
　使用目標：体力の強弱にかかわりなく、感冒の初期の頭痛、悪寒、発熱、関節痛などを伴う場合に用いる。
　病期その他：どちらかというと虚証、表・寒証のもの。出典は「和剤局方」。本方は9種類の生薬から成り、川芎を主薬とし、茶で調えて服用することから名づけられた。

TJ-125：桂枝茯苓丸加薏苡仁（けいしぶくりょうがんかよくいにん）

　桂皮4.0ｇ、芍薬4.0ｇ、茯苓4.0ｇ、牡丹皮4.0ｇ、桃仁4.0ｇ、薏苡仁10.0ｇ
　覚え方としては、「桂枝茯苓丸」に薏苡仁を加えればよいのです。
　使用目標：体力中等度以上の人で、頭痛、肩こり、めまい、冷え、のぼせ、肌あれ、肝斑などの

皮膚症状があり、瘀血の症状を認め、女性では月経異常を伴う場合に用いられる。
病期その他：出典は「金匱要略」。本方は桂枝茯苓丸に薏苡仁を加えたもので、処方名はこれに由来する。

TJ-128：啓脾湯（けいひとう）

蒼朮4.0ｇ、茯苓4.0ｇ、人参3.0ｇ、甘草1.0ｇ、山薬3.0ｇ、沢瀉2.0ｇ、陳皮2.0ｇ、蓮肉3.0ｇ、山楂子2.0ｇ

覚え方としては、「四君子湯」から生姜と大棗を除いたものがベースになっていますので、その他の生薬は連想して下さい。
使用目標：虚弱体質の人で、食欲不振、嘔吐、腹痛、下痢などを伴う場合に用いられる。
病期その他：虚証。脈は弱。腹は軟弱なもの。出典は「万病回春」。啓は開くの意であり、消化吸収機能にかかわる脾の機能を開通させて、正常状態にするという薬効により名づけられた。

TJ-136：清暑益気湯（せいしょえっきとう）

麦門冬3.5ｇ、陳皮3.0ｇ、甘草1.0ｇ、人参3.5ｇ、黄耆3.0ｇ、当帰3.0ｇ、五味子1.0ｇ、黄柏1.0ｇ、蒼朮3.5ｇ

覚え方としては、ゴロ合わせ的に「暑いので、バカもんとチ・カン・に、仁・義・説き、ゴミ・箱・掃除」。
使用目標：虚弱体質の人で、夏やせ、夏まけ、食欲不振、全身倦怠感、軟便、尿量減少、発汗、手足の熱感などを伴う場合に用いる。
病期その他：出典は「医学六要」。本方は補中益気湯の変方で、注夏病と称する夏まけ・夏やせなどが適応となる。処方名は暑を清まし、生気を益すということから名づけられた。

TJ-137：加味帰脾湯（かみきひとう）

黄耆3.0ｇ、人参3.0ｇ、白朮3.0ｇ、茯苓3.0ｇ、遠志2.0ｇ、大棗2.0ｇ、当帰2.0ｇ、甘草1.0ｇ、生姜1.0ｇ、木香1.0ｇ、酸棗仁3.0ｇ、竜眼肉3.0ｇ、柴胡3.0ｇ、山梔子2.0ｇ

覚え方としては、「帰脾湯」に柴胡と山梔子を加えればよいのです。
使用目標：虚弱体質の人で、全身倦怠感、食欲不振、貧血、下血、吐血、鼻出血、心悸亢進、不安、不眠などを伴う場合に用いる。
病期その他：出典は「済世全書」。本方は帰脾湯に柴胡、山梔子を加えたもので、これを処方名とした。

TJ-501：紫雲膏（しうんこう）

豚脂、胡麻油、当帰、黄臘、紫根

覚え方としては、「うんこ、ブタの油とゴマの油でトキ・おろ・し」。
使用目標：比較的体力の低下している人で、火傷、痔核による疼痛、肛門裂傷などの分泌物の少ない場合に用いる。
病期その他：出典は「華岡青洲経験方」。本方は構成生薬の1つである紫根の「紫」の字を、「紫雲」（古来中国では、盛徳の君子のいるところにたなびくとされる雲）にかけ、加えて紫雲膏の創製者である華岡青洲の幼名「雲平」と合わせて名づけられたと思われる。

VI. 漢方治療の講義

▶▶▶ はじめに

　現在のように西洋医学が発達して、きっちりと体系づけられ、さまざまな高度医療機器を駆使して診断し、治療法もそれに従って確立されている今日において、西洋医学を無視して漢方医学のみを語るわけにはいきません。実際の漢方外来でも、診る患者の殆どが、何らかの形で西洋医学の恩恵を受けているからです。漢方のみの患者はほんの一握りです。ですが言葉を返せば、西洋医学のみでは満足のいかない状態の患者が多数いるということです。現在の医療界は悪くいえば、どちらの医学も中途半端であるといえますし、良くいえば、お互いの医療の不備を補い合っているといえます。そのようなわけで、西洋薬のことや漢方薬と西洋薬の併用についてのことは避けられないものとなっています。

　ここでは、漢方治療の実際について述べていこうと思っていますが、すべてを述べるわけにはいきませんので、代表的な疾患をいくつか選んでみることにしました。また、先にも述べましたように、純粋に漢方薬のみの患者は皆無に近く、ほとんどの患者が西洋薬と併用して治療されているのが現状です。ですから、これまで講議してきた内容が、そのまま治療に活かされているとはいえないケースも多々出現してきます。しかし、どのような場合でも漢方治療の基本は同じですから、これまで学んできたことをしっかりと復習しながら読み進んでいって下さい。

　本論に移る前に、漢方特有の症状である「瞑眩（めんけん）」や漢方特有の語句について話しておきます。

　瞑眩とは予期しない効果が過度に現れたあと、その後、症状が好転して治癒していくような場合の「予期せぬ効果」のことです。つまり、治癒に向かっている時に起こる新しい症状のことをいいます。しかし、漢方では方証相対していれば、瞑眩は一般に起こらず、奏功するのが普通です。

　　壊病（えびょう）：病気がこじれて、さまざまな治療がなされたため、本来の病状
　　　　　　　が変化して複雑化した状態のことをいいます。
　　短気：呼吸促迫のことをいいます。
　　少気：呼吸浅表のことをいいます。

奔豚(ほんとん)：徐々にひどくなる耐え難いような頻脈発作のことをいい、奔豚気ともいわれます。

持重：病状の変化がないので同じ薬剤を持続して投薬することをいいます。

逐機：病状の変化によって薬剤を変更して投薬することをいいます。

合方：方剤と方剤を合わせて用いることをいいます。

加味方：ある方剤に生薬を合わせて用いることをいいます。

主証：ある方剤の目標とする症状のことをいいます。

客証：ある方剤で治療しうる随伴症状のことをいいます。

順証：治療しなくても自然に治癒する病状のことをいいます。

険証：適切な治療をしないと治癒しない病状のことをいいます。

逆証：適切な治療をしても治癒しない病状のことをいいます。

汗、吐、下、和、温の五法の治療法：汗は発汗する方法、吐は吐する方法、下は下剤を用いる方法、和は汗、吐、下の方法を用いないで治療する方法、温は温薬を用いて寒を取り去る方法のことをいいます。

かぜ症候群およびインフルエンザ

　漢方療法では随証治療が基本とされています。病期について述べてみますと、典型的な急性の熱病では、三陽病、三陰病の六期に分けて考えられています。しかし、ここでは便宜上簡略化して、急性期、亜急性期、慢性期に分けて述べていきます。といいますのも実際の臨床の現場では、西洋薬との併用がほとんどで、純粋に三陽病、三陰病の六期に分かれて病状が進んでいくことがないからです。大きく急性期、亜急性期、慢性期に分けて考えた方がピッタリくるからです。急性期は発熱、悪寒、頭痛、筋肉痛、関節痛や咽頭痛、鼻汁などを伴う時期のことで、亜急性期は発熱があったりなかったりして、強い咳嗽や喀痰などの下気道症状が主体となる時期のことです。この時期には、腹部異和感や食欲不振などの消化器症状も加わってきます。そして、慢性期は下痢、便秘、腹痛などの消化器症状が主となり、長引く発熱、咳嗽、喀痰、倦怠感などもみられるようになってきます。

1　漢方治療の実際

　さて、「漢方治療の実際」に話を移していきますが、かぜ症候群といっても、明らかに感冒という程度の疾患から、重症疾患であるインフルエンザまで、その程度はさまざまです。しかし、ここで重要なことは有効な西

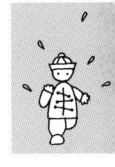

洋医学療法があるにもかかわらず、あえて漢方療法にこだわる必要はないということです。現在その有効性が確認されているものであれば、迷わず、それを行うべきです。たとえば、インフルエンザの予防としてのワクチン療法や、A型インフルエンザに対する塩酸アマンタジン（シンメトリル®）投与などのように、また、急性期の著しく全身状態の悪い症例に対しては、漢方薬のみにこだわってはいけません。

かぜ症候群の漢方治療にあたっては、諸家の報告や成書がいっぱいありますので、一つひとつの症例に対して詳しく述べることはしませんが、代表的な処方例を挙げてみると、以下のようなものがあります。

急性期で実証であれば「麻黄湯」や「葛根湯」が好んで用いられます。どちらも自然発汗を伴わない場合で、前者は腰痛、四肢の関節痛があり喘鳴、咳嗽などを伴う場合に、後者は項背部のこわばりなどがある場合に多用されています。実証、虚証の中間証であれば「小青竜湯」や「桂枝湯」がよく用いられています。前者は水様鼻汁や痰、喘鳴、くしゃみなどを伴う場合に、後者は身体痛があり、少し体力が低下していて自然に汗の出やすい場合などに用いられています。虚証であれば「麻黄附子細辛湯」や「香蘇散」などが用いられ、前者は四肢に冷感があり、倦怠感や頭痛などがある場合に、後者は胃腸虚弱で食欲不振などを伴う場合に用いられます。

亜急性期では実証〜中間証で、胸脇苦満を認める場合には「小柴胡湯」を用いることが多く、中間証であれば「柴胡桂枝湯」や「柴胡桂枝乾姜湯」などが用いられています。虚証で四肢の冷感や下痢などがあれば「真武湯」が多く用いられています。

慢性期になれば実・虚の証を大きくとらえて、実証も中間証に含めて処方する漢方医が多々みられます。具体的には実・中間証で、痰が多く遷延化する咳嗽には「清肺湯」が、虚証で消化機能が衰え、四肢倦怠感が著しい場合には「補中益気湯」などが用いられています。

2 西洋薬との併用療法

次に、実際の医療現場では、西洋薬と漢方薬が多数併用されているのが実情で、理論的に不可解な処方例も多数見受けられます。一例を挙げれば、急性期かぜ症候群における解熱剤と「葛根湯」の併用です。解熱剤や鎮咳剤などの使用は、生体防御の点からみれば避けた方がよいのですが、インフルエンザのような激しい全身症状を呈する疾患に対しては、やむを得ず、対症療法として使用される場合があります。漢方薬の場合は、「葛根湯」にもみられるように、それ自体に解熱作用はみられず、逆に体温上昇に向かわせるように思わせる作用で発汗を導き、それにより解熱、病態の改善へと向かわせていきます。西洋薬の対症療法とは違い、生体の防御

機能をうまくいかした治療法であるといえます。これらのことを考えますと、解熱剤と「葛根湯」の併用はよい処方例とはいえませんし、よい結果も期待できそうにないと思われます。

また、西洋薬の切れ味のよい内なる作用から表れてくる、体全体の変化に対する漢方薬の処方にも、十分注意をはらっていかなければならないと思われます。病期や証がみかけ上、急激に変化してしまうからです。診察時の状態が急性期と判断されても、すぐに亜急性期や慢性期に出現するのと同じような変化が、体内で起こってしまいます。特に、効果の強い解熱剤や鎮咳剤、塩酸アマンタジンなどが併用された場合に、その傾向が強まるようです。このような場合には、急性期から、亜急性期に用いる薬を選び、証も中間証に近いものを選べばよい結果を得ることができます。すべての症例に当てはまると断言できませんが、一考の価値はあると思われます。

ワクチンに関しては、インフルエンザワクチン接種後、IgMの上昇は認めるものの、血中IgG濃度が約20％くらい低下し、その低下したIgGの回復には「八味地黄丸」と「小柴胡湯」が有効であったとの報告もあります。今後のこれらの臨床報告が待たれるところです（**図1**）。

3 相乗効果と副作用

甘草含有製剤とグリチルリチン酸、およびその塩類を含有する製剤、ループ系利尿剤、チアジド系利尿剤との併用では、偽アルドステロン症があらわれやすくなりますし、低カリウム血症の結果としてミオパチーがあらわれやすくなります。そしてまた、マオウ含有製剤、エフェドリン類含有製剤とMAO阻害剤、甲状腺製剤、カテコールアミン製剤、キサンチン

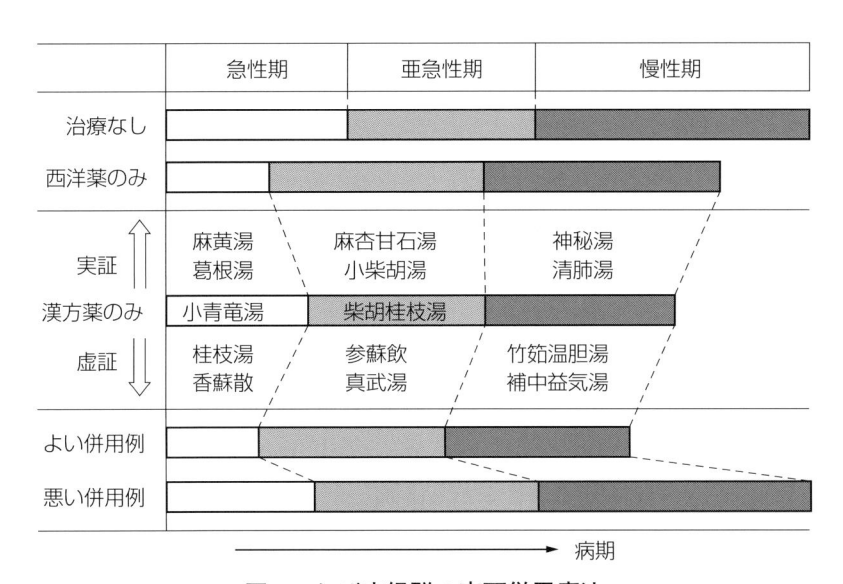

図1. かぜ症候群の東西併用療法

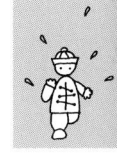

系製剤との併用も、交感神経刺激作用が増強される場合があるので注意が必要です。その他いろいろありますが、「小柴胡湯」などの柴胡剤とインターフェロン製剤との併用で、間質性肺炎が話題になったことは記憶に新しいところです。

気管支喘息

「気管支喘息」は、気道の可逆性閉塞性疾患で、その真の原因はまだはっきりしていませんが、喘息の主体的な病像は炎症細胞が関与する気道の慢性炎症であることがわかっています。したがって、現代医学による喘息治療の基本は、ステロイドの吸入療法で炎症をとり、気管支拡張薬で気道の収縮を改善しようとするものです。これに対して、漢方では喘息を局所の病気としてではなく、全身病としてとらえて対処しています。

気管支喘息の漢方治療で期待される効果としては、体質改善による効果と発作に対する対症療法的な効果です。前者には、「柴胡剤」の入っている漢方薬や補剤がよく用いられ、後者では、「麻黄剤」が入っている漢方薬がよく用いられています（**表1**）。実際に用いられている漢方薬としては、実証では「麻杏甘石湯」や「大柴胡湯合半夏厚朴湯」、中間証では「柴朴湯」、「小青竜湯」や「麦門冬湯」、虚証では「苓甘姜味辛夏仁湯」などがあります。

長期化し、各種の治療に抵抗する気管支喘息は少陽病としてとらえるこ

表1. 生体防御系への麻黄製剤と柴胡製剤との使い分け

麻黄を含む漢方薬……対症療法的に用いる。 　（麻黄湯、葛根湯、小青竜湯、麻黄附子細辛湯、麻杏甘石湯、越婢加朮湯など） 柴胡を含む漢方薬……体質改善的に用いる。 　（小柴胡湯、大柴胡湯、柴胡桂枝湯など多数）

表2. 生体防御に応用される生薬の薬理活性の例

柴胡	サポニン………サイコサポニン a、b₁、b₂、c、d、e、f ステロール……αスピナステロール、スティグマステロール 脂肪酸…………パルミチン酸、ステアリン酸、オレイン酸、リノレン酸、リグノセリン酸 その他…………アドニトール、l-アノマリン、アルギニン 肝障害改善作用、抗炎症作用、抗アレルギー作用、中枢抑制作用、ステロイド様作用、平滑筋弛緩作用、抗ストレス作用、インターフェロン誘起作用、サイクリック AMP 増加作用
麻黄	アルカロイド…l-エフェドリン、l-N-メチルエフェドリン、d-プソイドエフェドリン、エフェドリン A、B、C フラボノイド…フェルロイル、ヒスタミン 鎮咳作用、中枢興奮作用、交換神経興奮様作用、発汗作用、抗炎症作用、抗アレルギー作用、血圧降下作用、プロスタグランディン生合成阻害作用

とができ、このような場合に、体質改善による効果を目的として「柴胡剤」の入っている漢方薬が頻用されています。少陽病の症状は半表半裏の熱証を呈し、他覚的には、舌が白く苔がたまったようになり、わき腹や腹筋の上部に緊張がみられます。この状態を胸脇苦満といい、柴胡剤を使う有力な目標となっています。

　柴胡を含む方剤は、「半夏」が配合されているかどうかで大きくかわります。半夏は鎮静、鎮吐、鎮咳などの、いわば中枢神経を介して起こる種々の異常な内臓反射を鎮める作用をもちます。宿主免疫調節作用、抗ストレス作用をもつ柴胡を合わせることによって、感染に際してよくみられる過剰な自己組織障害反応を抑え、治癒機転に効率よく抗病力を収束させる作用があります。

　「柴朴湯」は「小柴胡湯」に「半夏厚朴湯」を合方した漢方薬で、難治性の喘息に対してよく用いられています。細胞性免疫の低下している患者への投与もよくみられますが、気管支平滑筋の収縮に対する弛緩作用も報告されています。また西洋薬との併用では、ステロイドのみならずβ_2-刺激剤の投与量も、著しく減少することが可能であるとの報告もあります。

　発作に対して対症療法的な効果を期待して頻用されている「麻黄」という生薬には、アルカロイド成分であるエフェドリンが大量に含まれています。エフェドリンには光学異性体としてプソイドエフェドリンがありますが、麻黄にはこれらがほぼ等量含まれています。エフェドリンには、気管支平滑筋を弛緩させる作用が認められます。また、中枢興奮作用もみられます。一方、プソイドエフェドリンは気管支および平滑筋に対する拡張作用はやや弱いのですが、その代わりに抗炎症、鎮痛作用は強力です。

　西洋医学ではエフェドリンとプソイドエフェドリンを麻黄から分離し、それぞれの目的に応じて用いています。一方、漢方では麻黄そのものを用いますので、両方の作用が同時に期待できるというメリットがあります（表2）。

花粉症・鼻アレルギー

　花粉症は昭和50年代に急増してきていますが、その原因としてスギ花粉の多量の飛散が取りあげられています。戦時中に乱伐採された山々に成長の早いスギが植林され、成長したスギが木材不況とともに伐採されなくなり、50年代になりそれらが花粉を多量に放出するようになったとのことです。花粉症は鼻アレルギーの起因アレルゲンが花粉であることから、季節性鼻アレルギーに分類されています。症状としては発作性頻発性のクシャミ、水様性鼻汁、鼻閉、流涙、目のかゆみなどがあります。

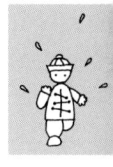

治療に関しては、西洋医学的には抗アレルギー薬、抗ヒスタミン薬、ステロイド薬など、さまざまな種類の薬が開発され使用されていますが、環境要因や遺伝要因を含めて複雑な発症要因をもつ疾患であり、西洋医学のみにこだわらず、漢方医学をも含めた多面的なアプローチによる治療が必要とされています。

　漢方治療としては、実証の症例には「麻黄」を含む漢方薬か、「柴胡」を含む漢方薬が多用されています。一般的には、麻黄を含む漢方薬は対症療法として、柴胡を含む漢方薬は体質改善として用いられています。中間証の症例には「小青竜湯」が頻用されています。また、虚証の症例には「麻黄附子細辛湯」などが用いられています。水様性鼻汁、鼻閉は漢方医学的には水毒と考えられ、治療としては一般に利水剤が用いられ、「小青竜湯」や「葛根湯」、「麻黄附子細辛湯」などが単独または西洋薬と併用して用いられています。頻発するクシャミは気逆として理解され、治療としては順気剤が用いられ、「麦門冬湯」や「半夏厚朴湯」などが単独または西洋薬と併用して用いられています。花粉症の初期症状は眼結膜、鼻咽喉粘膜、顔面表皮の発赤、充血、瘙痒、熱感、水様鼻汁などで、漢方医学的には熱証および水毒と考えられています。熱証には清熱剤が用いられ、「黄連解毒湯」や「白虎加人参湯」などが単独または西洋薬と併用して用いられています。「越婢加朮湯」や「五虎湯」などは清熱と利水の両者を兼ねているので、花粉症の初期症状にはよく用いられています。また、感冒や自律神経系の異常によっても誘発される場合があり、「小柴胡湯」などの柴胡剤が併用される場合もあります。

循環器疾患

1　高血圧症

　漢方薬が西洋薬のように、血圧を直接低下させる作用があるのかどうか定かではありませんが、心身症傾向のある者で、自覚症状がいろいろとある場合には処方適応となります。また、高齢者のように緩徐な降圧を目標とする場合にも適応となります。実際に多く出されている処方としては、「八味地黄丸」、「釣藤散」、「大柴胡湯」、「黄連解毒湯」、「柴胡加竜骨牡蛎湯」、「大承気湯」、「桃核承気湯」、「防風通聖散」などがあります。

　「八味地黄丸」は小腹不仁（上腹部の腹筋が緊張しているにもかかわらず、下腹部に緊張が欠けている状態を指します）を認める時には適応があり、比較的高齢者で胃腸が丈夫な場合に処方されます。「釣藤散」はやや痩せ型の者で、頭痛やのぼせなどを主症状とする場合に適応があります。

大柴胡湯は強い胸脇苦満（肋骨弓の上部から下部にかけて自覚的・他覚的に筋肉の緊張状態を認めるものをいいます）があり、胃腸は丈夫で、肥満、便秘傾向の者に適応があります。「黄連解毒湯」は心身のストレスが強く、胃腸が丈夫な場合に適応があり、「柴胡加竜骨牡蛎湯」は胸脇苦満が強く、神経症・抑うつ傾向のみられる場合に処方されます。「大承気湯」は実証で、臍を中心に膨満感が強く便秘傾向にある者が、神経症傾向を伴う場合に用いられます。「桃核承気湯」は実証で、瘀血（主として婦人科疾患、出血性疾患などに起こり、静脈系のうっ血、出血などに関連した症候群をいう）に伴い、左下腹部に抵抗・圧痛があり（小腹急結）、便秘、頭痛、めまい、不眠など精神神経症状を伴う場合や、月経不順などの婦人科疾患のある場合に用いられます。「防風通聖散」は実証で、便秘や腹部膨満のある患者に用いられます。

２ 動脈硬化症

　動脈硬化症には冠動脈硬化症、脳動脈硬化症や中枢性・末梢性動脈硬化症などがあり、その成因や進展には高脂血症が深く関与しています。高脂血症の治療における漢方薬の作用機序には不明な点が多いのですが、現在多く用いられている処方薬として、「防風通聖散」、「大柴胡湯」、「桂枝茯苓丸」、「柴苓湯」などがあります。

　前三剤はともに実証に用いられ、前二剤は既に説明しましたが、「桂枝茯苓丸」は瘀血を認める場合に適応があります。「柴苓湯」は中間証で胸脇苦満のある場合に適応があります。

　その他、胸・腹部の大動脈瘤や心臓弁膜症、虚血性心疾患でも、動脈硬化症の関与が指摘されていて、上記の薬剤が適応となる場合が多くみられます。

３ 脳血管障害

　脳血管障害は脳血管の動脈硬化を主体とする原発性血栓症が頻度的には多く、医療の進歩とともに、慢性期の患者の種々の合併疾患に対する治療が主体となってきています。片麻痺による麻痺側の疼痛や体幹障害による腰背部痛などもそのうちの１つで、その発症や進展の予防に漢方薬は有効と考えられています。漢方薬に関しては、瘀血に関する薬剤が比較的多く使われ、具体的には「桂枝茯苓丸」、「桃核承気湯」、「黄連解毒湯」、「釣藤散」、「当帰芍薬散」などが処方されています。

　前四剤は既に説明しましたが、「当帰芍薬散」は虚証で、瘀血の症状や腹証があり、冷え性、貧血、浮腫などを伴う場合に用いられています。

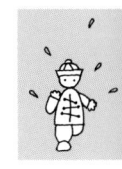

4 リンパ管の疾患

　リンパ管の疾患については、その炎症によって、リンパ節炎やリンパ浮腫をきたします。炎症としての治療には「葛根湯」、「十味敗毒湯」、「小柴胡湯」などが用いられ、浮腫としての治療には「越婢加朮湯」、「五苓散」、「柴苓湯」などが用いられています。「葛根湯」は炎症の初期の段階で処方され、その後は「小柴胡湯」などが処方されています。「十味敗毒湯」は中間証で、化膿性リンパ節炎に処方される場合があります。「越婢加朮湯」は実証で乏尿、発汗を伴う浮腫に処方され、「五苓散」は乏尿、口渇があり、中間証〜虚証で軽度の心窩部振水音を認める場合に処方されています。「柴苓湯」は「小柴胡湯」と「五苓散」の合方で、口渇、胸脇苦満のある中間証に処方適応があります。

消化器疾患と腹痛

　腹痛は主に消化管の疾患で生じますが、上腹部痛や心窩部痛では下壁の心筋梗塞や下葉の肺炎などの胸部疾患でも腹痛としての自覚症状が生じますし、側腹部痛や季肋部痛では尿管結石などの後腹膜臓器の疾患でも腹痛としての自覚症状が生じます。その他にも、子宮外妊娠などの女性生殖器の疾患や腹筋の痛み、ヒステリー、神経性の腹痛もあるので注意が必要です。また、腹痛の程度、疼痛の閾値には個人差があり、突然の腹痛を診るにあたっては、それが緊急を要するものかどうかの判断が非常に重要です。

1 上部消化管の疾患による腹痛

　上部消化管の疾患で最も普通にみられるのは「慢性胃炎」です。しかし、漢方医学においては、慢性胃炎という概念はなく、個々の患者の自他覚的所見を漢方医学的に解釈して治療することになります。慢性胃炎という病名は、本来組織学的診断名で、胃粘膜固有層へのリンパ球、好中球を主体とする炎症細胞の浸潤と固有胃腺の萎縮を特徴とします。自己免疫性のA型胃炎と、慢性胃炎の大半を占めるピロリ菌感染が原因とされるB型胃炎に分かれます。また、慢性胃炎の病名で治療される場合は、内視鏡的にびらん、出血、発赤を認める場合と腹部症状があり、潰瘍などの器質的疾患が除外された、いわゆるNUD（Non-Ulcer Dyspepsia）があります。現在、西洋医学を主に行っている医師が、慢性胃炎の治療に漢方薬を好んで用いているのはNUDの方で、「六君子湯」や「半夏瀉心湯」などが中心となっています。しかし、漢方医学は西洋医学と異なり、慢性胃炎の病位を把握することが重要で、これによって処方薬が決定され

ていきます。

　a）疼痛に対しては、まず強い胸脇苦満を呈し、体力が充実し、腹力もあり、便秘傾向にある場合には「大柴胡湯」が用いられ、胸脇苦満や腹直筋の緊張を認めるが、体力や腹力がともに弱い場合は「柴胡桂枝湯」が用いられます。これらの中間に位置する場合には、「四逆散」が用いられています。次に、心下痞硬を呈する場合、虚実中間証では「黄連湯」が用いられ、虚証で心窩部振水音や腹部大動脈の拍動亢進を認める場合は「安中散」が用いられ、陰虚証で冷え、食欲不振などを呈する場合には「人参湯」などが用いられています。

　b）疼痛は強くないが心下痞硬を呈する場合、陽実証であれば「三黄瀉心湯」や「黄連解毒湯」などが用いられています。虚実中間証であれば「半夏瀉心湯」や「平胃散」が用いられ、虚証であれば「六君子湯」や「茯苓飲」などが用いられています。

　胃十二指腸潰瘍による腹痛に対しては、漢方薬による治療ではその効果に限界があり、ヒスタミンH_2受容体拮抗薬（ガスター®）やプロトンポンプ阻害薬（タケプロン®）をはじめとする西洋薬に頼らざるを得ないのが現状です。治療の基本は、胃炎のところで述べたことと変わりありませんが、胃炎の場合と違い、ほとんどが上記の西洋薬との併用です。したがって、強い腹痛などの腹部症状はマスクされてしまっているので、腹診の所見だけでなく、その病期をも重視して処方するように心がけなければな

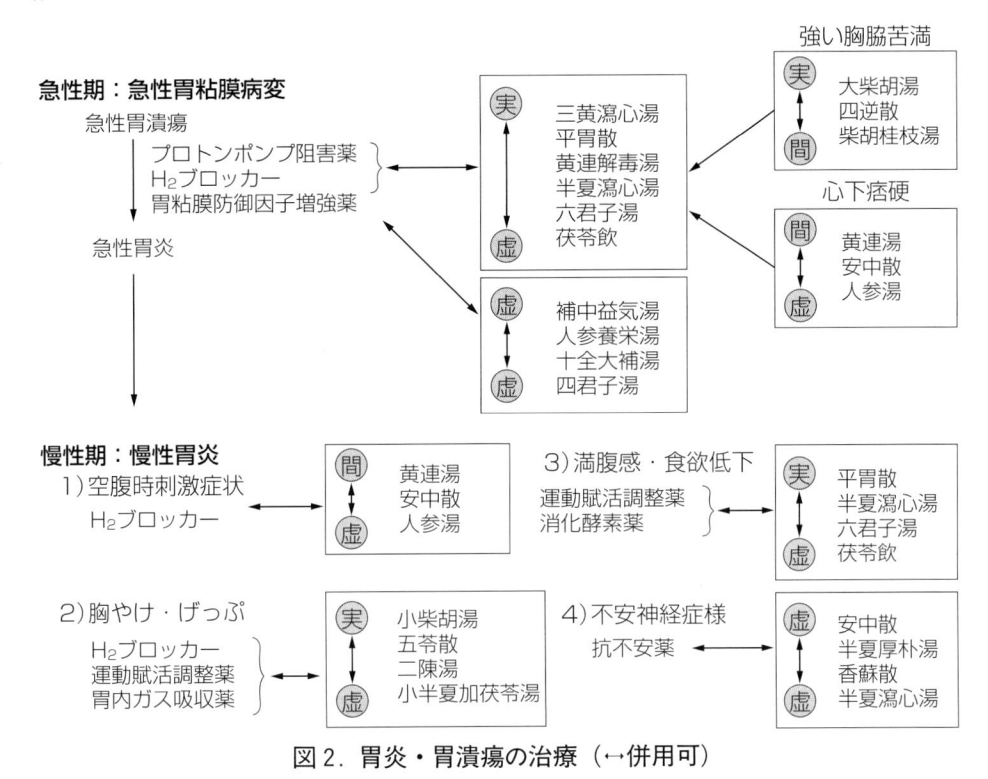

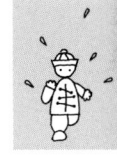

図2．胃炎・胃潰瘍の治療（↔併用可）

りません。具体的には、初期の胃十二指腸潰瘍による強い腹痛があり、ヒスタミンH_2受容体拮抗薬やプロトンポンプ阻害薬などの強力な西洋薬が処方されて、まだ日数がそれほど経過していないにもかかわらず、腹痛の程度が緩和されているような場合は、胃炎のところで述べたa）に準じて処方するとよいでしょう。日数が経過してくればb）に準じて処方すればよいと思われます（**図2**）。

2 便秘による腹痛

　便秘は排便回数の減少、1回の排便量の減少、硬便、排便困難、下剤の使用を必要とするなどの症候群で、女性や老年者、腹部の術後の患者に多くみられます。便秘の症状があっても本人に苦痛がなく、合併症もないなら、特に治療の必要はありませんが、腹部の術後の患者には注意が必要です。術後の便秘、腹部膨満などの症状は器質的な病変が原因であることが多いのですが、腸管運動の機能的な障害によって生じる場合もありますので、漢方薬を試みる価値はあると思います。術後の腹部膨満は気滞（精神および全身的な機能の亢進、あるいは調整が狂った状態）によることが多く、「大建中湯」が有効な場合があります。腹痛やるいそうが加われば「小建中湯」を合方して用いてもよいでしょう。また、腹痛が強くなれば鎮痙作用のある芍薬の入った「芍薬甘草湯」（腹部の疝痛によく用いられる）や「桂枝加芍薬湯」（過敏性大腸によく用いられる）を合方して用いてもよいでしょう。軽い炎症症状があり、精神的な苛立ちなどがあれば、「柴胡桂枝湯」を用いるとよい場合があります。便秘の一般的な処方として、老人や虚弱者の常習性便秘では、「麻子仁丸」や「潤腸湯」などが頻用されています。体力充実者や腹力充実者の常習性便秘では、「桃核承気湯」や「調胃承気湯」、「通導散」、「三黄瀉心湯」などが用いられています。また、体力中等度の者を中心に、虚実にあまり関係なく、「大黄甘草湯」が幅広く用いられています。大黄含有の有無によって、虚証の患者に用いられている漢方薬を分類すると、大黄含有製剤として「麻子仁丸」、「潤腸湯」などがあり、大黄非含有製剤として「大建中湯」、「小建中湯」などがあります。実証の便秘では、大黄や芒硝が入っている「大承気湯」、「桃核承気湯」、「防風通聖散」などが用いられていますが、高齢者や抗生物質との併用には注意が必要です。

　便秘の治療においては西洋薬との併用が多くみられていますが、そのほとんどが、酸化マグネシウムやセンノシド、ジメチコン（ガスコン®）、臭化メペンゾラート（トランコロン®）、メトクロプラミド（プリンペラン®）などです。併用に際しては、漢方薬、西洋薬ともに少量ずつから始めて、患者の状態をみながら徐々に増量していけば、大きな問題は起きな

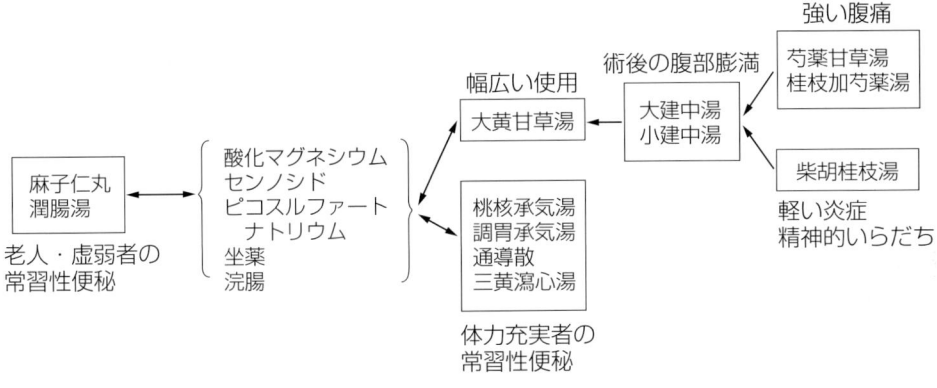

図3. 便秘の治療（↔併用可）

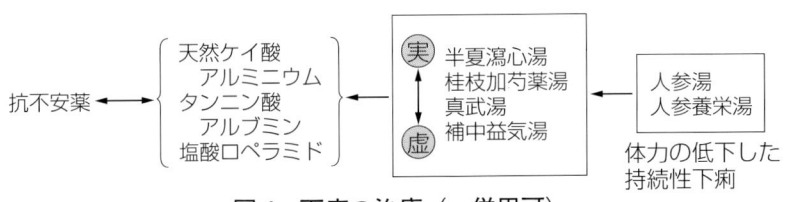

図4. 下痢の治療（↔併用可）

いように思われます。今後は併用に際してのマニュアルが必要となるでしょう（図3）。

3 下痢による腹痛

　下痢で病的なものの代表例といえば、「過敏性腸症候群」が挙げられます。腸管の機能異常に基づいて、下痢、便秘などの便通異常とともに、腹痛、腹鳴、腹部不快感、膨満感などを訴える疾患で、持続下痢型、便秘・下痢交代型、粘液分泌型などがあります。漢方には過敏性腸症候群という概念はありませんが、主要症状である下痢については痢疾と泄瀉に分けて考えられ、「痢疾」は粘液または粘血便を下して裏急後重のあるものをいい、「泄瀉」は下痢はするけれども裏急後重のないものをいいます。実・熱証では「半夏瀉心湯」がよく用いられ、虚・寒証では「真武湯」に「補中益気湯」や「桂枝加芍薬湯」が合方して用いられることが多々あります。持続性の下痢で腹満感がある時は、「人参湯」が用いられる場合があります。また「大黄」は一般的には、瀉下作用がよく知られていますが、昔から細菌性の下痢に適応があることも知られており、その抗菌作用として、細菌の核酸および蛋白質の合成阻害によることが明らかになっています。

　下痢の治療に際しても、西洋薬との併用が多くみられます。例えば、SM散などの健胃薬やジアスターゼなどの消化酵素剤、タンニン酸アルブミンやベルベリン、乳酸菌製剤、臭化ブチルスコポラミン（ブスコパン®）などの四級アンモニウム塩合成抗コリン薬、塩酸ロペラミド（ロペ

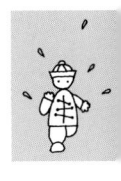

ミン®)などが漢方薬とよく併用されています。私どもの経験からいえば、塩酸ロペラミドと「半夏瀉心湯」との併用には注意が必要です。容量や患者の状態によっては急激な変化が起こり、腹部膨満感や排ガス異常に陥る場合もみられています。今後は便秘のときと同様に、併用に際してのマニュアルが必要になってくると思われます（**図4**）。

4 便秘と下痢の繰り返しによる腹痛

先に述べた過敏性腸症候群をはじめ、吸収不良症候群、潰瘍性大腸炎、クローン病などでも、便秘と下痢を繰り返します。治療法は既に述べた便秘、下痢の場合に準じて行えばよいでしょう。しかし、後者の2つは血便を伴うことが多く、重症化するので注意が必要です。低残渣性の食事や成分栄養、ステロイドやサラゾピリンなどの治療が有効とされていますが、重症例では手術になる場合もあります。われわれは、マウスを使った潰瘍性大腸炎モデルにおいて「黄連解毒湯」が有効で、その成分である「黄芩」、「黄連」、「黄柏」、「山梔子」のうち前3者、特に「黄芩」が有効で、山梔子には有効性がみられなかったことを報告しました。さらに、黄芩の成分のうち、バイカレインがサラゾピリンに匹敵する効果があることを見い出し、黄連と黄柏の共通成分であるベルベリンにも同様の効果があることを見い出しました。このように、複雑化する現在の疾病に対して、漢方薬が対応していくためには、今後、漢方薬の構成生薬やその成分についての研究も、必要不可欠なものになっていくように思われます（**図5、6**）。

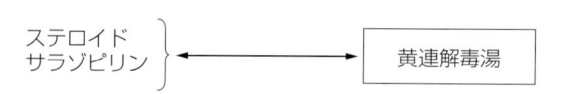

図5. 便秘と下痢の繰り返し（潰瘍性大腸炎）の治療（↔併用可）

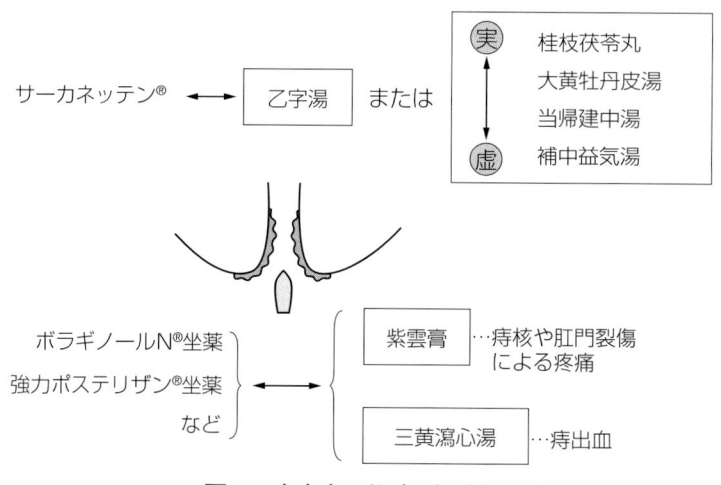

図6. 痔疾患の治療（↔併用可）

5 その他の大腸疾患による腹痛

薬剤による腸炎、虚血性腸炎、大腸憩室症、メッケル憩室、大腸癌、腸管癒着症、腸閉塞、虫垂炎、穿孔などでの疾患でも腹痛が起こりますが、これらはどちらかというと西洋医学の分野であって、漢方薬は補助的な役割に留まることがほとんどです。

6 肝・胆・膵・脾・腎の疾患による腹痛

これらの臓器によって腹痛が生じるとすれば、炎症や結石、悪性腫瘍などがほとんどです。その際、治療の主役を担うのは、あくまでも西洋医学であって、漢方的治療は補助的な脇役でしかありません。つまり、漢方は痛みが出現してからの治療というよりも、むしろ予防的な治療の場で威力を発揮するものと考えられます。

糖尿病

糖尿病はインスリン不足あるいはインスリン抵抗によって高血糖になり、長期経過により腎症、網膜症、神経障害などの慢性合併症が起こる疾患です。糖尿病の病型は1型糖尿病（従来のIDDM）と2型糖尿病（従来のNIDDM）に大きく分類されていますが、日本糖尿病学会ではWHOの分類に基づいて、その他の糖尿病、妊娠糖尿病も分類しています。1型はインスリン分泌を行う膵β細胞が破壊され、血中インスリンとC-ペプチドが低下し、インスリン分泌不足を招くため、インスリン治療が不可欠です。2型は自己の膵β細胞からのインスリン分泌能が残存しているので、経口血糖降下剤で血糖コントロールが可能ですが、膵β細胞からのインスリン分泌がみられなくなると、インスリン治療を行う必要があります。その他の糖尿病には末端肥大症、クッシング症候群、褐色細胞腫などの内分泌ホルモン性糖尿病、慢性膵炎、膵癌などの膵性糖尿病、ステロイドホルモン、サイアザイドなどの薬剤性糖尿病が含まれます。妊娠糖尿病は妊娠中に発症した糖尿病をいいます。

1 糖尿病の診断

糖尿病の漢方診断に関しては、昔の書物をみる限り、現在の西洋医学のように、きっちりと体系づけられたものはありません。しかし、それに準ずるような個々の症状の記載は散見することができます。これらのことを加味して、糖尿病の診断を西洋医学的な診断方法を用いて診断し、その診断に従って、また、検査結果を基にして、西洋医学的な治療も勘案した漢

方治療について述べてみます。

病歴では血縁家族の糖尿病の有無を聴き、体重や食生活、感染の有無なども聴きます。症状としては、糖尿病の基本症状は高血糖による口渇、多飲、多尿などであり、著しい高血糖が長く続けば、体重減少、易疲労感などの症状がみられることがあります。検査所見としては、早朝空腹時血糖値 126 mg/dl 以上、随時血糖値 200 mg/dl 以上、75 g 経口ブドウ糖負荷試験 2 時間値 200 mg/dl 以上のいずれかであれば糖尿病型と判定でき、糖尿病型でかつ糖尿病の典型的症状があるか、HbA$_{1c}$ 6.5% 以上であれば、糖尿病と診断できます。

糖尿病と診断できたら、尿糖や血糖を測定するだけでなく、HbA$_{1c}$ も測定して血糖のコントロール状況を把握する必要があります。糖尿病の合併症の診断には、尿蛋白の検出による腎症の診断だけでなく、尿微量アルブミン測定による早期腎症の診断、眼底検査による網膜症の診断、振動覚検査などによる神経障害の診断、ECG や頸動脈の超音波検査などによるその他の合併症の診断などがあります。

2 糖尿病の治療（図7）

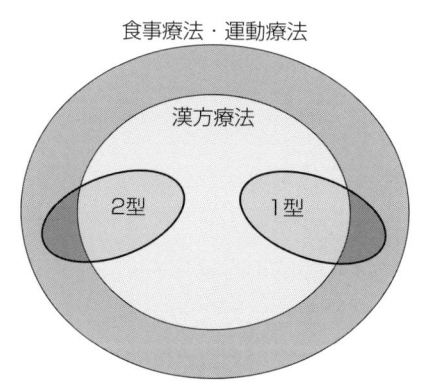

糖尿病の治療には個々人に応じた治療が求められていますので、一定の規格にあてはめて治療することは間違っていますが、1 つの目安としての治療方法を述べてみます。しかし、実際には各病態に合わせて、修正をしながら治療を行っていくことが重要です。以下に、東洋医学専門医、糖尿病専門医として臨床の現場で実際に経験したことや、これまでの臨床報告、基礎実験からの報告、学会報告などを基にして総合的に述べてみます。

2 型では血糖が正常範囲（例えば空腹時血糖 110 mg/dl 以下）であれば、食事療法と運動療法など、日常生活を中心に指導していきます。その際に、患者の各病態に応じた漢方薬を併用すれば、よいコントロール状態を比較的長く維持することが可能です。肥満、便秘傾向の患者には実証で

図 7. 糖尿病の治療

あれば「防風通聖散」、虚証であれば「麻子仁丸」、中間証であれば「大黄甘草湯」などを用いるとよいでしょう。動悸や息切れを、時々またはよく自覚する時には、実証であれば「柴胡加竜骨牡蛎湯」、虚証であれば「加味逍遙散」、中間証であれば「半夏厚朴湯」などを用います。浮腫などがある場合には実証であれば「三黄瀉心湯」、虚証であれば「防已黄耆湯」、中間証であれば「柴苓湯」などを用いるとよいでしょう。

　食事療法、運動療法などを正しく行っているにもかかわらず、なお、血糖が正常範囲をオーバーする場合には、例えば、空腹時血糖が110 mg/dl 以下で食後の随時血糖が200 mg/dl 以上の場合は、α-グルコシダーゼ阻害薬（グルコバイ®、ベイスン®など）やグリニド系薬（スターシス®、グルファスト®など）をベースにして、患者の各病態に応じた上記の漢方薬を併用すれば、よい結果が得られることがあります。α-グルコシダーゼ阻害薬は食後血糖上昇を抑える薬物で、二糖類分解酵素を阻害するので、多糖類が腸内で発酵し、ガスが多く、腹部膨満などの症状を訴えることが多くみられます。普通はこの状態に慣れてくるのですが、慣れない場合には漢方薬を服用するとよい結果が得られることがあります。具体的には実証であれば「大承気湯」、虚証であれば「大建中湯」、中間証であれば「麻子仁丸」や「調胃承気湯」などを用いるとよいでしょう。

　空腹時血糖が110〜200 mg/dl のような場合にはスルホニール尿素薬などを用いますが、血糖が低い例ではアマリール®やグリミクロン®などを少量から用い、徐々に増量していきます。血糖が少々高い例に対してはダオニール®やオイグルコン®などを用い、いずれも少量からはじめ、徐々に増量していきます。スルホニール尿素薬はインスリン分泌を促進して血糖を下げる薬物で、2型に適応があります。しかし、2型にスルホニール尿素薬を投与していると次第に血糖が高くなり、薬効がなくなってくることがあります。これはSU薬二次無効と呼ばれ、早期のインスリン療法の必要性が指摘されています。この場合、漢方薬を併用するとある程度の改善がみられることがあります。具体的には実証であれば「白虎加人参湯」や「麻黄湯」、虚証であれば「人参湯」、中間証であれば「四逆散」などを用いるとよい場合があります。症例によってはインスリン抵抗性改善薬アクトス®やジベトスB®などを使用してみるのもよいでしょう。これはインスリン抵抗があり、肥満を伴う血糖が高い場合の2型に対して適応があります。私自身の経験からしますと、インスリン抵抗性改善薬の副作用軽減も含めて、併用して有効だと思われる漢方薬は、実証であれば「三黄瀉心湯」、虚証であれば「防已黄耆湯」、中間証であれば「柴苓湯」などです。

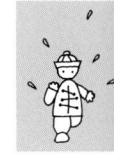

空腹時血糖も食後血糖も 200 mg/d*l* 以上のような場合には、2型でもインスリン療法を考慮します。この時期の2型はやがて薬の二次無効になる可能性が高いので、やせ型の2型ではインスリン療法に切り替えるようにします。特に、やせ型の2型で、空腹時血糖が 300 mg/d*l* を越え、尿ケトン体が弱陽性であれば、1型に類似しているので、病型診断が不確実でも、インスリン療法を開始します。また、この時期に併用する漢方薬は、基本的には空腹時血糖が正常範囲内にある場合の2型のところで述べたものと同じです。

　インスリン注射と経口血糖降下薬の併用療法が行われていますが、併用療法への切り替えは経口血糖降下薬で不十分な例にインスリン療法を併用する場合と、インスリン療法で不十分な例にα-グルコシダーゼ阻害薬などの経口薬を併用する場合があります。私自身、併用療法を行っていないので、漢方薬の併用も行っていません。

　1型ではできるだけ早くインスリン療法を開始します。1型では発症後まもなくして、治療により寛解期を迎えることがあります。場合によってはインスリンが不必要になることもあります。しかし、原則的には少量で

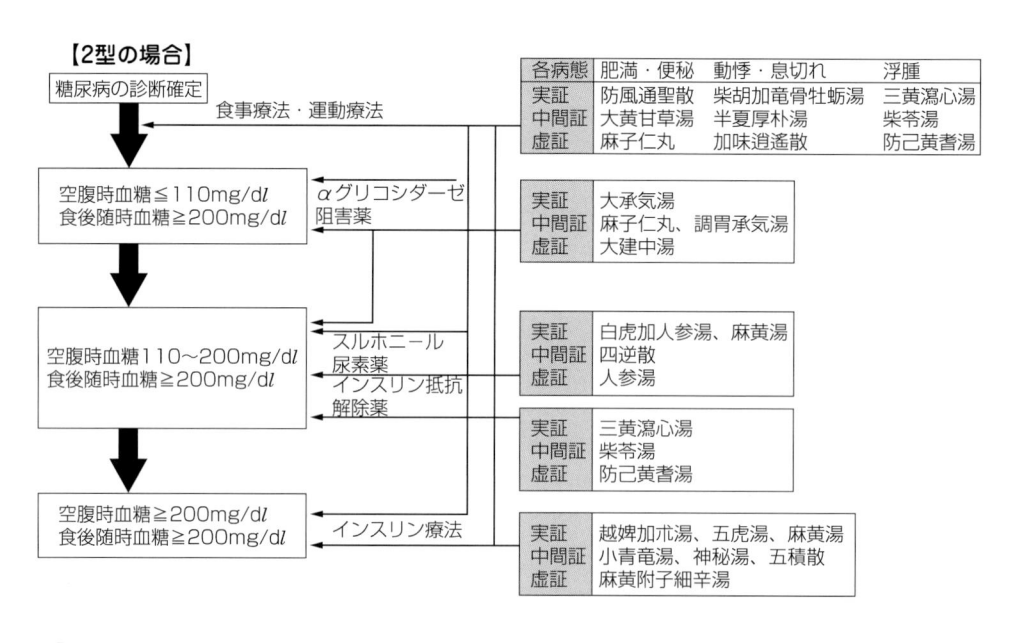

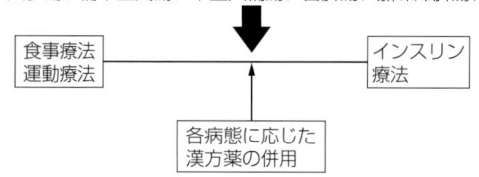

図8．糖尿病治療の流れ

もインスリン療法を継続すると寛解期間を延長することができます。この時期に併用する漢方薬は、基本的には空腹時血糖が正常範囲内にある場合の2型のところで述べたものと同じです。また、各病態に応じた漢方薬の併用は、2型のところで述べたものと同じです（**図8**）。

３ 糖尿病合併症の治療

次に、糖尿病合併症の分類による漢方薬の選択について、私の経験を考慮したものを述べてみました。ここでは、すべての合併症について述べるわけにはいきませんので、腎症、網膜症、神経障害について述べてみました（**図9**）。

❶ 腎症について

腎症については、糖尿病と直接関係のない腎疾患の合併を除外した腎障害の合併を糖尿病性腎症と一括していますが、本症は糖尿病性細小血管症としても知られています。

腎症が軽度の例、つまり尿微量アルブミンが陽性のような腎症の早期の場合は、実証であれば「柴胡加竜骨牡蛎湯」、虚証であれば「当帰芍薬散」、中間証であれば「柴苓湯」などを用います。腎症が中等度の例、つまり、尿蛋白が陽性で腎機能がそれほど障害を受けていない場合（BUN、クレアチニンなどの値が正常値を大きく越えていない時）は、実証〜中間証であれば「猪苓湯」、虚証であれば「牛車腎気丸」などを各々1/2量ずつ用いればよいでしょう。腎症が重度の例、つまり腎機能障害が高度な場合は、各証に「猪苓湯」を各々1/3位ずつ使用するとよいでしょう。また、人工透析のような場合は、あえてこれらの漢方薬を用いる必要はありません。

❷ 網膜症について

網膜症については、比較的進行の遅い、視力障害の発生も比較的少ない非増殖性網膜症と、比較的進行が早く、かつ視力障害を伴うことが多い増

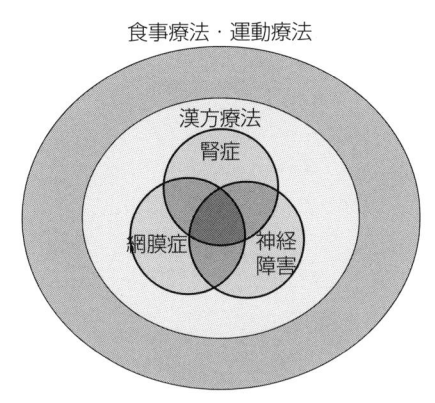

図9. 糖尿病合併症の治療

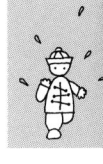

殖性網膜症などに分類されています。ここでは、わかりやすくするために毛細血管瘤、出血、白斑などの所見はあるが視力障害がほとんどない軽度の網膜症、これらに綿花状白斑、ループ形成、重複走行、ソーセージ状口径不同などの静脈異常と網膜内細小血管異常などの所見があり、軽度の視力障害を伴う中等度の網膜症、さらに網膜新生血管がみられ、グリア増殖が加わり、線維血管増殖膜が形成され、硝子体出血や牽引性網膜剥離が続発して高度の視力障害を伴う重度の網膜症の3つに分けて述べてみます。

網膜症が軽度の例では、実証であれば「黄連解毒湯」、虚証であれば「苓桂朮甘湯」、中間証であれば「桂枝茯苓丸」などを用い、中等度の例では、実証であれば「三黄瀉心湯」、虚証であれば「当帰湯」、中間証であれば「釣藤散」などを用います。重度の例では、実証であれば「三黄瀉心湯」、虚証であれば「桂枝人参湯」、中間証であれば「釣藤散」などを用いるとよいでしょう。しかし、これらの漢方薬は腎障害の程度をたえず考えながら容量を決めていく必要があります。

❸ 神経障害について

糖尿病性神経障害は細小血管障害による末梢神経の障害で、通常は両側性で、手、足の末端に、しびれ感、感覚鈍麻、疼痛など、主として感覚

腎症

【西洋療法】　　　　　軽度　　　　　重度
● 抗血小板薬
　過剰の蛋白摂取制限
● 水分制限
　利尿剤（ラシックスなど）
　腎臓性貧血にはエリスロポエチン製剤など
　高血圧にはACE阻害剤，Ca拮抗剤など
　重症では透析・腎移植など

【漢方療法】　　　　　軽度　　　　　重度
実　証　　柴胡加竜骨牡蛎湯　猪苓湯
中間証　　柴苓湯　　　　　　　　　猪苓湯
虚　証　　当帰芍薬散　　牛車腎気丸

網膜症

【西洋療法】　　　　　軽度　　　　　重度
● ビタミンB₁₂
　止血剤
● レーザー治療
● 硝子体手術
（高血圧にはACE阻害剤など）

【漢方療法】　　　　　軽度　　　　　重度
実　証　　黄連解毒湯　三黄瀉心湯　三黄瀉心湯
中間証　　桂枝茯苓丸　釣藤散　　　釣藤散
虚　証　　苓桂朮甘湯　当帰湯　　　桂枝人参湯

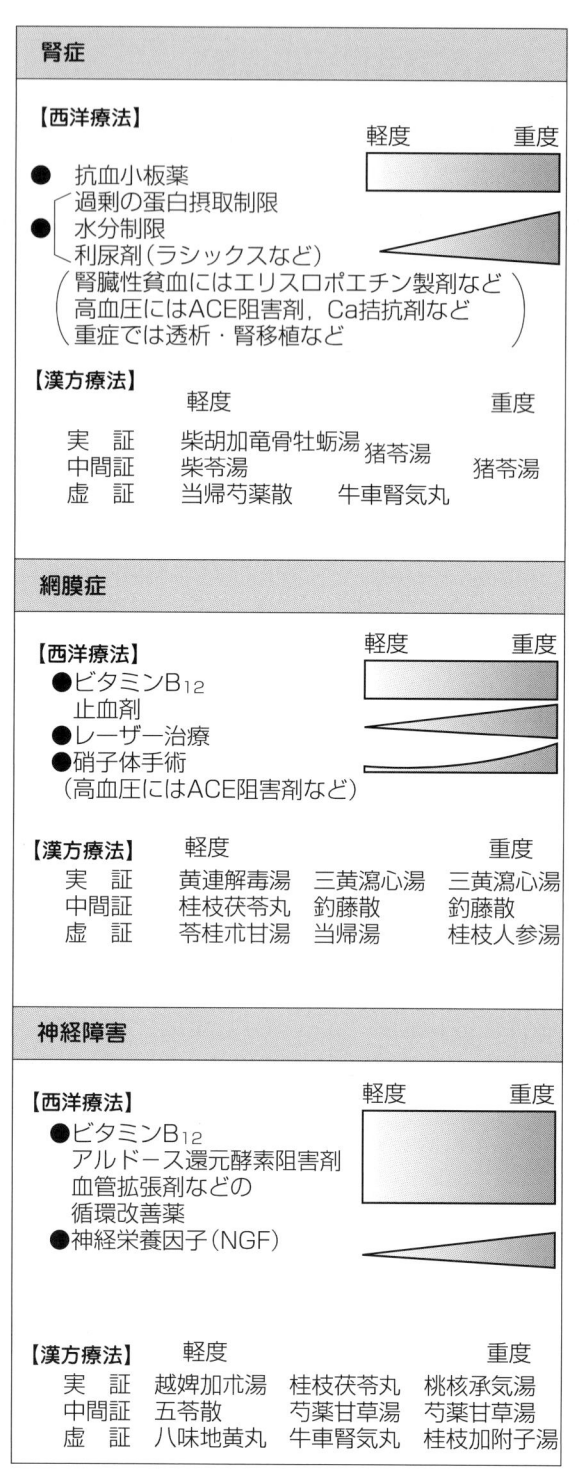

神経障害

【西洋療法】　　　　　軽度　　　　　重度
● ビタミンB₁₂
　アルドース還元酵素阻害剤
　血管拡張剤などの
　循環改善薬
● 神経栄養因子（NGF）

【漢方療法】　　　　　軽度　　　　　重度
実　証　　越婢加朮湯　桂枝茯苓丸　桃核承気湯
中間証　　五苓散　　　芍薬甘草湯　芍薬甘草湯
虚　証　　八味地黄丸　牛車腎気丸　桂枝加附子湯

図10．糖尿病合併治療の例

神経の症状を呈し、早期から頻繁に自覚される合併症です。両側性の腱反射の消失、特にアキレス腱反射が最初に消失します。ここでは、わかりやすくするために糖尿病として軽くても数年の糖尿病歴があり、上記の自覚症状を感じ出した時期を軽度の神経障害、自覚症状だけでなく他覚所見でも判断できるようになった時期を中等度の神経障害、それ以上の場合を重度の神経障害として分類しました。

　神経障害が軽度の例では、実証であれば「越婢加朮湯」、虚証であれば「八味地黄丸」、中間証であれば「五苓散」などを用います。中等度の例では、実証であれば「桂枝茯苓丸」、虚証であれば「牛車腎気丸」、中間証であれば「芍薬甘草湯」などを用い、重度の例では、実証であれば「桃核承気湯」、虚証であれば「桂枝加附子湯」、中間証であれば「芍薬甘草湯」などを用いるとよいでしょう。しかし、これらの漢方薬は先に述べたように、腎機能の程度をたえず考えながら容量を決めていく必要があります（図10）。

肥満

　肥満は脂肪が過剰に蓄積した状態をいい、通常、標準体重より20％以上超過している場合を肥満症と呼んでいます。

　肥満の種類には単純性肥満と症候性肥満とがあり、肥満の約90％は単純性肥満ですが、その原因についてははっきりとしません。しかし、最近になって、脂肪細胞から分泌されるレプチンという物質が関与しているのではないかとの報告もみられていますので、これからの研究の成果が待たれるところです。症候性肥満には内分泌性肥満、視床下部性肥満、遺伝性肥満、薬剤性肥満などがあり、内分泌性肥満の中には糖尿病をはじめ、膵臓の腫瘍や副腎の病気だけでなく、甲状腺、副甲状腺の機能低下症や性腺機能低下症などもあります。

　肥満が漢方の治療対象になるかどうか、昔の書物をみる限りでははっきりしませんが、少なくとも最近になって、肥満に対する漢方薬が多くの臨床医の経験や考え方によって処方されてきているように思われます。その効果は現在のところ報告によってさまざまなので、今後のさらなる臨床報告例の積み重ねと検討が必要と思われます。

　ところで、肥満というのは、エネルギーの入の問題と出の問題で、入る方は食事の問題、出る方は主として運動の問題となります。漢方の場合も、服薬だけでなく、食事療法と運動療法も重要な要素となり、現代医学とも共通した治療法となっています。

　肥満にはこの漢方薬が一番効くというような薬がない現状では、肥満の

漢方治療にあたっては、食欲を抑え、かつ空腹感を少なくし、便秘を解消し、肥満の原因や誘因を取り除くことを、治療の第一目標にした方がよいと思われます。実際には、個々の患者の証を判断して処方するのですが、簡単に述べてみますと、食欲を抑えるものとして「防風通聖散」や「大柴胡湯」などが、空腹感を少なくするものとして「八味地黄丸」や「潤腸湯」などの地黄含有製剤が考えられます。便秘に対しては「大黄甘草湯」などの大黄含有製剤が考えられますし、肥満の原因や誘因を取り除くものとして「加味逍遙散」や「加味帰脾湯」などの精神面に作用するような製剤が考えられます。

冷え

「冷え」は西洋医学の疾患名にはないのですが、臨床現場ではよく聞かれ、自律神経系、特に血管運動神経系の失調症状であり、『身体の他の部分は、まったく冷たさを感じないような室温において、身体の特定の部位のみが特に冷たく感ずる場合をいい、その発現は絶対低温だけにより決定されるものではない』と定義されています。

冷えは思春期や更年期の、女性ホルモンの分泌が不安定な時期に多くみられ、未産婦や月経困難を有する女性に高率に出現するといわれています。冷えがみられる部位は、腰部に最も多く、次いで足、下肢、手、腹部の順に存在するといわれ、一般的に、ほっそりとした人に多くみられます。

冷えをきたす疾患を西洋医学的に述べてみますと、貧血、低血圧症、心不全、血栓症などの血液血管系の疾患、甲状腺機能低下症などのホルモン産生臓器の異常、膠原病などの慢性消耗性疾患やそれに伴うレイノー現象などがあります。レイノー現象とは、寒さや感情的ストレスによって引き起こされることが多く、最初指先がまっ白に冷たくなり、それが青紫色までに進んだ後、しばらくして赤色に回復するという現象です。血管の一時的痙攣、収縮によると考えられていますが、ある種の膠原病によく伴います。

冷えは、漢方的には新陳代謝の低下による全身的冷えと、胃腸機能の低下によるもののほか『瘀血』による冷えや『気逆』による冷えなどに分類されます。瘀血、気逆とは、漢方独特の考え方で、漢方の『血』とは、『生命エネルギーである気の働きを担って、全身を栄養し、生命の恒常性を保ち、外的侵襲から生体を保護する赤色の液体』と定義され、循環器系、内分泌系の、血液やホルモン成分などを含めた体液の総称に相当し、その血が滞った状態を瘀血と呼びます。『気』とは、『生命力そのものであり、働きがあって目に見えないもの』と定義されており、この気が全身を秩序よく巡らないで、上半身にのみ集中したり、四肢末梢に向かわずに体

の中心部に逆流してしまう状態を気逆と呼びます。

　新陳代謝の低下による全身的冷えは、漢方的には『虚証』に分類され、「当帰四逆加呉茱萸生姜湯」がよく使われます。瘀血による冷えの場合は、胃腸が丈夫で体力のある『実証』タイプの人で、上半身がのぼせるのに下半身が冷えるという場合には、「桂枝茯苓丸」、「大黄牡丹皮湯」や「桃核承気湯」などが使われます。虚証の場合は「当帰芍薬散」や「加味逍遙散」がよく使用されます。気逆による冷えの場合は、桂枝が入った「桂枝湯」や「桂枝加竜骨牡蛎湯」などが使われます。冷えだけでなく、全身の体力が低下しているような場合は、「人参養栄湯」、「補中益気湯」や「十全大補湯」が使用されることもあります。

　西洋医学では、末梢循環障害に伴う冷えのような症状に対しては、十分に対応しきれていないのが現状ですが、漢方医学は全身を修復しながら局所を治すという考え方なので、冷えを伴う末梢循環障害には適していると思われます。

不眠

　「不眠」と一言でいっても、その訴えの内容は人によってさまざまです。例えば、入眠障害、途中覚醒、早朝覚醒、熟眠感の欠如などのように、いろいろありますので、西洋医学、漢方医学を問わず、こうした訴え、症状に対しては、きちんと整理したうえで治療していかなければなりません。また、不眠の原因は大きく2つに分けて考えられます。すなわち、脳自体の病変・精神障害由来の不眠と末梢からの刺激による不眠です。前者には脳動脈硬化症、老人性痴呆、精神分裂病、躁うつ病、神経症などがあり、後者には各種の身体症状（身体の痛み、発熱、かゆみ、冷え症など）、騒音、光、夜勤、ストレス、環境の変化、カフェインなどの刺激ある飲食物、アルコールなどがあります。これらの不眠の原因となる疾患がはっきりわかれば、それらに対する治療法も確定してきます。ですから、ただ単に不眠だからといって、直ちに眠剤を投与して、服薬し続けると、薬物の乱用・依存性につながっていく恐れがでてきます。1つ例を出せば、神経症といわれている人に眠剤ではない偽剤を与えた場合、不眠が改善する症例が30%ほどもあります。

　漢方治療も、個々の不眠の原因を十分に理解したうえで、その訴えの内容をよく聞いて対応していかなければなりません。漢方治療の対象は主として、精神病性不眠、神経症・神経質症性不眠、冷え・のぼせ症による不眠などです。効果の面では、西洋薬のような速効性がありませんので、今晩、眠りたいような時には満足できるだけの効果は期待できません。しか

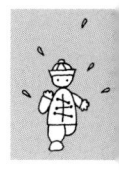

し、漢方薬には西洋薬のような習慣性がなく、副作用も稀にしかないというメリットもあります。漢方処方の作用機序としては鎮静作用と体調不良を整えたり、補う作用が考えられています。

　実際に不眠に対して用いられることの多い漢方薬を以下に述べてみます。

　入眠障害に対しては、比較的体力のある人には「三黄瀉心湯」や「黄連解毒湯」などが用いられ、体力の低下している人には「酸棗仁湯」、「竹筎温胆湯」、「桂枝加竜骨牡蛎湯」などが用いられています。そして、特に虚弱の著しい場合を除いて「抑肝散」が幅広く用いられています。途中覚醒や早朝覚醒に対しては、比較的体力のある人には「柴胡加竜骨牡蛎湯」などが用いられ、体力が中等度またはそれ以下の人には「釣藤散」、「八味地黄丸」、「六味丸」などが用いられています。熟眠感の欠如に対しては、比較的体力のある人には「柴胡加竜骨牡蛎湯」などが用いられ、体力が中等度またはそれ以下の人には「抑肝散」、「加味帰脾湯」、「帰脾湯」などが用いられています。

　これらの漢方薬以外にもいろいろありますが、処方決定に際しては証の判断が重要です。

関節痛

　関節痛といっても、その痛みの部位によって、いろいろ命名されています。例えば、肩関節の痛みの場合は肩関節痛、膝関節の痛みは膝関節痛といいます。関節痛には、慢性関節リウマチ、変形性膝関節症など、炎症性疾患や変性疾患が多くみられます。特に高齢者では、全身の組織の老化とともに、骨・軟骨の老化や変形に伴う機械的、構造的、局所的な痛みが多いのが特徴です。漢方医学の考え方は、患者の全身の体力や体質を重視していますので、このような機械的、構造的、局所的な運動器疾患に対しては、十分に力が発揮できていないのが現状です。しかし、慢性疼痛を訴える患者を漢方医学的に診断し、治療を行うと、良い結果が得られることがあり、西洋医学のみに頼らず、漢方治療も試みる価値があるように思われます。

　痛みに対する治療として、まずその原因となるものを除去する必要があります。例えば膝関節痛では膝関節が荷重関節で、その可動域が人体の関節の中で肩関節に次いで大きいことから、最も変形性関節症を起こしやすい関節です。その変形性膝関節症は、その成因から大きく２つに分類されています。いわゆる二次性の変形性膝関節症は、外傷や炎症後の遺残障害をきっかけとして発症したものや、全身性疾患の一部分症として発症する

ものをいいます。一次性の変形性膝関節症は、老化現象として考えられる軟骨の磨耗に、膝関節の靱帯・半月板などの軟部組織的因子や下肢の形態などの骨性因子が加わることにより惹起されてくるものをいいます。また、肥満や過度の負荷をかけた膝の運動なども変形性膝関節症と密接な関係があります。このような原因となるものを除去することが、漢方医学的治療にも求められます。

　肥満などによる体重の負荷を除く方法として、食事療法や適度な運動療法はいうまでもありませんが、「防風通聖散」や「大柴胡湯」、「八味地黄丸」、「潤腸湯」、「大黄甘草湯」、「加味帰脾湯」などの漢方薬が有効な場合もみられますので、用いる価値はあると思われます。また、太りぎみで皮膚にしまりがなく、腰から下が重くだるい場合には「防已黄耆湯」が、上半身がほてっていて、下腹部・腰・下肢など下半身が冷え、かつ痛む場合は「五積散」が適していると思われます。

　一般的な急性期の痛みに対しては、西洋薬が中心となりますが、漢方薬でも「芍薬甘草湯」や「桂枝加朮附湯」などが有効な場合があり、症状に合わせて、「加工附子」を追加処方すると、より一層の効果が期待できます。また、肩関節痛には「二朮湯」を用いると、よい結果が得られることがあります。慢性化した痛みに対しては、「附子」の配合された漢方薬が中心になってきます。

漢方薬の免疫機能に及ぼす効果

　漢方薬の免疫機能に及ぼす効果について、さまざまな方面から検討が加えられ、特に最近の10年間は臨床医学、基礎医学を問わず、国内の報告だけでなく、海外での報告も目立つようになってきています。そして、漢方薬の免疫調整作用とその免疫薬理学的機序も徐々に解明され、報告されてきています。

　免疫の分野でこれだけ多くの研究や報告がなされているのは、日本において頻用される漢方方剤（処方）が、現代医学的適応症でいう、免疫異常や炎症に関係するものが多いということに起因しています。この理由は、日本の漢方が中国で感染症の治療を目的に編纂された古典を重要視してきたからであるとされています。

　古代中国においては、今日のように抗生物質もステロイドホルモンもありませんでした。その代わり感染症に対しては、宿主の免疫力を極力引き出す工夫が薬物とその運用法に生まれ、その集大成が方剤と証に表現されています。

　しかしながら漢方薬はすべて天然物から構成されているので、複数の薬

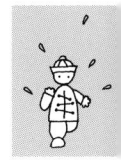

効成分を含有するために、宿主に及ぼす作用は複雑きわまりないのです。また、漢方独特の診断法による処方が必要なため、これまでは、一部の漢方専門医の独断場でした。

でも最近になって、諸家の努力により、西洋医学的な診断名からの処方がある程度可能になり、臨床的に有効な漢方薬の症例報告が、数多くみられるようになりました。

1 免疫とは

「免疫」とは自己と非自己を識別し、非自己を自己から排除して、その固体のホメオスターシスを維持しようとする機構です。免疫系は大まかにいってリンパ球とこれから産生される抗体分子（免疫グロブリン Ig 分子）、サイトカインから成っています。リンパ球は全身をくまなくパトロールし、外部から進入する無数の抗原分子、体内で産生される異常物質に対応するリンパ球があって、特異的に反応し、オーダーメイド的にクローンを拡大して内外の異物を排除して生体防御にあたります。

このように正常の免疫応答は疾病と深いかかわりを持っているため、一旦免疫応答自体が異常になると、防御機構がこわれ、多岐にわたる深刻な病的状態が出現します。これを免疫異常、免疫病などと呼んでいます。例えば免疫応答が過剰に発揮されるとアレルギー性疾患、免疫反応が自己に向けられると自己免疫疾患、免疫細胞自体が非腫瘍性あるいは腫瘍性に異常に増殖し、さまざまな病態を呈する免疫細胞増殖性疾患、免疫機構自体に欠陥があるために起こる免疫不全症候群などです。これらの疾患は相互に何らかの関連を持つ場合が多いのです。

2 自己免疫疾患と漢方薬

自己免疫疾患は自己の構成成分を認識する抗体やリンパ球が発現して、これらがさまざまな病態を引き起こして発症する一連の疾患をいいます。近年の免疫学の飛躍的な進歩により病態の解明は進んでいるものの、依然として原因不明で、根本治療はみつかっていません。ステロイドや免疫抑制剤などの使用頻度が高く、投薬も長期にわたることから、薬物の副作用も問題です。ステロイドや免疫抑制剤は作用が強力であるばかりか、正常な免疫能をも低下させてしまうという側面もあります。随伴症状も多彩であり、治療に難渋するものもあります。最近では、西洋薬の減量や副作用の軽減、随伴症状の改善などの目的で漢方薬が使用される頻度が高くなってきています（**表3**）。

自己免疫疾患では免疫担当臓器の障害が想定されるため、漢方医学的には少陽病としてとらえられることが多いようです。そこで、その代表的な

表3. 免疫・アレルギーに対してよく用いられる漢方薬

小青竜湯……気管支喘息モデル改善作用 　　　　　　抗アレルギー作用、免疫複合体クリアランス促進
柴朴湯………ステロイド誘導型免疫複合体クリアランス低下状態改善作用、気管支 　　　　　　喘息モデル改善作用
小柴胡湯……T-cell コロニー増強作用、ステロイド増強作用、INF 産生誘導、 　　　　　　ストレス負荷免疫異常改善 　　　　　　免疫複合体クリアランス促進 　　　　　　ステロイド副作用軽減作用
柴苓湯………グルココルチコイド受容体活性化作用 　　　　　　SLE 病態改善作用 　　　　　　免疫複合体クリアランス促進作用
十全大補湯…INF、IL-1 産生誘導作用

治療薬剤として柴胡剤があり、「小柴胡湯」、「大柴胡湯」、「柴苓湯」などがよく知られています。

　柴胡には免疫調節作用などが認められていますし、「小柴胡湯」、「柴苓湯」には免疫複合体除去作用などが証明されています。柴胡には約3％のサポニン類と約0.07％のステロール類が含有されており、サポニン類としてはサイコサポニン a、b_1、b_2、c、d、e、f が、ステロール類としては α-spinasterol、stigmasterol などが単離精製され、構造式も明らかにされています。ここで、サイコサポニン b_1、b_2はサイコサポニン a、d から加水分解されてできたものですが、生薬の煎液中には後者よりも前者の方が多く含まれています。柴胡の薬理作用として、中枢抑制作用、抗炎症作用、抗潰瘍作用、慢性肝炎に対する治療効果、サイコサポニン a、d の実験的ネフローゼ症候群に対する尿蛋白の減少、血清アルブミン、コレステロール値などの改善、腎糸球体の組織学的改善作用、胸腺非依存性抗体産生増強作用、B 細胞活性化作用、サプレッサー T 細胞の活性化作用などのほかに、ステロイド作用増強作用などが報告されています。

　自己免疫疾患の1つである慢性関節リウマチを例にして、その漢方治療を考えてみますと、発病初期には実証タイプもみられますが、病期の進展とともに中間証から虚証へと患者の証が変化していき、中間証ではステロイド減量目的で「柴苓湯」が用いられ、非ステロイド抗炎症剤の減量目的で「桂枝茯苓丸」などが用いられています。虚証では抗リウマチ薬や非ステロイド抗炎症剤の副作用が出やすいので、「人参湯」などを併用して副作用の予防が試みられています。

3 癌免疫と漢方

　癌に対する免疫療法は、CTL（cytotoxic T lymphocyte；細胞傷害性 T 細胞）の標的となる腫瘍特異抗原の同定から始まります。腫瘍抗原を標的とする免疫療法は HLA（human leukocyte antigen；ヒ

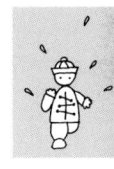

ト白血球抗原）拘束性という問題があり、それが複雑な要因となって腫瘍抗原の普遍性を低下させています。しかし、最近になって、腫瘍特異抗原の同定、樹状細胞の利用、免疫遺伝子治療、サイトカイン療法などの研究が飛躍的にすすみ、癌に対する免疫療法は脚光を浴びてきています。

このような華々しい西洋医学の研究や業績には及びませんが、漢方医学も着実に脚光を浴びるような研究や業績を残してきています。癌免疫の分野においても数多くの漢方薬が多彩な活性を示して、抗腫瘍効果、免疫賦活作用、全身状態の改善、抗癌剤の副作用の軽減、QOLの改善などの効果をもたらしめています。その中で「十全大補湯」、「補中益気湯」の免疫賦活作用、抗癌作用、抗癌剤の副作用軽減効果などはよく報告されています。また、「小柴胡湯」の実験的肝発癌予防効果についての報告などもよくみられます（表4）。

「小柴胡湯」の腫瘍免疫を賦活する作用、すなわちBRM（biological response modifiers）としての小柴胡湯の働きについて報告されたものをまとめますと、マクロファージを活性化してインターロイキン-1の産生を増強させ、その結果インターロイキン-2が誘導されてキラーシステム、NK（natural killer）細胞、LAK（lymphokine activating killer）細胞を活性化し癌細胞に作用することや、TNF（tumor necrosis factor）やIFN-γ産生を誘導する作用などが報告されています。また小柴胡湯の薬効成分としてはサイコサポニン、ジジファスサポニン、グリチルリチン、バイカレイン、バイカリンなどがありますが、ヒト培養肝癌細胞HuH-7の増殖に及ぼす影響をみた研究では、サイコサポニン、バイカレイン、バイカリン、グリチルリチンに細胞増殖抑制効果があるということが明らかにされました。その他として小柴胡湯のアポトーシス誘導作用も報告されています。

癌の治療における漢方の役割として、直接の抗腫瘍効果、免疫賦活作用、術後を含めた一般状態の改善、疼痛に対する効果、化学療法副作用の予防と軽減、悪液質状態の改善などが挙げられます。直接の抗腫瘍効果については、臨床的に漢方薬が有効であったという説得性のある確実な報告はみられていません。われわれのマウスを使った実験でも、一度癌細胞が増殖してしまうと、その増殖を確実に抑制することは非常に難しいという結果が得られています。しかし、「補中益気湯」に限っていえば、予防的

表4. 悪性腫瘍に対してよく用いられる漢方薬

小柴胡湯	担癌動物の延命
補中益気湯	造血幹細胞活性化、NK細胞活性化作用、化学療法・放射線療法
十全大補湯	副作用軽減作用、化学療法剤効果増強作用
六味丸	化学療法剤効果増強作用

に1～2週間前からマウスに投与していると、NK細胞が活性化されて癌細胞を著明に抑制しますし、非常に長い期間にわたって投与し続けると、NK細胞の活性はそれほど上がりませんが、NK細胞の数が著明に増加して癌細胞の増殖を抑制します。また、他の免疫系の改善も認められていますし、長期服薬による副作用としての肝腎機能障害なども認められておりません。このように、マウスを使った実験では「補中益気湯」は短期、長期にかかわらず、生体の免疫系を活性化しますので、それが人間にもそのまま適用できるかどうかわかりませんが、ある一定の年齢に達したら遺伝的に癌が発生しやすい家系の人々だけでなく、一般の人々も予防的に「補中益気湯」を飲み続ければ、よい結果が得られる可能性があるかもしれません。

さて一般の臨床の現場では、直接の抗腫瘍効果、免疫賦活作用、術後を含めた一般状態の改善などを試みて、「十全大補湯」、「補中益気湯」、「人参養栄湯」、「小柴胡湯」などがよく処方されています。また疼痛に対しては「附子」を含む漢方製剤が中心となっています。「附子」は衰えた患者の新陳代謝機能を亢進させる効力を持ち、疼痛、麻痺などの症候によく用いられています。化学療法副作用の予防と軽減、悪液質状態の改善としては補剤が用いられることが多く、「十全大補湯」や「補中益気湯」、「四君子湯」などが頻用されています。

4 免疫不全症候群と漢方

生体防御能のうち、免疫能のかかわる部分が障害を受け、十分に機能しなくなった状態を免疫不全といいます。免疫不全症候群は先天性と後天性に分けられますが、前者はまだ原因不明のものが多いのですが、最近遺伝子の異常によるものが次々に明らかにされています。後者は悪性腫瘍、自己免疫疾患、細菌ウイルスなど種々の感染症、老化、栄養障害など、さまざまな二次的要因により免疫能が低下するために起こる病態です。エイズ（AIDS）はその代表的なもので、HIV（human immunodeficiency virus）が感染し、主にCD4陽性T細胞を破壊することによって起こります。これらの多くは難治性であり、西洋医学の分野では各種の治療法が試みられていますが、根本的な治療には至っていません。漢方医学の分野でも同じで、根本的な治療法はないのですが、これまでに述べてきたような漢方薬の持つ免疫賦活作用、全身状態の改善作用などを利用して、患者の体力や闘病力を高め、そのQOLを向上させることによって、現代医学的な治療を補っていくことは可能です。

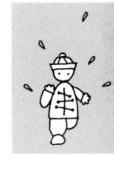

▶▶▶ **おわりに**

　複雑化する現在社会で、ますます多様化する疾患群に対して、過去の古典の処方のみでは対処できなくなってしまった、という事実は、われわれ漢方を専門とする医師達にとって、大きな課題をつきつけられた状態になっています。そこには、西洋薬との併用で、漢方医学独特の証そのものが、意味を為さない状態にまで追いやられているケースもあります。漢方が現在を含めたこれからの人々に真に活かされたものとなるためには、今後ますます、地道な基礎研究と臨床研究の積み重ねが必要となるでしょう。

　ここで述べたことはほんの一部に過ぎず、まだまだありますが、紙面の関係上割愛させてもらいました。多成分の複合薬である漢方薬には、これまでに報告されたもの以外にも、まだたくさんの未知なる薬効や薬理作用があると予想されています。しかし、解明されたものはほんのわずかでしかありません。まだまだ未知なる部分が一杯残されています。今後、それらの解明が進んでいけば、漢方薬の疾病に及ぼす効果も、より一段と確かなものになるでしょう。

　ここで述べた漢方処方の例が、ベストであって、すべてに適用できるとは思いませんが、少なくとも、これから遭遇するであろう目の前の疾病に対して、漢方薬を処方しようと考えている医師たちにとっては、1つの目安となるはずです。

　よりよい処方にしていくために、今後のさらなる臨床報告や基礎研究からの報告が待たれるところです。

VII. 東洋医学的診断法による西洋薬処方と治療の試みについての講義

▶▶▶はじめに

　西洋医学的疾患名に対する漢方薬の処方は、数多くの先人の努力によって、その例を挙げればきりがないくらいたくさんのものがあります。しかし、その逆、つまり、東洋医学的診断法のもとでの西洋薬処方に関しては、これだけ漢方薬が普及してきた現在においてもいまだに、その例をみることはほとんどありません。その理由として考えられることは、これまで私が述べてきたように、各臓器をターゲットにして処方されてきた西洋薬と、人体全体をみて診断し処方されてきた漢方薬との違いにあると思われます。

　それは、西洋医学的疾患名に対する漢方薬の処方のように、個々の疾病を全体から診て、適合する漢方薬を選択し、適用させることはある程度可能ですが、東洋医学的診断法のもとで西洋薬処方のように、身体全体を診て総合的に診断する方法を、個々の臓器の疾患に対して処方される西洋薬に、強引に適用させたりすることは、かなり無理があり、また、意味のないことのように思われるからです。

　しかし、この紙面を借りて、少し大胆で、無理があるかもしれませんが、日々の診療の中で経験してきた私だけにしか通用しないような、一般化されていない西洋薬の使い方について少し述べてみます。

西洋薬の使い方

　私自身がこれまでに経験してきた症例数だけで述べていますので、これからの報告によっては、以下の分類と合致しない場合が多々出現してくるかもしれません。そしてまた、すべての薬品に対して、東洋医学的な診断法が適用できるとも、私自身考えておりません。ほんのごく一部の薬品についてのみ、また、大まかな証の判定についてのみ適用できるのではないかと思っています。だから「このような診方もあるのか」と、参考程度にみていただければ幸いです。

1 抗不安薬

- 虚証のもの：ベンゾジアゼピン系（ホリゾン®など）の中～比較的用量大、アタラックスＰの中～比較的用量大。
- 実証のもの：チェノジアゼピン系（リーゼ®、デパス®など）の比較的少用量、ベンゾジアゼピン系（ホリゾン®など）の比較的少用量、アタラックスＰの比較的少用量。
- 中間証のもの：ベンゾジアゼピン系（ホリゾン®など）の中用量、アタラックスＰの中用量、チェノジアゼピン系（リーゼ®、デパス®など）の中用量。

2 下剤：大腸刺激性

- 虚証～中間証のもの：大腸刺激性下剤（センナ®、ダイオウ®、ラキソベロン®など）の中～比較的用量大。
- 中間証～実証のもの：大腸刺激性下剤の比較的少用量、塩類下剤（酸化マグネシウム®など）。

3 降圧薬

- 虚証：Ca拮抗薬（ペルジピン®など）の中～用量大、β遮断薬（インデラル®など）の少用量、利尿剤（オイテンシン®など）。
- 中間証：ACE阻害薬（カプトリル®など）、$α_1$、β遮断薬（ローガン®など）、Ca拮抗薬（ペルジピン®など）の中用量、β遮断薬（インデラル®など）の中用量、利尿剤（オイテンシン®など）。
- 実証：β遮断薬（インデラル®など）の中～用量大、Ca拮抗薬（ペルジピン®など）の少用量、$α_1$、β遮断薬（ローガン®など）。

4 胃薬−1

胃部不快感から食欲不振、胸やけ、心窩部痛など、慢性胃炎様症状をベースとしたもので急性増悪のないものが主として対象になっているもの。

- 心下痞の症状を訴える場合：健胃薬（S・M散®など）、消化酵素薬（ジアスターゼ®など）、抗ドパミン薬（プリンペラン®など）、胃腸機能調整薬（ナウゼリン®など）。
- 心下支結の症状を訴える場合：制酸剤（アルミゲル®など）、ヒスタミンH_2受容体拮抗薬（ガスター®など）の少用量。
- 胸脇苦満の症状を訴える場合：制酸剤（アルミゲル®など）、ヒスタミンH_2受容体拮抗薬（ガスター®など）の少用量。

・胃内停水の症状を訴える場合：健胃薬（S・M散®など）、消化酵素薬（ジアスターゼ®など）、抗ドパミン薬（プリンペラン®など）、胃腸機能調整薬（ナウゼリン®など）、消化管運動賦活薬（ガナトン®など）。
・腹満の症状を訴える場合：抗ドパミン薬（プリンペラン®など）、胃腸機能調整薬（ナウゼリン®など）、消化管運動賦活薬（ガナトン®など）。

5　胃薬—2

胃潰瘍に準ずる強い痛みを伴うもの。

・虚証：ヒスタミン H_2 受容体拮抗薬（ガスター®など）の中〜用量大、防御因子増強薬（アルサルミン®など）。
・中間証：プロスタグランジン製剤（アロカ®など）、ヒスタミン H_2 受容体拮抗薬（ガスター®など）の中〜用量大、プロトンポンプ阻害薬（タケプロン®など）。
・実証：プロトンポンプ阻害薬（タケプロン®など）、プロスタグランジン製剤（アロカ®など）。

6　針灸的経絡・経穴を利用した痛みに対する治療法

　痛みが一番強い部位の主経を判別し、その部位の経穴や原穴、郄穴、阿是穴などに、生理食塩液や0.5％キシロカイン溶液などを約0.3 mlくらいの割合の量で、皮内注射または皮下注射していく方法です。こんな簡単な手技で、驚くほどの効果が得られます。是非、慢性的な痛みや頑固な痛みに対して試してみて下さい。

・頸肩部痛：左の「肩井（けんせい）」付近が罹患部で、「足の少陽胆経」が主経の場合を例として図示します。まず、経穴「肩井」の部位に23ゲージくらいの細い注射針のついたシリンジで、生理食塩液や0.5％キシロカイン溶液などを約0.3 mlくらいの割合の量で、皮内注射または皮下注射します。そして、「胆経」の原穴、兪穴、郄穴、補瀉穴などについては、鍼灸療法の場合とは少し違い、原穴（丘墟（きゅうきょ））と郄穴（外丘（がいきゅう））だけに同様の注射をします。そして、最後に阿是穴である部位にも同様の注射をしていきます。注射部位は患者の負担も考えて、多くても5カ所くらいまでにとどめておいた方がよいでしょう（図1）。
・腰痛：左の「腎兪（じんゆ）」付近が罹患部で、「膀胱経」が主経の場合を例として図示します。まず、経穴「腎兪」の部位に23ゲージくらいの細い注射針のついたシリンジで、生理食塩液や0.5％キシロカイン溶液などを約0.3 mlくらいの割合の量で、皮内注射または皮下注射します。そし

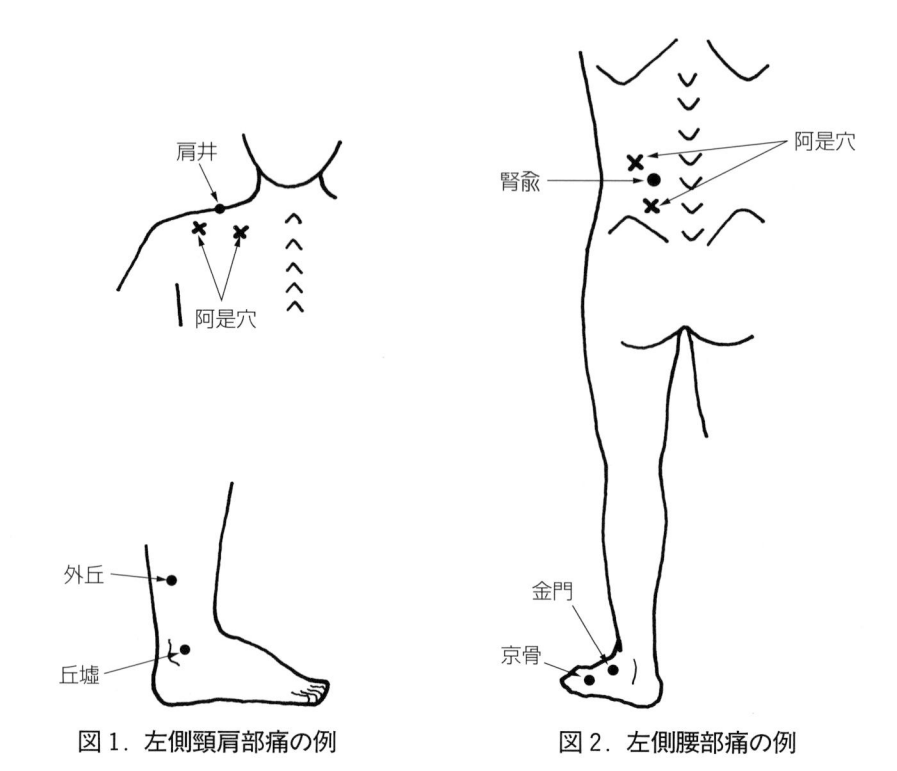

図1．左側頸肩部痛の例　　　図2．左側腰部痛の例

て、「膀胱経」の原穴（京骨）と郄穴（金門）だけに同様の注射をします。そして、最後に阿是穴である部位にも同様の注射をしていきます（図2）。

VIII. 灸療法についての講義

灸療法とは

　灸療法とは、経穴に「もぐさ」をすえることで、局所に温熱刺激を与え、血行改善を試みたり、東洋医学的な気血をよくし、それによって、各種の疾患を治療しようとする療法のことをいいます（図1）。

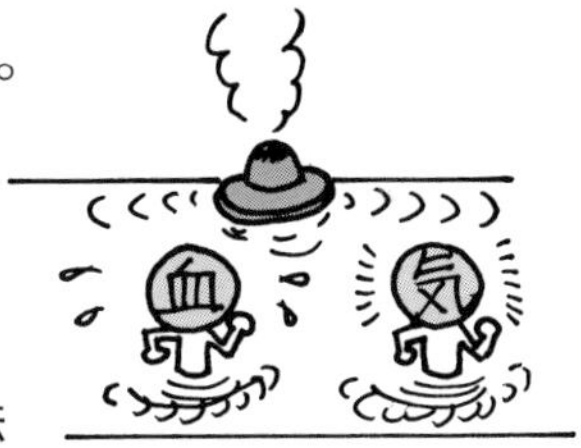

図1. 灸療法

灸の種類と方法について

　いろいろなものがあって、すべてを紹介するわけにはいきませんが、一般の人が使用可能で、かつ、代表的なものについて述べることにします。

1 も条灸

　もぐさを紙で包んで、直径が約1.5cm、長さが20cmくらいの、棒状の葉巻タバコのようにして、それを十分乾燥させたものを「も条灸」といっています。

　実際には、例えば(株)山正から市販されている「ホットモックス」などのようなもので十分に役立ちますので、わざわざ自分で作成する必要はないと思っています。

　灸を施術する時には、灸の片端に火をつけて、施術部の経穴に向け、皮膚表面より3〜5cmくらいの距離から温めるようにします。患者の温熱を感ずる強さによって、最適の距離を決めて温めるようにします。この方法は非常にマイルドな温熱刺激なので、何分でもまた何回でも繰り返して施術できます。

　また、棒状もぐさそのものを使用しなくても、「もぐさの温灸セット」

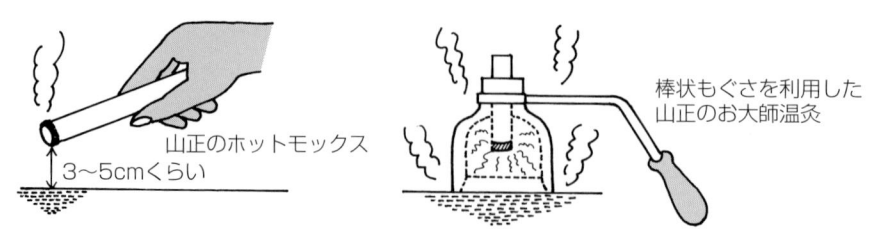

図2．各種灸の温熱療法

を用いて行ってもよいし、「お大師温灸」を用いて行ってもよいと思われます。それらの効果は、どれをとってもほとんど変わりはありません(**図2**)。

2 も粒灸

　もぐさを円錐形または円柱形のような形にして使用する方法です。これには、大きく分けて2通りの方法があります。つまり、「直接灸法」と「間接灸法」があり、「直接灸法」とは、円錐形または円柱形にしたもぐさを、直接皮膚表面の経穴上に置き、それに火をつける方法です。これに対して、「間接灸法」とは、非引火性の台紙や、ショウガ、ニンニク、アロエなどを薄く切ったものを経穴上の皮膚表面に置き、その上に円錐形または円柱形にしたもぐさ粒をのせて、それに火をつける方法です。実際の臨床現場では、私は火傷からの予防と治療を兼ねる意味で紫雲膏を用いています。

　1つのもぐさ粒は「1壮」と呼び、使用する壮数はいくつでもよく、病状や患者の証によっても違ってきます。

　その他として、灸の強さにより「無瘢痕灸」と「瘢痕灸」のように区別して施術する方法があります。「無瘢痕灸」とは、もぐさを最後まで燃やしてしまわないで、患者が熱の痛みを感じ、その感覚がある程度強くなったところで、別の新しいもぐさに取り替えて、再び同部に施術し、経穴の皮膚に紅潮が出現するまで繰り返し施術します。この方法は、皮膚に火傷の瘢痕を残さない点において、温熱刺激の強さの程度に差はありますが、大部分の「間接灸法」に当てはまりますので、わざわざこんな手間のかかることをするよりも、私の場合、最初から間接灸法を用いて施術しています。実際の診療では、私は上記の(株)山正の「長生灸」を用いて行っています。

　これに対して、「瘢痕灸」とは、「直接灸法」を用いて、皮膚表面の経穴上のもぐさを燃え尽きるまで留置し、同部位でそれを何回か繰り返します。だいたいの目安としては、経穴の皮膚に水疱形成以上の火傷をつくることで、その部位をよく消毒してから絆創膏を貼っておくとよいでしょう。そうすれば、1週間くらい放置しておくことにより、永久に消えない

図3．も粒灸の種類

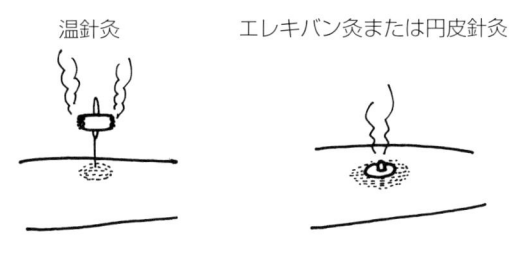

図4．温針灸の種類

瘢痕が生じます。

　しかし、現在の医療環境を考えると、「瘢痕灸」や「直接灸法」は施術しない方がよいと思います（図3）。

3 温針灸・温磁鉄灸

　経穴に刺した針の上にもぐさをつけて点火したり、エレキバンのようなものの上に「も粒灸」をのせて点火する方法のことです。これは針の治療効果を増強させたり、エレキバンの治療効果を増強させたりする方法です。プロの針灸師が使うような、体表から深く刺す長針は一般の人には入手困難ですが、円皮針なら比較的安全で、入手可能かも知れません。私は安全で、手軽な円皮針を好んで用いています。もし、円皮針が手に入らない場合は、エレキバンでも十分代用できると思っています。要は、「ツボ」さえしっかり取れていれば、針だろうがエレキバンだろうが、そんなものはあまり大きな問題ではないのです（図4）。

　以上、その他にもいろいろな方法がありますが、限られた短時間の外来診療で、私が実際に用いている方法は「も粒灸」の「間接灸法」です。使用している灸は「長生灸」ですが、「せんねん灸」やその他の灸でも何ら差し支えないと思われます。

灸療法の適応および注意事項

　灸療法は一般的にみて、虚証・寒証の患者に適していますが、実証・陽証の患者でも有効で、経穴がしっかり取れていれば害はないと思われます。
　灸療法の適応疾患は広範囲にわたっていますので、各患者の病状に合わせて選択すればよいのです。
　ここではむしろ、灸療法が適さない場合と注意事項について述べてみます。

1　灸療法が適さない患者

　①熱性疾患のある患者。
　②血圧が異常に高い患者。例えば最高血圧が180以上のような場合。
　③皮膚が極端に弱い患者や重度の皮膚病の患者、色素沈着をきたしやすい患者。
　④子どもや若い女性、灸に対して恐怖心のある患者。
　⑤急性期の心臓病やその他の重篤な疾患のある患者。
　⑥じっと同じ姿勢で安静を保てない患者。
　⑦糖尿病などの易皮膚疾患感染性の患者。

2　灸療法の注意事項

　①体動すると皮膚に火傷をきたしやすいので、動かないように指示します。もし、火傷した場合、十分な消毒をして、感染予防をしなければなりません。水疱形成の場合、清潔な注射器で水疱内液を吸収し、その後十分な消毒をします。そして、抗生物質軟膏などの塗布を試みて、患部を感染から保護します。不幸にして火傷の痕形が残った場合でも、太陽光などからの紫外線をシャットアウトし、ステロイド剤の軟膏などを薄く塗布していれば、間接灸法の場合はほとんどのケースで、数カ月後には痕形は消えて無くなります。火傷の危険性がある場合、コストがかかりますが、あらかじめ、紫雲膏を塗布して、その上に灸をのせてする方法もあります。
　②熱痛で我慢できない患者の場合は、辛抱させずに、速やかに灸を取り除きます。
　③灸療法施行当日は風呂に入って、タオルなどで患部を強くこすらないように指示します。
　④顔面の灸療法は、できるだけ避けるようにします。

私の灸療法の効果判定

これまで、延べ人数にして1万人くらいの患者に施行してきました。その結果と効果判定は全疾患を考慮して、だいたい下記のようなものでした。

1 自覚症状よりの効果判定

①痛みなど、症状がなくなった。
②症状がかなり改善した。
③変化なし。
④悪化した。

①と②が有効で、これまでの経験と実績により、①は30～40％、②は50～60％、③は10％、④は0％でした。

2 温熱による効果判定

①経穴に置いた灸のまわりに、直径4～5cmくらいの発赤が出現する。
②灸が熱くて、辛抱できないくらいになる。
③これまで熱く感じなかったのに、熱く感じるようになってきた。
④経穴に置いた灸のまわりが、ほとんど赤くならない。
⑤ほとんどまたは全然熱さを感じない。

①、②、③はかなり有効ですが、④、⑤は効果が望めない場合がありました。

5回くらい灸療法を行なっても、1．自覚症状よりの効果判定の③、④または2．温熱による効果判定の④、⑤のような状態であれば、灸療法の効果はあまり期待できませんので、針療法その他の治療法に変えた方がよいと思われます。

灸療法の補瀉について

ここに述べてあるような各経穴を圧して、圧痛や硬結があり、皮膚がつやつやしていて張りがあったりする場合は、証でいえば「実証」タイプに多く、陥下や浮腫があったり、圧して痛みよりもむしろ気持ちよさを感じるような場合は「虚証」タイプに多い所見とされています。

灸療法上、実証には「瀉法」を、虚証には「補法」を行います。

「瀉法」とは、実（邪気の過多）に対して、過多なものを奪う目的で行う施灸法をいいます。実際の施灸において、熱刺激の弱い灸を数少なく施

図5. 灸療法の補瀉

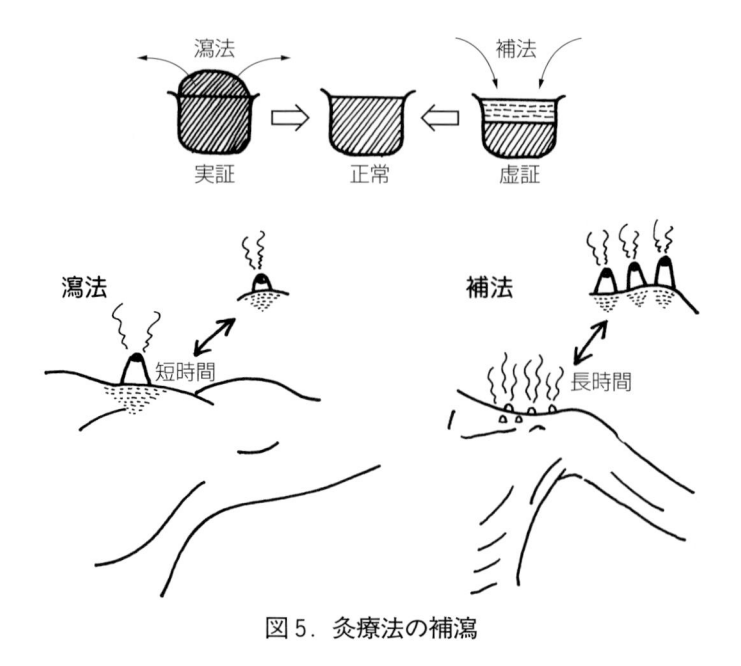

術する方法がとられていますが、私の経験では、熱刺激の強い灸や大きな灸でも数少なく、かつ、時間も短く施術すれば、同様の効果が得られています。

　これに対して「補法」とは、虚（気血の不足）に対して、不足を補う目的で行う施灸法をいいます。実際の施灸において、熱刺激の強い灸を数多く施術する方法がとられていますが、私の経験では、熱刺激の弱い灸や小さな灸でも数多く、かつ、時間も比較的長く施術すれば、同様の効果が得られています（**図5**）。

その他

　私は灸療法を施行する前は必ず、初診・再診にかかわらず、血圧を測定しています。それは、高血圧や血圧の上昇による危険な病態を、事前に察知して回避するためです。しかし、灸療法を施行した後は、一般的にいって、高血圧症の患者では最高血圧、最低血圧ともに、10〜20くらい下がっている場合が多いのです。ですから、灸療法を希望する患者の最高血圧が180以上あるような場合でも、患者の強い希望があれば、降圧療法を行ってから灸を施術するようにしています。これまで、このような方法で数多くの高血圧症の患者にも灸療法を行ってきましたが、一度もトラブルが生じたようなことはありませんでした。

　狭心症などの心疾患や脳血管障害の患者なども同様で、その他の多くの

疾患に対しても、特に問題となるようなことはありませんでした。

　これまで、素人のお灸というのは経穴に関係なく、ただ「熱ければよい」というのか、大きなもぐさを直接、痛い箇所の体表面につけて行う直接灸法が主であったのですが、身体に痛々しい火傷の痕がつく割には、その患者が満足するくらいの、十分な効果が得られていなかったように思われます。

　経穴さえしっかり取れていれば、それほど熱くなくても十分に有効です。

　また、灸療法は毎日する必要がなく、週に1〜2度くらいでも十分です。ほとんどの場合、1〜2回でよくなってしまいます。どうしても毎日お灸をしたい場合は、同じ場所に何回も置くと、皮膚が弱くなって火傷しやすくなりますので、別の経絡上の経穴に変更するか、経絡や経穴の変更が無理なら、その経穴から2cm以内の範囲内で、適時移動させることが必要です。

　灸療法終了後には、アルコール綿で施術部位を拭いておくことが重要です。アルコールの気化で、同部の皮膚温が下がり、火傷の予防に役立ちますし、それと同時に消毒効果も期待できるからです。

各種疾患と灸療法の施術部位について

　灸療法の適応疾患は多く、数えあげればきりがないくらいです。比較的安全で、しかも効果の発現が早いので、旧くから一般の民間人の間でも、民間療法として広く愛用されてきました。しかし、今日では医学の発展が目覚ましく、灸療法にとって代わる治療法が山のように出現してきています。だから、灸療法そのものにこだわらなくても、何ら不都合なことは生じていません。それ故に、若い世代を中心に、徐々に忘れ去られつつある運命のように思われます。このままでは、灸にこだわり続ける一部の専門家を除いて、灸療法は医学の桧舞台から遠ざかり、過去の一民間療法のレベルで終わってしまう危惧さえ感じられます。しかし、灸療法には、西洋医学療法にはない、素晴らしい利点があります。「薬害が一切ない」ことがそれです。この素晴らしい利点がある限り、灸療法は針療法とともに、一時期、忘れられることはあっても、決して滅んでしまうことはないと私は信じています。

　しかし、ここで断っておきますが、だからといって、灸療法のみにこだわる必要はまったくないのです。例えば、腰痛、背部痛などでも、単なる痛みだけの疾患だと思い込んで、灸療法のみを施行して、その原疾患を見逃してしまうようなことがあってはならないのです。原疾患を東洋医学的

な診断法のみに頼らず、西洋医学的な診断法も駆使して、十分に検索し、医学の洋の東西を問わず、その患者にとって最適の治療法を選択すべきです。それを怠ると、施術者・患者双方に不幸が訪れることはいうまでもありません。

　ここでは灸療法が本題なので、これらの問題点がすべてクリアできているものとして、以下にその疾患と治療法について述べてみます。

1　実熱証・虚寒証と中間証

　針・灸の治療法を施行する場合には、中国の自然哲学的な思想を理解する必要がありますが、これらは専門書にいくらでも書いてありますので、ここでは省略しておきます（興味のある人は、それなりに勉強していただければ、結構なことだと思われます）。また、陰陽説、五行説、臓腑説、経絡説など、いろいろありますが、ここでは一般の素人の方にもわかりやすいように、難しい理論的なことを省いて、それらを包括した実際の手順に重点をおいて、できるだけたくさんの絵を使って説明することにしました。したがって、本書では理論を知らなくても、誰でも簡単に灸療法が施行できるように工夫してあります。

　しかし、本書の先に述べてある理論を既にマスターしていただけたなら、よりわかりやすく、取り組みやすいものになるであろうと思われます。

　さて、患者の体力・精力により、実証と虚証に分け、病気が発生した時期によって、熱証と寒証に分けて考えます。そして、そのどちらでもない場合を中間証にしています。

　私は便宜上、灸療法の場合は大きく3つに分けています。つまり、実証と熱証を合わせて「実熱証」とし、虚証と寒証を合わせて「虚寒証」としています。そして、実証で寒証の場合や虚証で熱証の場合は「中間証」としてまとめていますし、実・虚、熱・寒の証の決定の際、いずれかの証に中間証があれば中間証としています。また、証が決定できない場合も中間証にしています。このように、私の場合、実熱証や虚寒証に対して、中間証の範囲を広くしているのが特徴です。

　実熱証では瀉法を用い、虚寒証では補法を用います。中間証では両者を組み合わせた合法を用います。

2 補瀉の手技

❶ 補法
　私の場合、弱い熱刺激の灸を数多く、比較的長い時間に渡って施術します。具体的には長生灸を比較的たくさんの経穴において、熱痛を感じる程度で取り外し、それを繰り返して行います。もちろん、強い熱刺激の灸を数多く施術する方法もありますが、この場合は、短時間で終えるようにした方がよいと思われます。

❷ 瀉法
　私の場合、強い熱刺激の灸を数少なく、比較的短時間で施術します。具体的には長生灸を比較的少ない経穴において、少々熱痛を感じても我慢してもらい、熱痛を感じなくなるまで留置します。これは、繰り返して行ってはなりません。もちろん、弱い熱刺激の灸を数少なく施術する方法もありますが、この場合は、比較的長い時間にわたって施術した方がよいと思われます。

3 証の取り方

　ここでは、この章だけを読んでも、ある程度理解できるように、簡単に説明してあります。

❶ 身体全体の実虚証について（図6）
　①実証：肌艶がよく、筋肉質で活力があり、精力的な感じのする人。
　②虚証：肌艶が悪く、やせていたり、ブヨブヨしていて、活力のない虚弱体質の人。

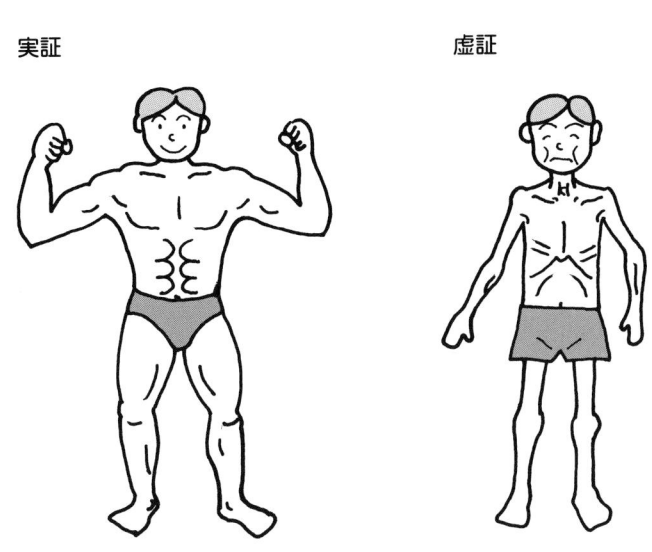

図6. 実証と虚証

❷ 罹患部の実虚証について（図7）

①実証：同部の皮膚が硬く張った感じで、強い圧痛がある部位。
②虚証：同部の皮膚がブヨブヨまたは皺よった感じで、圧痛もそれほど強くない部位。

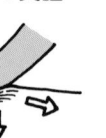

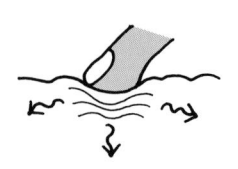

図7．罹患部の実証と虚証

❸ 罹患部の熱寒証について（図8）

①熱証：病初期から1〜2週間くらいまでの、痛みが強く、強い痛みに対する対処が不十分な時期の証をいいます。
②寒証：それ以降の、痛みの強さは病初期に比べたら強くはないが、依然として不快な痛みが持続している時期の証をいいます。

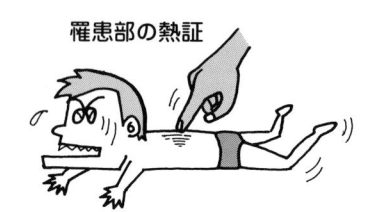

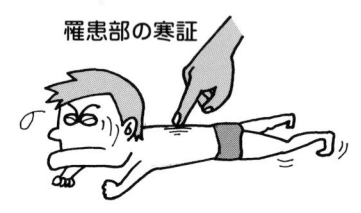

図8．罹患部の熱証と寒証

4 灸療法に必要な経穴

灸療法に必要な経穴は数多くありますが、ここでは最低限必要であると思われるものについて説明します。

❶ 原穴（図9）

各経脈の四肢末端部付近にあり、それぞれの経脈の基本となる経穴を「原穴」といいます。三焦の原気が現れるところともいわれています。

・手の太陰肺経……太淵（たいえん）：掌側で第1指側の手関節部付け根のところ。
・手の陽明大腸経……合谷（ごうこく）：背側で第1指と第2指を拡げて、その中心線の合するところ。
・足の陽明胃経……衝陽（しょうよう）：足背側で第2趾と第3趾をほぼ同じ長さを延長させて接したところ。
・足の太陰脾経……太白（たいはく）：足内側で第1趾付け根から第1趾の半分の長さを延長したところ。
・手の少陰心経……神門（しんもん）：掌側で第5指側の手関節部付け根のところ。
・手の太陽小腸経……腕骨（わんこつ）：背側で第5指側の手関節部より2cm末梢のところ。
・足の太陽膀胱経……京骨（けいこつ）：足背側で第5趾の長さを約4倍延長したところ。

図 9．原穴の部位

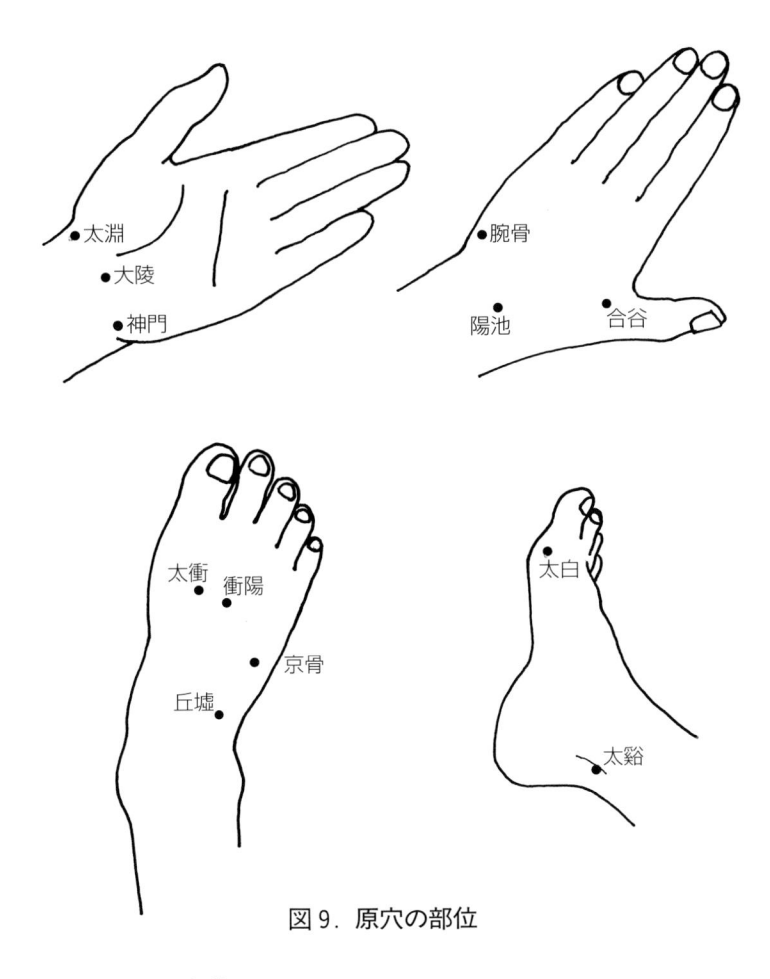

- 足の少陰腎経……太谿：足関節内果とアキレス腱の接するところ。
- 手の厥陰心包経……大 陵：掌側で手関節部のほぼ中央のところ。
- 手の少陽三焦経……陽池：背側で手関節部のほぼ中央のところ。
- 足の少陽胆経……丘 墟：足を反らせてできる足関節部の外側のくぼみのところ。
- 足の厥陰肝経……太 衝：足背側で第 1 趾と第 2 趾をほぼ同じ長さを延長させて接したところ。

❷ 兪穴

各経脈の経気の集まる部位で、脊柱の両側の太陽膀胱経に位置し、臓腑に対応している経穴を「兪穴」といいます。

❸ 募穴

各経脈の経気の集まる部位で、胸腹部の各部に散在している経穴を「募穴」といいます。

兪穴と募穴はそれぞれ対応していますので、募穴で判定し難い場合は、兪穴で判定することもできます（図 10）。

〈兪穴-経脈-募穴〉

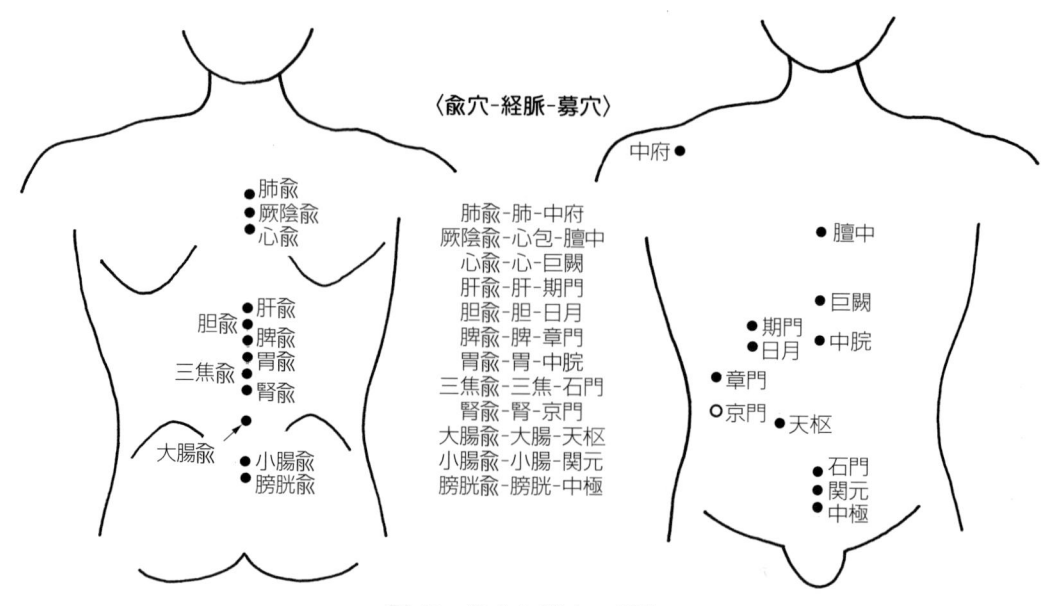

肺兪-肺-中府
厥陰兪-心包-膻中
心兪-心-巨闕
肝兪-肝-期門
胆兪-胆-日月
脾兪-脾-章門
胃兪-胃-中脘
三焦兪-三焦-石門
腎兪-腎-京門
大腸兪-大腸-天枢
小腸兪-小腸-関元
膀胱兪-膀胱-中極

図10．兪穴と募穴の部位

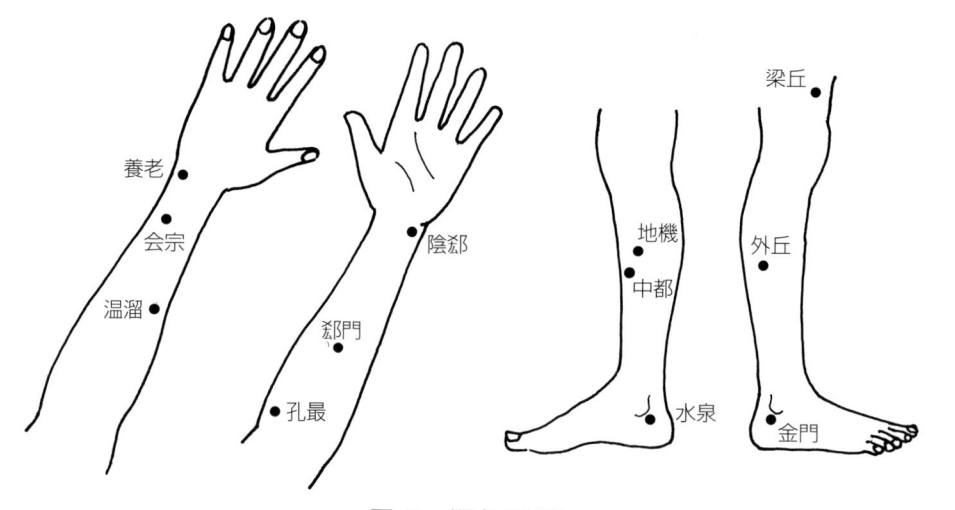

図11．郄穴の部位

❹ 郄穴（気血が集まるところとされ、急性疼痛に対する経穴といわれています）（図11）

・手の太陰肺経……孔最（こうさい）：肘関節屈側の外側より6cm手指側のところ。
・手の陽明大腸経……温溜（おんる）：前腕第1指側の外側のほぼ中央のところ。
・足の陽明胃経……梁丘（りょうきゅう）：膝蓋骨外側の上方4cmのくぼみのあるところ。
・足の太陰脾経……地機（ちき）：中都から2cm上後側のところ。

156

- 手の少陰心経……陰郄：前腕掌側の第5指の手関節部付け根から1cm肘側のところ。
- 手の太陽小腸経……養老：手背側の第5指側の尺骨茎状突起の中央のところ。
- 足の太陽膀胱経……金門：足関節外果の後下端のところ。
- 足の少陰腎経……水泉：足関節内果の下部とアキレス腱の間のところ。
- 手の厥陰心包経……郄門：前腕掌側の中央のところ。
- 手の少陽三焦経……会宗：手関節部の背側中央から6cm肘側のところから2cm尺側のところ。
- 足の少陽胆経……外丘：下腿外側中央より後方1cmのところ。
- 足の厥陰肝経……中都：下腿中央で脛骨の内側面のところ。

❺ 補瀉穴の一例（図12）

- 手の太陰肺経……実証（補穴－魚際、瀉穴－尺沢）
  　　　　　　　　虚証（補穴－太淵、瀉穴－魚際）
  　魚際：手掌側の第1指外側の付け根と手関節とのほぼ中央のところ。
  　尺沢：肘関節屈側で橈側から2cm中心よりのところ。
  　太淵：掌側で第1指側の手関節部の付け根のところ。
- 手の陽明大腸経……実証（補穴－陽谿、瀉穴－二間）
  　　　　　　　　　虚証（補穴－三里、瀉穴－陽谿）
  　陽谿：手背側で手関節の第1指側のくぼんだところ。
  　二間：手背側で第2指の付け根の第1指側。
  　三里：肘関節外側で手指側へ4cmのところ。
- 足の陽明胃経……実証（補穴－陥谷、瀉穴－厲兌）
  　　　　　　　　虚証（補穴－解谿、瀉穴－陥谷）
  　陥谷：第2趾と第3趾の付け根から、指の長さ分を足関節側にとったところ。
  　厲兌：足の第2趾爪甲根部の外側のところ。
  　解谿：足関節の背側前面で中央のくぼんだところ。
- 足の太陰脾経……実証（補穴－隠白、瀉穴－商丘）
  　　　　　　　　虚証（補穴－大都、瀉穴－隠白）
  　隠白：足の第1趾の内側爪甲根部のところ。
  　商丘：足関節内果の前下方のところ。
  　大都：足の第1趾の外側付け根の下縁のところ。
- 手の少陰心経……実証（補穴－少海、瀉穴－神門）
  　　　　　　　　虚証（補穴－少衝、瀉穴－少海）
  　少海：肘関節屈側で尺側のところ。

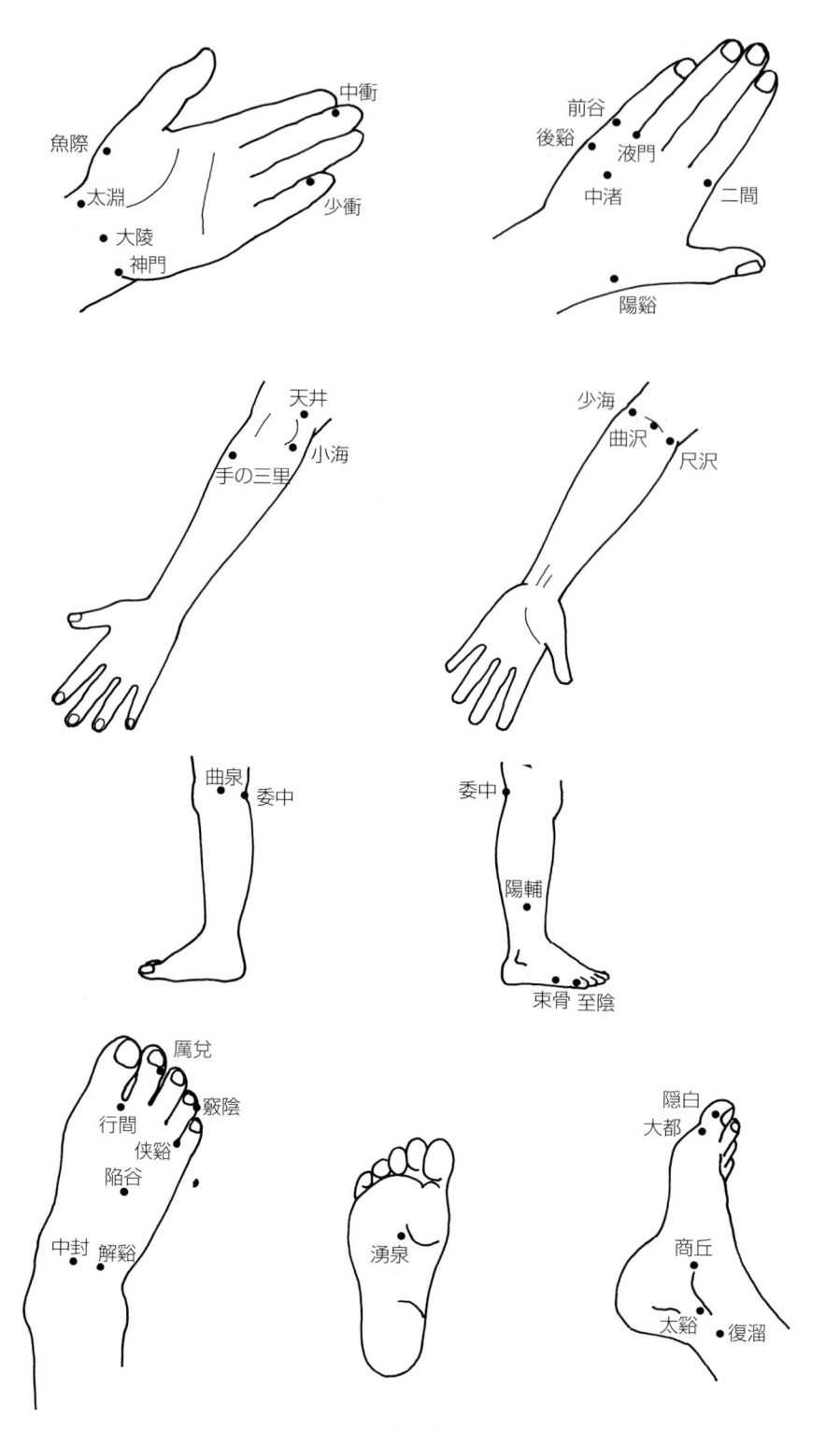

図 12. 各経脈の補瀉穴

VIII. 灸療法についての講義

　　神門：掌側で第5指側の手関節部の付け根のところ。
　　少衝：掌側で第5指の第4指側で、先端から1/2関節のところ。
・手の太陽小腸経……実証（補穴ー前谷、瀉穴ー小海）
　　　　　　　　　　　虚証（補穴ー後谿、瀉穴ー前谷）
　　前谷：手背側で第5指の付け根の関節の外側で指先側のところ。
　　小海：肘関節外側で尺側のくぼみのあるところ。
　　後谿：手背側で第5指の付け根の関節の外側で手関節側のところ。
・足の太陽膀胱経……実証（補穴ー委中、瀉穴ー束骨）
　　　　　　　　　　　虚証（補穴ー至陰、瀉穴ー委中）
　　委中：膝窩の中央のところ。
　　束骨：第5趾側の後外側で第5趾と同じ長さのところ。
　　至陰：第5趾外側の爪甲根部のところ。
・足の少陰腎経……実証（補穴ー太谿、瀉穴ー湧泉）
　　　　　　　　　虚証（補穴ー復溜、瀉穴ー太谿）
　　太谿：足関節内果とアキレス腱の接するところ。
　　湧泉：足底中央より趾側のくぼみのところ。
　　復溜：足関節内果の上4cmで、アキレス腱の内縁のところ。
・手の厥陰心包経……実証（補穴ー曲沢、瀉穴ー大陵）
　　　　　　　　　　　虚証（補穴ー中衝、瀉穴ー曲沢）
　　曲沢：肘関節屈側の中央のところ。
　　大陵：掌側で手関節部のほぼ中央のところ。
　　中衝：掌側で第3指の末端から1/2関節の長さのところで、第2指
　　　　　側のところ。
・手の少陽三焦経……実証（補穴ー液門、瀉穴ー天井）
　　　　　　　　　　　虚証（補穴ー中渚、瀉穴ー液門）
　　液門：手背側で第4指と第5指の付け根の間のところ。
　　天井：肘関節頭部の上2cmのところ。
　　中渚：液門より4cm手関節側のところ。
・足の少陽胆経……実証（補穴ー竅陰、瀉穴ー陽輔）
　　　　　　　　　虚証（補穴ー侠谿、瀉穴ー竅陰）
　　竅陰：足の第4趾の爪甲根部の外側のところ。
　　陽輔：下腿外側の中心線で、外果より8cm上のところ。
　　侠谿：第4趾と第5趾の間のつけねのところ。
・足の厥陰肝経……実証（補穴ー中封、瀉穴ー行間）
　　　　　　　　　虚証（補穴ー曲泉、瀉穴ー中封）
　　中封：足関節で背側前面の中央のくぼみから、内側の次のくぼみの
　　　　　あるところ。

行間：第1趾と第2趾の付け根のところ。
　　曲泉：膝内側の中央のところ。

❻ 阿是穴

　正穴、奇穴以外の部位で、一定の場所と名称を持たず、按じて「気持ちのよいところ」「痛むところ」として表現される反応点を、「穴」として取穴したところをいいます。この阿是穴のみを使った針灸療法もありますが、局所療法の域を出ず、人体全体を考えて治療する東洋医学的な考え方からすると、これのみに頼る治療法は、あまり勧められません。むしろ、伝統的な取穴に則った治療法の、補助療法として利用した方がよいように思われます。

5　灸療法の実際

　数え切れないくらい多くの疾患について、いちいち懇切丁寧に解説していくわけにはいきませんので、本書では、日常よく経験する疾患のうち、代表的なものを少し選んで解説していきます。これらの疾患でも、実際には、いろんな疾患が入り混じっていて、このように単純なものではないのですが、話をわかりやすくするために、単一の疾患についてのみ述べてみます。ですから、知識欲の旺盛な読者にとっては、少し物足りないのかも知れませんが、入門書としての本書の役割を考えますと、これで十分だと思っております。

　具体的な疾患について述べる前に、知っておいて便利だと思われる、人体解剖について少し述べてみます。

　頭部を前屈して、後頸部と肩の部分が接するところで、一番突出している骨の部分が、第7頸椎の棘突起に相当します。この骨の下の部分が「大椎」という経穴に相当します。腰の部分で、両腸骨棘の上端を結ぶ線と腰椎の交点は、第4腰椎と第5腰椎の間の部分に相当します。この部分は「腰の陽関」という経穴にほぼ一致しています（図13）。

　これらの解剖学的知識を利用して、経絡上の経穴を位置決めしていくと、正確で素早い取穴が可能です。

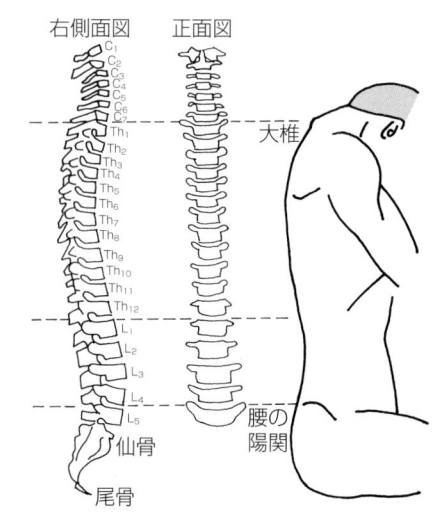

図13. 脊椎と経穴の関係

罹患部位に相当する経絡を大まかに見当づけて、いずれの経絡に異常があるかを決め、それを「主経」として位置づけます。

この「主経」を決定する際には、脈診・腹診・背診などを中心として、臓腑・経絡の虚実、寒熱などを判定し、各経穴を目標にして、経絡の走行に従って触診を行っていきます。そうして決定された「主経」と「証」は「肺経の虚寒証」とか「胃経の実熱証」とかのような呼称で述べられています。

治療の原則は、あくまでも、経絡の補瀉にあります。

ここで参考までに述べてみますと、経絡を「証」に従って補瀉して治療する方法を「本治法」といい、施術者の経験に頼った独自の治療法を「標治法」といいます。

本書では両者を混在させて説明していますが、できれば、適切な参考書などで、しっかりと「本治法」を学んでいただければ幸いです。

取穴する経穴には、各経絡の「原穴」「兪穴」「募穴」「郄穴」「補瀉穴」「阿是穴」などがあります。このうち「阿是穴」は必要に応じて、反応点の強い部位から順に取穴していき、阿是穴の証を決定し、その証に応じて補瀉を行っていきます。しかし、阿是穴の取穴は最多でも、3穴くらいまでにした方がよいでしょう。

❶ 腰痛

左の「腎兪」付近が罹患部で、「膀胱経」が主経の場合を例として図示します（**図14**）。

まず、膀胱経に関して原穴として「京骨」、兪穴として「膀胱兪」、郄穴として「金門」、補瀉穴として「委中」、「束骨」、「至陰」などを取穴します。そして阿是穴として「腎兪」、「志室」、「大腸兪」なども取穴するとしましょう。さらにまた、私の標治法として「命門」、「腰の陽関」も追加して取穴する場合を考えてみます。

膀胱経の証により、原穴（京骨）、兪穴（膀胱兪）、郄穴（金門）、補瀉穴（委中、束骨、至陰）を補瀉していきます。この場合、すべての経穴を左右共に補瀉する必要はなく、兪穴（膀胱兪）と郄穴（金門）と補瀉穴の一部（委中）についてのみ、左右の経穴を補瀉します。

阿是穴は膀胱経の証とは別に、個々の阿是穴の証について判定し、それに対して補瀉を行っていきます。この場合、罹患部の「腎兪」についてのみ、左右の経穴を補瀉します。

標治法として取穴した「命門」、「腰の陽関」についても膀胱経の証とは別に、個々の経穴について証を判定し、その証に応じて補瀉を行っていきます。

図14．腰痛

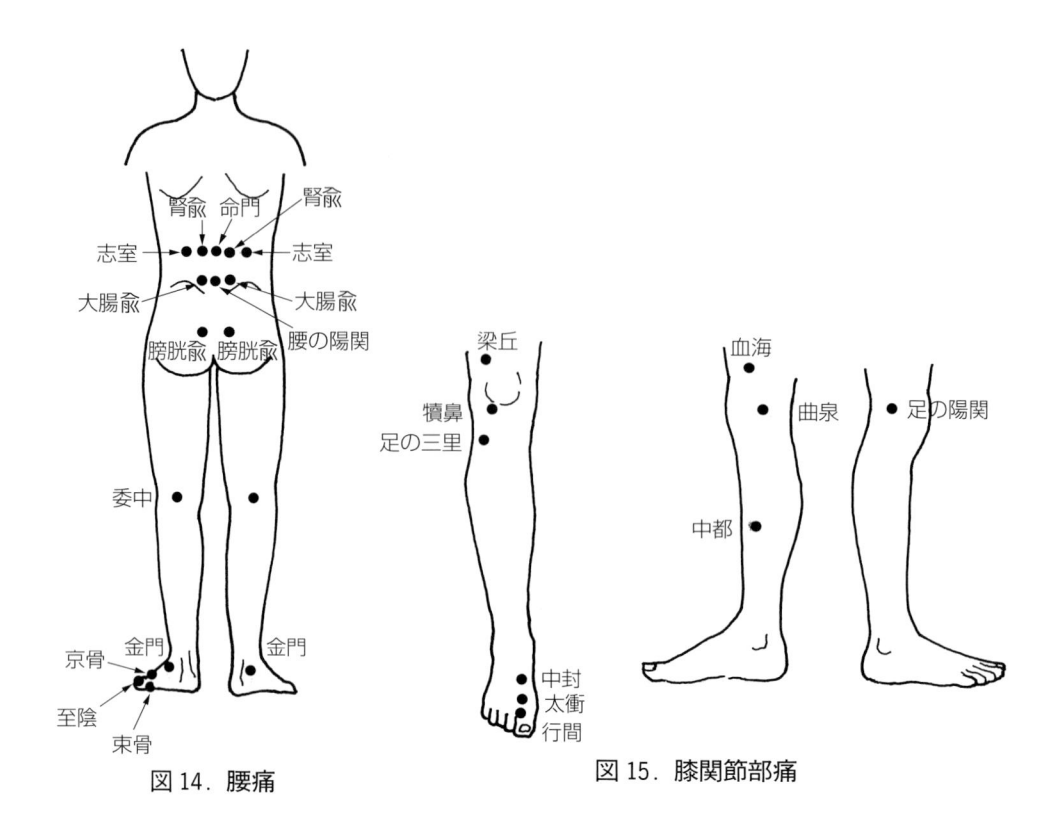

図15．膝関節部痛

膀胱兪：第2仙骨の正中仙骨稜の外側3cmのところ。
腎兪：命門の外側3cmのところ。
志室：命門の外側6cmのところ。
大腸兪：腰の陽関の外側3cmのところ。
命門：第2腰椎棘突起の下方のところ。
腰の陽関：第4腰椎棘突起の下方のところ。

❷ 膝関節部痛

右の「曲泉」付近が罹患部で、「肝経」が主経の場合を例として図示します（**図15**）。

肝経に関して原穴として「太衝」、兪穴として「肝兪」、郄穴として「中都」、補瀉穴として「中封」、「行間」、「曲泉」などを取穴します。そして阿是穴として「血海」、「梁丘」なども取穴するとしましょう（この場合、「曲泉」は補瀉穴として考えます。阿是穴としても考えられますが、補瀉穴の方を優先させます）。さらにまた、私の標治法として「足の陽関」、「犢鼻」、「足の三里」も追加して取穴する場合を考えてみます。

肝経の証により原穴（太衝）、兪穴（肝兪）、郄穴（中都）、補瀉穴（中封、行間、曲泉）を補瀉していきます。この場合、すべての経穴を左右ともに補瀉する必要はなく、兪穴（肝兪）と郄穴（中都）と補瀉穴の一部

162

図16. 頸肩部痛　　　　　図17. 肩関節周囲炎

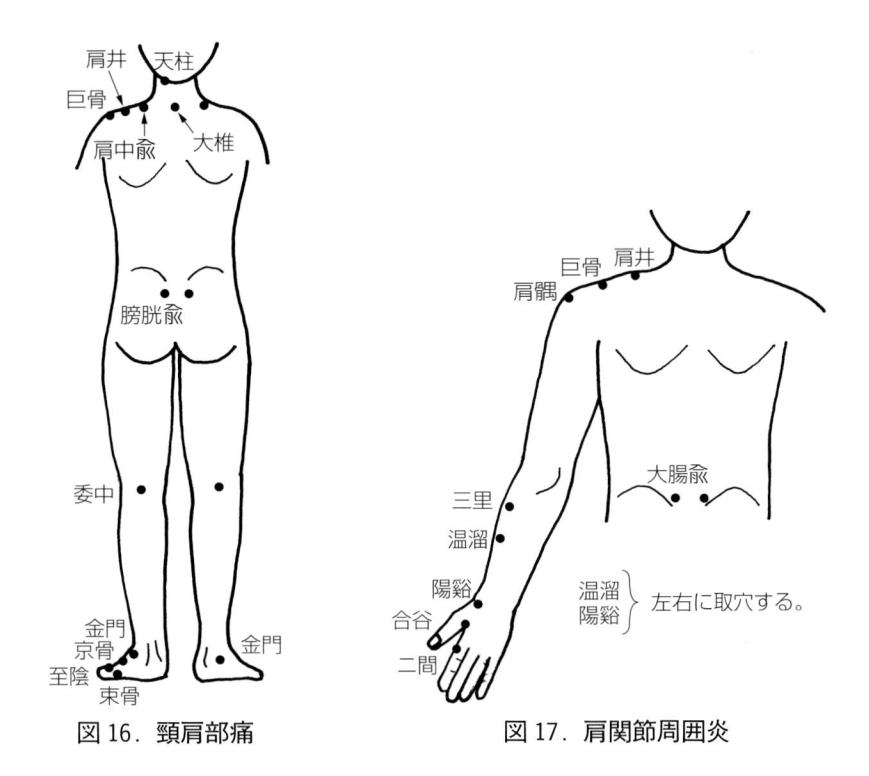

（中封）についてのみ、左右の経穴を補瀉します。
　阿是穴は肝経の証とは別に、個々の阿是穴の証について判定し、それに対して補瀉を行っていきます（この疾患例の場合、罹患部の「曲泉」は補瀉穴として考えます）。
　標治法として取穴した「足の陽関」、「犢鼻」、「足の三里」についても、肝経の証とは別に、個々の経穴について証を判定し、その証に応じて補瀉を行っていきます。

　　肝兪：第9肋間で、脊柱の外側3cmのところ。
　　血海：膝蓋骨の内側上方で、近接する筋肉の盛り上がったところ。
　　梁丘：膝蓋骨の外縁上方4cmのくぼんだところ。
　　足の陽関：膝関節部の外側で、ほぼ中央のところ。
　　犢鼻：膝蓋骨の下縁と頸骨の骨頭が接する部位で、膝靱帯外側のくぼんだところ。
　　足の三里：膝下で頸骨外縁のくぼんだところ。

❸ 頸肩部痛

　左の「肩中兪」付近が罹患部で、「膀胱経」が主経の場合を例として図示します（**図16**）。

膀胱経の原穴、兪穴、郄穴、補瀉穴の取穴に関しては、先に述べた腰痛の場合と同じです。阿是穴として「肩中兪」、「天柱」、「巨骨」などを取穴し、標治法として「大椎」、「肩井」なども取穴した場合を例として図示しています。

　補瀉の方法は先に述べた場合と同じです。阿是穴の「肩中兪」についても、先に述べた腰痛の場合と同じで、左右の経穴を補瀉します。

　　肩中兪（けんちゅうゆ）：大椎の外側4cmのところ。
　　天柱（てんちゅう）：後頭部の髪の生え際で、身体の正中から外側に1cmのところ。
　　巨骨（ここつ）：鎖骨と肩甲骨の接するところ。
　　大椎（だいつい）：第7頸椎棘突起の下のところ。
　　肩井（けんせい）：肩先の中央のところ。

❹ 肩関節周囲炎

　左の「巨骨」付近が罹患部で、「大腸経」が主経の場合を例として図示します（図17）。

　大腸経の原穴として「合谷」、兪穴として「大腸兪」、郄穴として「温溜」、補瀉穴として「陽谿」、「二間」、「三里」などを取穴します。そして阿是穴として「巨骨」、「肩髃」を取穴し、標治法として「肩井」を取穴した場合を例として図示しています。補瀉の方法は、先に述べた場合と同じです。阿是穴の「巨骨」についても先に述べた場合と同じで、左右の経穴を補瀉します。

　　肩髃（けんぐう）：肩関節の前のくぼみのところ。

IX. 針療法についての講義

針療法とは

経穴に針刺激を与えることにより、局所の疾患の改善のみならず、全身の気・血・津液・精の調節も行う治療法をいいます。

針の種類と方法について

針の種類はたくさんありますが、本書の目的がプロの針灸師を育成するためのものではありませんので、初心者にとって比較的安全に、かつ簡単に使用できるものについて述べてみます。詳しく知りたい人は、書店に行けば針の専門書が一杯ありますので、自分の目で見て、自分に合った専門書を選んで勉強して下されば幸いです。

昔の中国では「**九針**」という9種類の針が使われていたらしいのですが、実際の臨床の場で、現在一般的に広く用いられているのは、毛のように細い針「**毫針**」で、その種類だけでも、かなりの数のものがあります。例えば、市販されているものの中で、ステンレス針、銀針、金針、コバルト針、中国針などがあり、それぞれの針の長さや太さもさまざまです。毫針はほとんどの場合、経絡上の経穴を中心として、筋肉や関節などの深部に刺入されます。そして主に、補用に用いられますが、瀉用に用いることも可能です。そのテクニックについては、熟練した豊富な経験が必要で、奥が深く、かなり難しいので、限られたページ数の本書で述べることは、とうてい不可能です。また、本書の目的から大きく外れますので、ここでは述べないことにします。

毫針と並んで、いや、それ以上に臨床の場で広く用いられているものに「**円皮針**」というものがあります（図1）。

円皮針は中国で開発されましたが、日本の針治療にも取り入れられ、瞬く間に普及していきました。形状は画鋲状で、経穴に垂直に刺し、テープ状の物で固定します。実際には、できあがった物が市販されているの

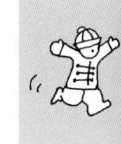

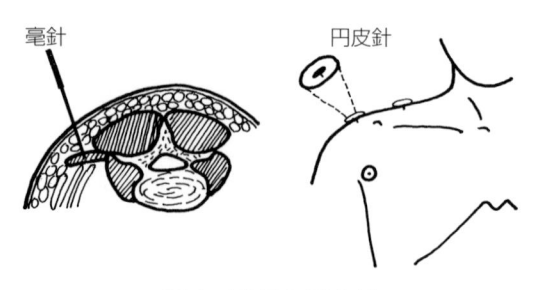

図1．毫針と円皮針

で、テープの固定などは不要です。円皮針は毫針などと違って、体内に深く入っていかないので、安全に使用でき、慣れてくれば極短時間で簡単に施行できます。ですから、忙しい現在の臨床現場には、ピッタリだと思われます。また、仮に間違った治療法を行っても、大きなトラブルに発展することはありません。そのようなわけで、これから針治療を始めようとする読者にとっては、円皮針は最適のものであると思われます。

　私自身、実際の臨床の場で多用しているのは円皮針です。これまでに、延べ人数にして1万人くらいの患者に施行してきましたが、「効果あり」の声は聞いても、「効果なし」とか「悪くなった」とかの苦情やトラブルは経験しておりません。

　以上のことから、本書では、初心者の入門書ということに重点を置いて、針治療の中の「円皮針療法」についてのみ、これから述べていくことにします。

円皮針療法の適応および注意事項

　円皮針療法の適応疾患は広範囲にわたっており、適応のない疾患や注意事項はほとんどないのですが、下記の事項には気をつけておいた方がよいでしょう。

1 円皮針療法が適さない患者

1．出血傾向の強い患者
2．皮膚が極度に弱い患者
3．聞きわけのない小さな子ども
4．易皮膚化膿性疾患を有する患者

2 円皮針療法の注意事項

1．皮膚の感染症を防ぐために、刺針部位を十分に消毒するようにします。
2．テープかぶれのひどい患者であれば、長期にわたって留置しないよう

に指示します。
3. 刺針部位を引っ掻いたり、擦ったりしないように指示します。
4. もし針がはずれたら、自分勝手に適当な場所に貼りかえないように指示します。
5. 入浴中に刺針部位を強く擦って洗ったり、風呂場で針を落としていかないように指示します。

円皮針療法の利点と欠点について

　円皮針療法の利点は先に述べたように数多くありますが、その主なものについて少し述べてみます。また、欠点についてもほとんど問題となる事項はありませんが、少し述べてみることにします。

1 円皮針療法の利点

1. 灸療法と違って、体表部に跡形がつきません。したがって、顔面や露出部にも施針できるという利点があります。
2. 毫針と違って、体内に深く刺入することがないので、安全に施針できます。
3. 比較的長期間留置できますので、針の治療効果の持続が可能です。

2 円皮針療法の欠点

1. 毫針に比べて、早期の治療効果が劣ります。
2. 風呂場などで自然に脱落して、しらずに足で踏みつけたりして、患者やその周りの人たちが痛い思いをすることがあります。
3. 針を留置していることを忘れて、長期間放置し、施針部位が化膿する場合があります。

円皮針療法の適応疾患について

　円皮針療法の適応疾患は多く、数え上げればきりがないくらいです。医学が高度に発達した現在でも、その適応疾患や需要は衰えることがありません。そんな中で、円皮針療法が適していると思われる疾患を、本書で少し取りあげて、簡単に述べてみることにします（円皮針療法は、灸療法とかなりの部分で一致しますので、その適応疾患もほとんどが重複します。ですから、ここでは灸療法で述べなかったような疾患について述べていきます）。

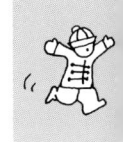

1 実熱証・虚寒証と中間証

灸療法のところで述べましたので、ここでは省略します。

2 証の取り方

灸療法のところで述べましたので、ここでは省略します。

3 補瀉の手技

❶ 補法

比較的小さな円皮針を用いて、ツボとその周りに、数多く施針するようにします。施針期間は、できるだけ長く留置するようにしますが、1～2週間程度までにした方がよいでしょう。

❷ 瀉法

比較的大きな円皮針を用いて、ツボをねらい撃ちにします。施針期間はあまり長くせず、1～2日くらいまでがよいでしょう。

❸ 中間証の方法

中位の大きさの針を用いて、ツボに約1週間くらいまで留置します。

4 円皮針療法に必要な経穴

灸療法のところで述べましたので、ここでは省略します。

5 疾患各論

❶ めまい・耳鳴り

両側にめまい・耳鳴りなどの症状があり、どちらかというと右側が強い場合で、右の「耳門(じもん)」から「糸竹空(しちくくう)」にかけて、不快感が強い場合を例と

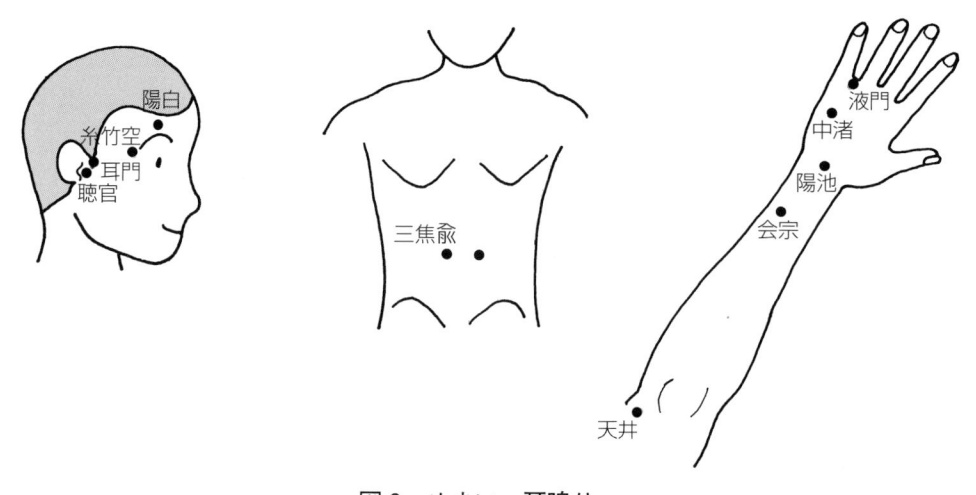

図2. めまい・耳鳴り

して図示します（図2）。

　この場合、主経が「三焦経」に相当しますので、原穴として「陽池」、兪穴として「三焦兪」、郄穴として「会宗」、補瀉穴として「液門」、「天井」、「中渚」などを取穴します。そして阿是穴として「耳門」、「糸竹空」なども取穴するとしましょう。さらにまた、私の標治法として「聴宮」、「陽白」も追加して取穴する場合を考えてみます。

　三焦経の証により、原穴（陽池）、兪穴（三焦兪）、郄穴（会宗）、補瀉穴（液門、天井、中渚）を補瀉していきます。このうち、兪穴（三焦兪）と郄穴（会宗）と補瀉穴の一部（液門）についてのみ、左右の経穴を補瀉します。

　阿是穴は経絡の証とは別に、個々の阿是穴の証について判定し、それに対して補瀉を行っていくのですが、この例での「耳門」と「糸竹空」は、左右の経穴について補瀉します。

　標治法として取穴した「聴宮」、「陽白」についても、三焦経の証とは別に、個々の経穴について証を判定し、その証に応じて、補瀉を行っていきます。

　　三焦兪：第1腰椎棘突起の下側で、外側3cmのところ。
　　耳門：上の耳珠溝の直前のところ。
　　糸竹空：眉毛の外端のところ。
　　聴宮：耳珠の直前のところ。
　　陽白：眉毛の中央の上2cmのところ。

❷ 耳鳴り・難聴

　①の例では、所見のみに焦点を当てた場合の、針灸の治療法について述べてみましたが、今度は「耳鳴り・難聴」を例にして、東洋医学的総合アプローチによる治療法について説明してみます。

　症例は56歳女性で、主訴は左耳鳴り、難聴です。発症時から耳鼻咽喉科にて「突発性難聴」の診断のもとに、ステロイドの大量療法を中心とした西洋医学的な治療を受けていましたが改善せず、2週間後に東洋医学的治療を希望して来院してきました。現症としては、身長150cm、体重56kg、血圧156/92。脈は68/分、整、左手寸口で浮、緩。舌は少し大きく腫れぼったく白苔（＋）、裏面の静脈怒張（±）。腹証としては腹筋、腹力は中等度あるいはそれ以下で、「関元」付近での皮膚は皺寄った感じがして、同部の圧痛もそれほど強くありません。胸脇苦満や小腹不仁などの所見は認めません。体質的には中間証〜虚証と判断できます。

　舌が大きく腫れぼったいことから、うっ血や浮腫などの症状の存在が考

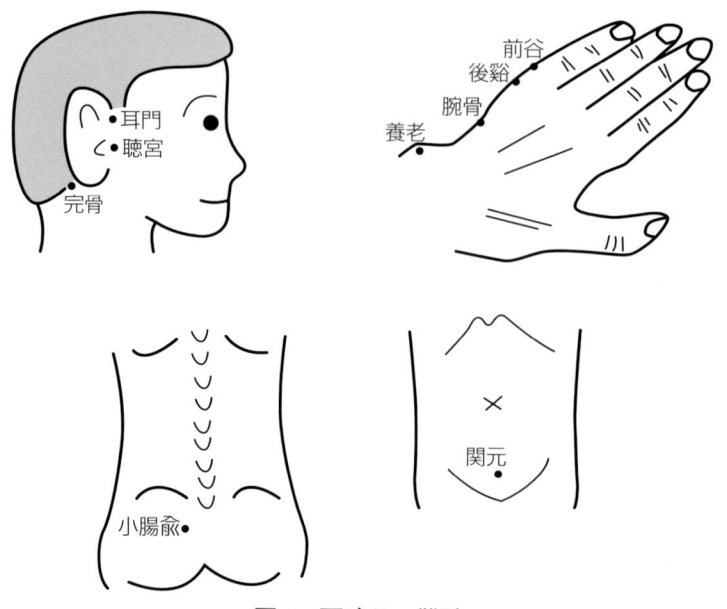

図3．耳鳴り・難聴

　えられ、白苔（＋）より病勢がやや強いことがうかがえます。脈診で、左手寸口が浮、緩であることから、手の太陽小腸経の虚証が疑われます。同じように腹証で、腹筋、腹力が中等度あるいはそれ以下であり、「関元」付近で皮膚が皺寄った感じがして、同部の圧痛もそれほど強くないことから、手の太陽小腸経、虚証と判定できます。また、舌の裏面の静脈怒張（±）を認めますが、小腹不仁などの所見を認めないことから、瘀血の症状はそれほど強くないと判断できます。

　以上から、考えられる漢方処方薬としては、主として気に作用する釣藤散や水に作用する苓桂朮甘湯などがあげられます。また、証に関係なく牛車腎気丸が有効であるとの報告もみられます。針灸の治療法としては、小腸経の証により、原穴（腕骨）、兪穴（小腸兪）、郄穴（養老）、募穴（関元）、補瀉穴（補穴として後谿、瀉穴として前谷）などを補瀉していきます。兪穴（小腸兪）はこの場合、省略してもよいでしょう。また、阿是穴として聴宮を選び、耳門、完骨も場合によって選ぶことは可能です。聴宮に関しては左右の経穴について補瀉した方がよいでしょう（**図3**）。

　腕骨（わんこつ）：背側で第5指側の手関節部より2cm 末梢のところ。
　小腸兪（しょうちょうゆ）：第1正中仙骨稜の外側3cm のところ。
　養老（ようろう）：手背側の第5指側の尺骨茎状突起の中央のところ。
　関元（かんげん）：恥骨の正中線上方4cm のところ。
　後谿（ごけい）：手背側で第5指の付け根の関節の外側で手関節側のところ。

前谷(ぜんこく)：手背側で第5指の付け根の関節の外側で指先側のところ。
聴宮(ちょうきゅう)：前述。
耳門(じもん)：前述。
完骨(かんこつ)：乳様突起の後下線のところ。

❸ 手関節痛

右手の「神門(しんもん)」付近が罹患部で、「心経」が主経の場合を例として図示します（**図4**）。

心経の原穴として「神門」、兪穴として「心兪(しんゆ)」、郄穴として「陰郄」、補瀉穴として「小海(しょうかい)」、「神門」、「少衝(しょうしょう)」などを取穴します。そして阿是穴として「神門」と「陽谷(ようこく)」を取穴する場合を考えてみます。

心経の証により、原穴（神門）、兪穴（心兪）、郄穴（陰郄）、補瀉穴（小海、神門、少衝）を補瀉していきます。この場合、兪穴（心兪）と郄穴（陰郄）と補瀉穴の一部（小海）についてのみ、左右の経穴を補瀉します。

阿是穴は心経の証とは別に、個々の阿是穴の証について判定し、それに対して補瀉を行っていきます。この場合、「神門」は阿是穴の証を優先して、左右の経穴を補瀉します。

心兪(しんゆ)：第5肋間で脊椎の外側3cmのところ。
陽谷(ようこく)：手関節で小指側の尺骨茎状突起の先端のところ。

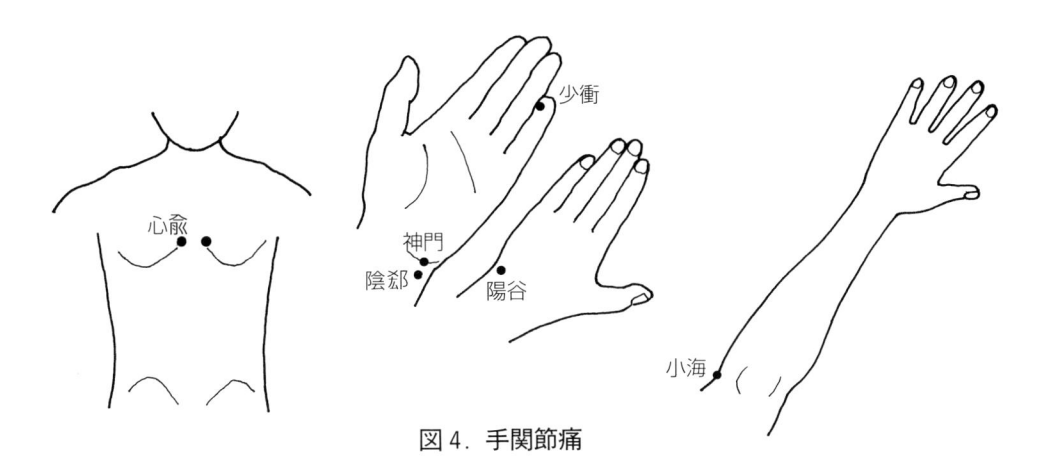

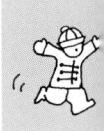

図4．手関節痛

X. 吸玉療法についての講義

吸玉療法とは

　針灸療法とともに、古くから伝わる治療法の1つで、ガラスや陶器でつくったコップのような円筒状容器を用いて、その容器内を陰圧にすることにより、皮膚を充血させて、局所の血行改善を試みたり、瀉血したりする治療法です。

吸玉の種類と方法について　（図1）

　吸玉の種類は普通、ガラス製、陶製、竹製ですが、茶碗やコップなどでもよく、私は心電図検査の胸部誘導の時に使う吸盤を好んで用いています。

ガラス製　陶製　竹製

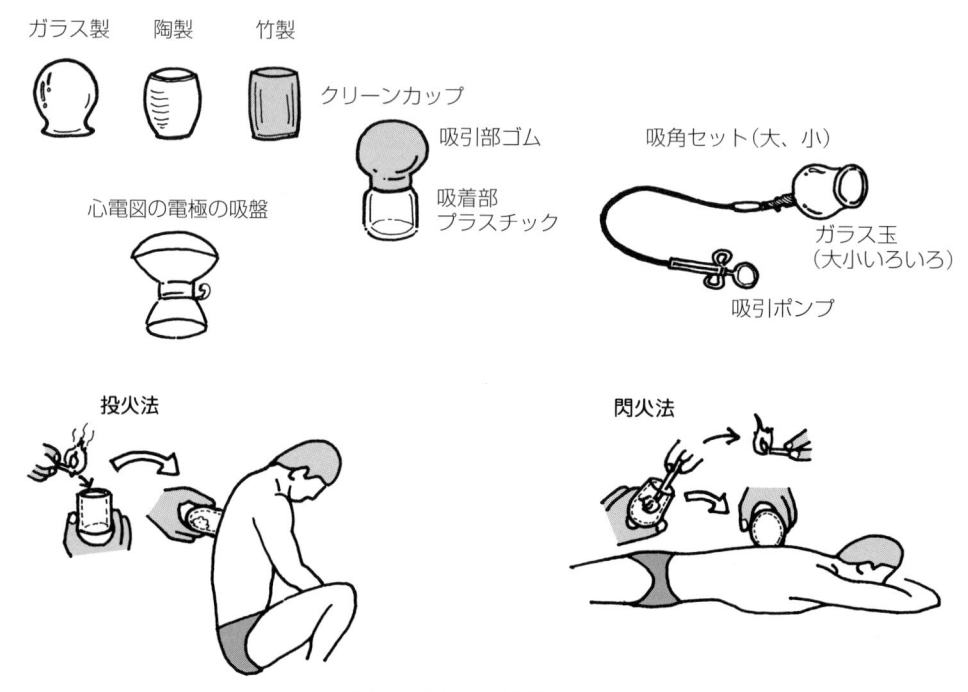

クリーンカップ
吸引部ゴム
吸着部プラスチック

心電図の電極の吸盤

吸角セット（大、小）
ガラス玉（大小いろいろ）
吸引ポンプ

投火法　　　　閃火法

図1．吸玉の種類と方法

吸玉の種類や方法は、成書をみればいろいろと詳しく書いてありますので、ここでは詳しく述べることはしませんが、要は火を使って容器内を陰圧にする方法がほとんどで、その容器として使用されているものとして、陶器やガラスや竹などがあります。
　しかし、火を使った方法では絶えず火傷の危険性が伴いますし、投火法や閃火法などのように、熟練した手技を要するものがほとんどです。
　これに対して、私が使用している吸盤はゴム製なので、火を使った他の方法のように、穏やかな温熱効果は期待できませんが、手軽で火傷の危険性もなく、いろいろな大きさの吸盤を選ぶことによって、陰圧の強さや施術範囲を思いのままに決定することができるというメリットがあります。そして、ほとんどの疾患に対しても、火を使った方法と比べて遜色がないので、私は吸盤で十分だと思っています。
　実際に、「吸角器」という名称で、各種の吸角器が販売されています。

吸玉の利点と欠点について

1　その利点として

1. 比較的安全で、誰でも簡単に行うことができる。
2. ツボの取り方が針灸療法よりも大ざっぱで簡単である。
3. 針と灸の両方を一度にしたような効果が得られる場合がある。
4. 骨・筋肉・神経系の疾患だけでなく、駆瘀血療法としても有効な場合がある。

2　欠点として

1. 吸玉の施術部に一致して長期間皮膚に醜い痕が残る。
2. 糖尿病患者のような易皮膚疾患感染症の患者や皮膚が脆弱な患者では、施術部位の十分すぎるくらいの消毒や施術後の感染症に対する管理が欠かせない。
3. やせ過ぎていたり、心不全などで全身の浮腫をきたしている患者には適さない。
4. 全身状態が極度に悪い患者は適さない。
5. 子どもや若い女性、恐怖心の強い患者には適さない。
6. 施術者が患者の施術部位からの出血で、血液感染の危険性にさらされることがある。
7. 吸玉の消毒法によっては、患者が施術によって傷ついた皮膚表面から、血液感染が発生する危険性もある。

8. 施術部が比較的大きいので、好ましくない部位も包括されてしまうことがある。
9. 傷ついた皮膚での施術や針治療部位での施術は、時として多量の出血をきたすことがある。
10. 精神的に、または多量の出血により、ショック状態をきたすこともある。

以上に述べた事項以外にも、多々あるのかも知れませんが、これらの利点や欠点をよく理解したうえで、吸玉療法の施術の選択をする必要があります。

各種疾患と吸玉の施術部位について

吸玉の適応疾患は多く、数え上げればきりがないくらいです。しかし、他に適切な治療法がなかった時代と違い、医学が高度に発達した現在では、吸玉にこだわらなくても、十分すぎるくらいの治療法がほかにいっぱいあります。したがって、ここでは日常よくみられる疾患で、かつ、吸玉療法が適しているようなもののみを選んでみました。

吸玉療法がよく効いたとか、効かなかったとかは、日頃よく患者から聞かされることですが、私はその効果の良否・大小などは、「その患者の症状が、どれほどうまく吸玉の痛痒い、局所の刺激に置換できたか」にかかっていると思っています。針・灸療法と同じように、「何故それが効くのか」という一番肝心なところは、科学的にはいまだに完全に解明されていません。このことに関しては、今後の研究が待たれるところですが、私のこれまでの感触では、吸玉療法の効果は、針・灸療法よりもマイルドな感じがします。これは決して吸玉療法が針・灸療法よりも劣っているといっているわけではありません。症状の選択によっては、むしろ針・灸療法よりも優れている場合もあります。

これらのことも考慮して、吸玉療法にこだわらない、幅広い治療の選択が必要で、各疾患に対する最適の治療法を適時選んで、それに対処していかなければなりません。

1 実熱証・虚寒証と中間証

灸療法のところで述べましたので、ここでは省略します。

2 証の取り方

灸療法のところで述べましたので、ここでは省略します。

3 補瀉の手技

❶ 補法

　小さい吸盤を用いて、弱い陰圧で、ツボとその周りに数多く施術します。施術時間は15〜20分くらいで、比較的長く留置します。火を使って陰圧にする吸玉療法も要領は同じですが、吸盤よりも難しいテクニックを要しますので、補法の場合は吸盤の方が優れています。

❷ 瀉法

　比較的大きな吸盤を用いて、強い陰圧で、ツボを狙い撃ちにします。施術時間は5分までとし、長く留置してはいけません。火を使って陰圧にする吸玉療法も要領は同じですが、この場合は、吸盤よりも優れていると思われます。ですから、可能なら、火を使った方法で施術する方がよいでしょう。

❸ 中間証の方法

　中位の大きさの吸盤を用いて、中位の陰圧で、ツボに約10分間くらい留置します。

4 疾患各論

❶ 腰痛

　一口に腰痛といっても、腰だけの痛みとか、肩や下肢に響く痛み、動いた時にのみ出現する痛み、安静時にも存在する痛み、また、ピリピリする感じの痛みや鈍い感じの痛みなど、いろんな種類の痛みが存在します。また、その病因や診断についても同様にさまざまなものがあります。本来ならば、その一つひとつについて詳しく解説していかなければならないのですが、そうすると紙面がいくらあっても足りなくなり、本書が吸玉だけの専門書になってしまいます。このことは、当初の目的から大きく外れてしまうことになりますので、今回はあえてそのようにはしませんでした。ですから、専門家にとっては少し物足りなく感じられるような内容ですが、初心者にはこれで十分だと思われ、腰痛全体を包括したような治療の内容にしました。このことは、以下に述べるその他の疾患についても同様です。

1. 使用する経絡について：私は「足の太陽膀胱経」と「督脈」を主に使用しています。
2. 吸玉の施術部位の範囲は、頭側は大椎の高さまで、足側は委中の高さまでとします。吸玉療法の痕形が数日間残る場合がありますので、美容的な観点から、身体の露出部は避けた方がよいでしょう。
3. 具体的な吸玉療法は図の通りです。施術前後の消毒は十分にすることが大切です。

図2. 腰痛　　　　　　　　図3. 坐骨神経痛、下肢痛

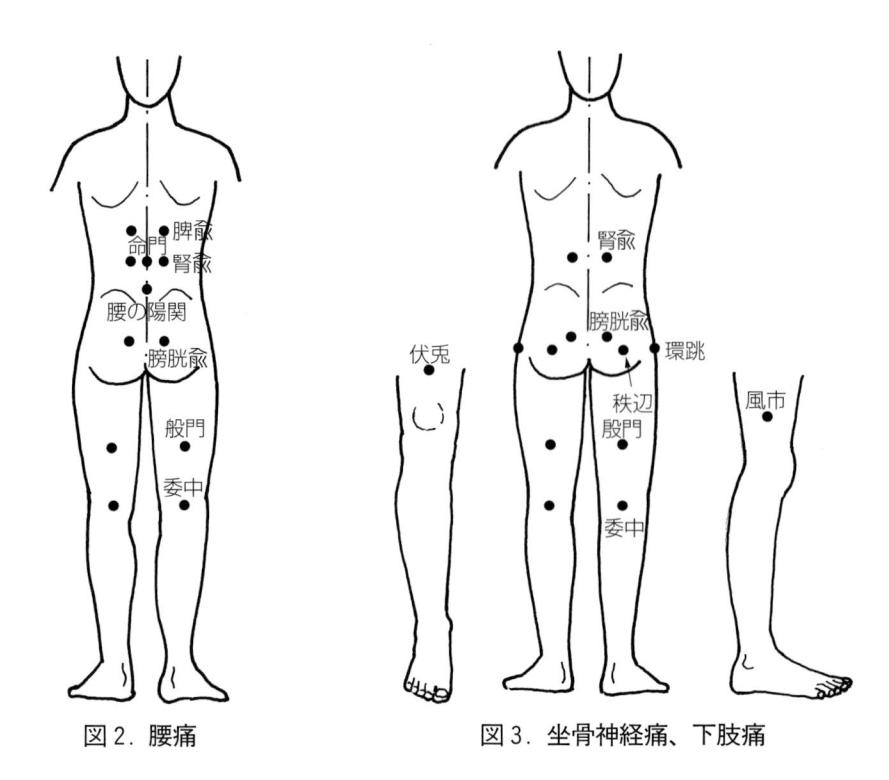

　このことは、以下についても同様です（**図2**）。
　身体全体の証を、実熱証、虚寒証、中間証のいずれかに弁証し、図の各経穴に対して、実熱証には瀉法を、虚寒証には補法を、中間証には中間療法を行います。
　図の「必要穴」以外に、阿是穴を必要とする場合は、阿是穴の反応点の強い部分から順に取穴していき、阿是穴の証を決定し、その証に応じて補瀉を行っていきます。しかし、阿是穴の取穴は最多でも、3穴くらいまでにした方がよいでしょう。
　脾兪：第11肋間で脊柱の外側3cmのところ。
　命門：第2腰椎棘突起の下方のところ。
　腎兪：命門の外側3cmのところ。
　腰の陽関：第4腰椎棘突起の下方のところ。
　膀胱兪：第2仙骨の正中仙骨稜の外側3cmのところ。
　殷門：大腿後側の中央のところ。
　委中：膝窩の中央のところ。

❷ 坐骨神経痛・下肢痛

　坐骨神経痛、腰仙痛、下肢痛などを含めた、広い意味での吸玉療法について述べてみます。

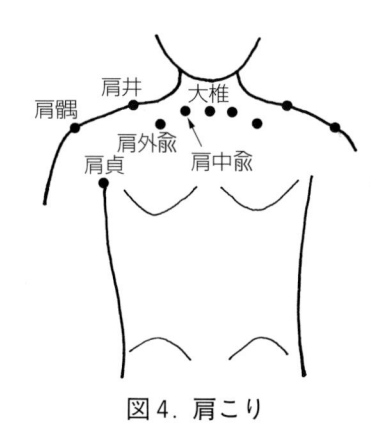

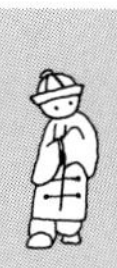

図4. 肩こり

施術方法は、「腰痛」の場合と同様です。
具体的な吸玉療法は**図3**の通りです。
阿是穴を加えて施術する場合は、「腰痛」の場合と同様です。

腎兪：命門の外側3cmのところ。
膀胱兪：第2仙骨の正中仙骨稜の外側3cmのところ。
環跳：股関節外側の中央のところ。
秩辺：第3仙骨の正中仙骨稜の外側6cmのところ。
殷門：大腿後側の中央のところ。
委中：膝窩の中央のところ。
風市：大腿外側のほぼ中央のところ。
伏兎：大腿前側で、中央の筋肉の外側のところ。

❸ 肩こり

頸肩腕痛、肩関節周囲炎などを含めた、広い意味での吸玉療法について述べてみます。
施術方法は、「腰痛」の場合と同様です。
具体的な吸玉療法は**図4**の通りです。
阿是穴を加えて施術する場合は、「腰痛」の場合と同様です。

大椎：第7頸椎棘突起の下のところ。
肩中兪：大椎の外側4cmのところ。
肩外兪：第1胸椎棘突起の下のところから、外側に6cmのところ。
肩井：肩先の中央のところ。
肩髃：肩関節の前のくぼみのところ。
肩貞：肩甲骨棘外端で上腕と接するところ。

XI. 臨床から基礎への研究についての講義

▶▶▶ はじめに

　漢方薬を臨床の現場で実際に使用していて、効果があった、なかったということは、よく経験されることと思いますが、その際、はたして、本当に再現性があるのかどうか、また、そのメカニズムはいったい何なのか、という疑問が常に湧いてきます。そこで私は、たまたまこのことを実践できる研究の機会を得ることができましたので、私が実際にやってきた研究の一例を呈示しながら、これらのことについての話を進めていきたいと思います。

症例呈示

　昭和62年、北海道の町立別海病院で私が実際に経験した「超高齢肝癌患者に対する補中益気湯の効果について」の症例呈示です（**表1～3**）。

　入院時検査成績などから、この症例は肝硬変症がベースにあり、それに肝細胞癌が合併したものと考えられます。

　経過表は**図1**の通りです。4月6日の入院と同時に、補中益気湯の経口

表1．症例：86歳、男性
　　主訴：嘔吐。
　　家族歴：特記すべきものなし。
　　既往歴：急性肝炎（非A非B）にて昭和61年7月22日より昭和61年11月9日まで本院入院。この時の腹部エコー検査では肝内SOL（−）。
　　現病歴：1週間前に食後急に嘔吐あり、昨日も昼食摂取後嘔吐（吐物は食物残渣のみ）あり、食事摂取ほとんどなく、本日も嘔吐あり。全身衰弱強く歩行困難のため、精査目的にて昭和62年4月6日、本院入院となる。

表2．入院時現症
　　身長160 cm、体重50 kg、血圧100/56 mmHg。
　　脈拍72/分、整、緊張良好。体温35.8℃。
　　顔色不良。軽度貧血あり。黄疸なし。体表リンパ節触知せず。
　　心音純、心雑音なし。肺聴診でラ音なし。肺野清。
　　神経学的に異常ないが、軽度の四肢脱力、振戦あり。
　　体質的、体格的所見は虚証。

XI. 臨床から基礎への研究についての講義

表3. 入院時検査成績

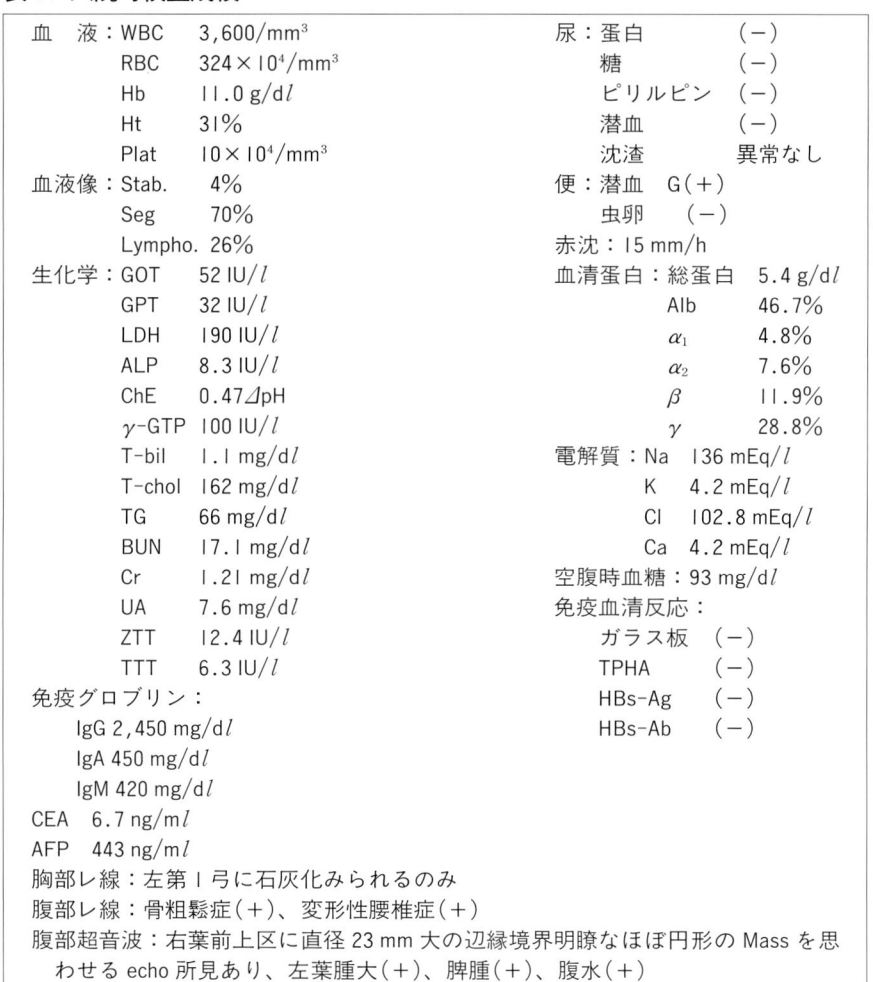

血　液：	WBC 3,600/mm³	尿：蛋白	（−）
	RBC 324×10⁴/mm³	糖	（−）
	Hb 11.0 g/dl	ビリルビン	（−）
	Ht 31%	潜血	（−）
	Plat 10×10⁴/mm³	沈渣	異常なし
血液像：	Stab. 4%	便：潜血	G(+)
	Seg 70%	虫卵	（−）
	Lympho. 26%	赤沈：15 mm/h	
生化学：	GOT 52 IU/l	血清蛋白：総蛋白	5.4 g/dl
	GPT 32 IU/l	Alb	46.7%
	LDH 190 IU/l	α₁	4.8%
	ALP 8.3 IU/l	α₂	7.6%
	ChE 0.47ΔpH	β	11.9%
	γ-GTP 100 IU/l	γ	28.8%
	T-bil 1.1 mg/dl	電解質：Na	136 mEq/l
	T-chol 162 mg/dl	K	4.2 mEq/l
	TG 66 mg/dl	Cl	102.8 mEq/l
	BUN 17.1 mg/dl	Ca	4.2 mEq/l
	Cr 1.21 mg/dl	空腹時血糖：93 mg/dl	
	UA 7.6 mg/dl	免疫血清反応：	
	ZTT 12.4 IU/l	ガラス板	（−）
	TTT 6.3 IU/l	TPHA	（−）
免疫グロブリン：		HBs-Ag	（−）
IgG 2,450 mg/dl		HBs-Ab	（−）
IgA 450 mg/dl			
IgM 420 mg/dl			
CEA 6.7 ng/ml			
AFP 443 ng/ml			

胸部レ線：左第1弓に石灰化みられるのみ
腹部レ線：骨粗鬆症（+）、変形性腰椎症（+）
腹部超音波：右葉前上区に直径23 mm大の辺縁境界明瞭なほぼ円形のMassを思わせるecho所見あり、左葉腫大（+）、脾腫（+）、腹水（+）
胃内視鏡：萎縮性胃炎の所見あり、静脈瘤（−）

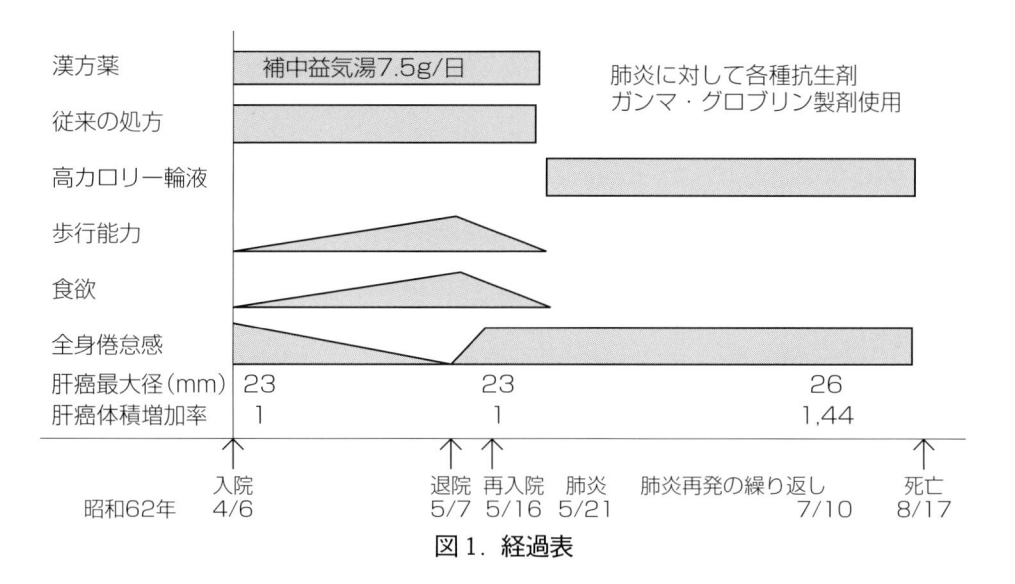

図1. 経過表

投与を開始しました。投与開始後、徐々に歩行能力、食欲、全身倦怠感などが改善してきて、5月7日には軽快治癒ということで、退院できる状態になりました。その後、感冒様症状が出現し、急性気管支炎の診断のもと、5月16日に再入院しました。再入院後5日目に肺炎を併発し、抗生剤などの各種薬剤で治療を試みましたが、肺炎の再発を繰り返し、8月17日に永眠されました。

　この経過表で注目すべき点は、4月6日の入院時の肝癌最大径が23 mm なのに対して、3カ月後の7月10日でも26 mm しかないということです。小肝細胞癌の発育速度と進展経過に関しての報告では、年齢が71歳まででは、AFP 値が 400 ng/ml 以上を示す症例では、肝細胞癌の径にかかわらず、DT（doubling time）は3.13カ月が最長だということです。本例では、年齢が86歳で、ベースに肝硬変症があり、AFP 値が 443 ng/ml で、3カ月間での体積増加率が1.44倍であったことから、補中益気湯が肝細胞癌に対して有効に働いた可能性があるということが示唆されます。

細胞レベルにおける補中益気湯の直接効果についての検討

　この臨床例から、「補中益気湯は人間の悪性腫瘍に対して有効であるのかもしれない」と思われました。では、「どのようなメカニズムで抗腫瘍効果を発揮しているのだろうか？」という問題が起きてきます。

1. ラットやマウスに対しても抗腫瘍効果を示すのだろうか？
2. もし、抗腫瘍効果があるとすれば、
   a) 補中益気湯は Target である腫瘍細胞に直接作用しているのだろうか？
   b) 補中益気湯はどのような Effector 細胞に作用しているのだろうか？
   c) 補中益気湯はその Effector 細胞に直接作用しているのだろうか？

　北海道立札幌医科大学第一病理学教室の菊地浩吉前教授、佐藤昇志現教授の下で、研究できる機会に恵まれ、これらの問題点について以下の実験を行ってみました。

　実験の概略は**図2**の通りです。正常母細胞としては WKA ラットの胎児由来線維芽細胞 WFB を用いました。そして悪性形質転換細胞（癌細

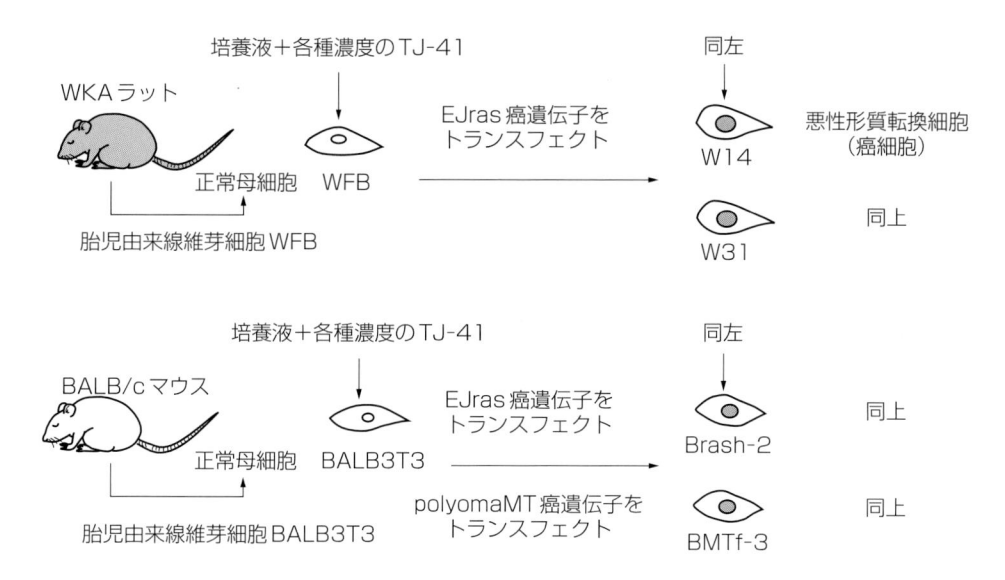

図2. 正常細胞と癌細胞に対する補中益気湯(TJ-41)の直接効果についての検討

表4. まとめ

> 1) TJ-41の直接投与では、正常母細胞であるラットWFBやマウスBALB3T3のdoubling timeには影響しなかった。
> 2) TJ-41の直接投与では、正常母細胞であるラットWFBやマウスBALB3T3の細胞自体の形質変化はみられなかった。
> 3) TJ-41の直接投与では、形質転換された癌細胞であるW14、W31、Brash-2、BMTf-3のdoubling timeに影響しなかった。
> 4) TJ-41の直接投与では、形質転換された癌細胞であるW14、W31、Brash-2、BMTf-3の細胞自体の形質変化はみられなかった。
> 5) ある濃度以上にならない限り、TJ-41の直接投与によるすべての細胞に対して、細胞毒性は認められなかった。

胞)としては、WFBにEJ ras癌遺伝子をトランスフェクトしてできたW14やW31を用いました。これらの正常母細胞WFBと癌細胞W14やW31に対して、各種濃度の補中益気湯(TJ-41)を加えて、その細胞増殖能(doubling time)の変化や細胞自体の形質変化を調べてみました。ラットだけでなく、マウスについても同様に実験してみました。結果は「まとめ」(表4)のようで、顕微鏡レベルでみた細胞レベルでは変化がなく、補中益気湯の効果もみられませんでした。

私にとっては非常にショックな結果でした。しかし、絶対に何かが起こっているはずなので、「もっとミクロのレベルでは、何らかの変化が起こっているにちがいないだろう」という考えのもとで、私は次の実験に取りかかりました。

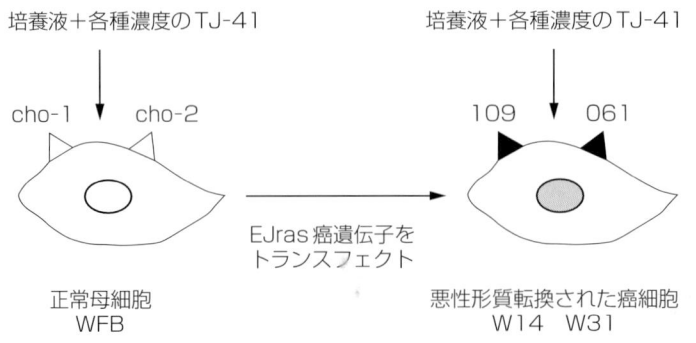

図3．細胞表面抗原に対する補中益気湯（TJ-41）の直接効果についての検討

表5．まとめ

1) TJ-41を直接投与しても、正常母細胞にのみ発現して、癌化すると消失するcho-1、cho-2抗原の発現量には変化がみられなかった。
2) TJ-41を直接投与しても、正常母細胞には発現しないで、癌化によって発現する109、061抗原の発現量には変化がみられなかった。

細胞表面抗原に対する補中益気湯の直接効果についての検討 （図3）

　正常母細胞のみに発現していて、癌化すると消失する細胞表面抗原cho-1やcho-2に対して、各種濃度の補中益気湯（TJ-41）を加えて、その細胞表面抗原の発現量に変化が起きるかどうかを検討しました。同様に、癌細胞のみに発現していて、正常母細胞では発現していない癌抗原109や061に対して、各種濃度の補中益気湯（TJ-41）を加えて、その細胞表面抗原の発現量に変化が起きるかどうかを検討しました。結果は「まとめ」（表5）のようで、細胞表面抗原についても、補中益気湯の直接投与による影響はみられませんでした。これも私にとっては非常にショックな結果でした。しかし、これらの結果はTarget細胞についてのものですが、「Effector細胞に関してはどうなのだろうか？」という問題がまだ残っています。

NK細胞に対する補中益気湯の直接効果についての検討 （図4）

　Effector細胞としてラットの脾臓細胞から取り出したNK細胞を用い、各種濃度の補中益気湯（TJ-41）を加えて、その細胞障害活性（CTX）の変化について検討してみました。同様に、NK細胞を増加さ

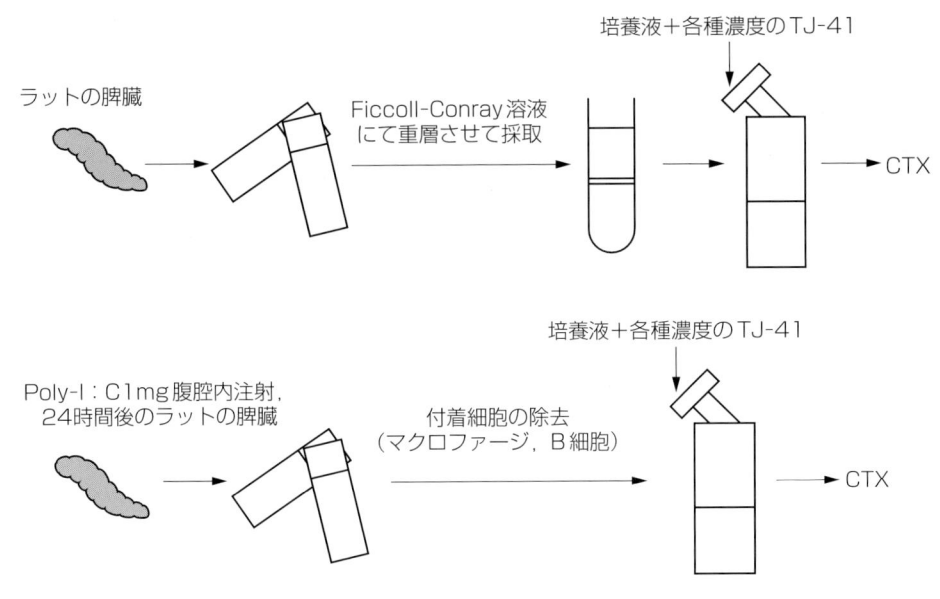

図4. NK細胞に対するTJ-41の直接作用についての検討

せるPoly-I：Cを腹腔内に注射して、ラットの脾臓細胞からNK細胞を取り出し、実験に用いてみました。

結果は、補中益気湯（TJ-41）を直接投与しても、Ficcoll-Conray溶液で重層させて得たNK細胞や、Poly-I：Cを腹腔内注射して得たNK細胞の、どちらのNK細胞の細胞障害活性にも影響を与えませんでした。

以上のことから、補中益気湯はTarget細胞だけでなく、Effector細胞に対しても直接効果を示しませんでした。

非常にショックな結果ばかりでした。これまでの時間と労力が徒労に終わってしまいました。しかし、私はこれまでの臨床経験から、「補中益気湯は癌に罹患している患者に対して有効である」という、半ば信念のような確信を持っていましたので、あきらめるわけにはいきませんでした。

癌細胞注入後補中益気湯投与による抗癌効果についての検討 （図5）

そこで、「補中益気湯には直接効果はないが、何かの免疫系を活性化させて、抗癌効果を発揮しているのかもしれない」という考えが浮かんできました。

さっそく、それに対して私は実験を開始してみました。

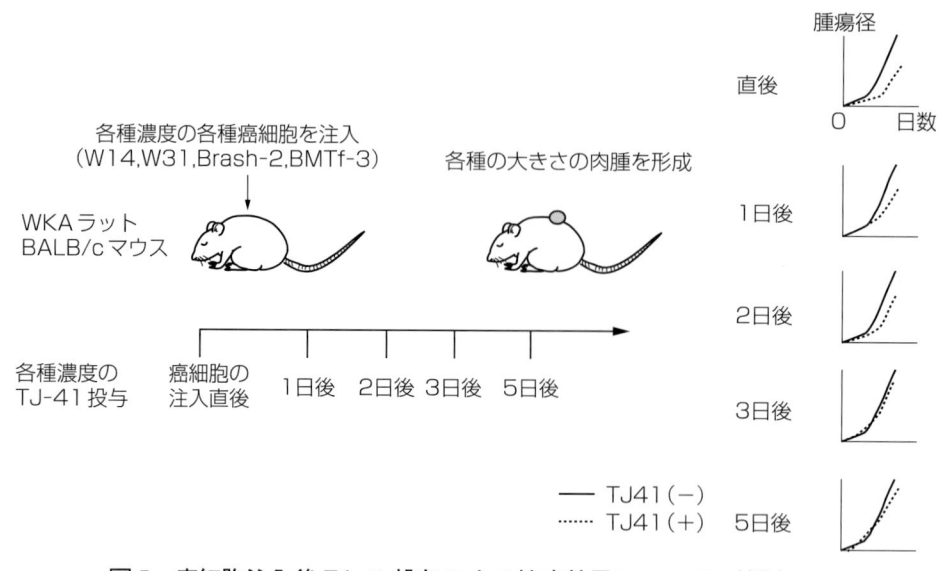

図5. 癌細胞注入後TJ-41投与による抗癌効果についての検討

　まず、図5に示したような方法で、癌細胞注入後に補中益気湯を投与して、その抗癌効果について検討してみました。

　WKAラットに、各種濃度の各種癌細胞（W14、W31）を皮下注射し、癌細胞注入直後、1日後、2日後、3日後、5日後から各種濃度の補中益気湯（TJ-41）を投与して、WKAラットの注射部位に形成される癌肉腫の大きさを測定しました。BALB/cマウスにおいても、各種濃度の各種癌細胞（Brash-2、BMTf-3）を皮下注射し、同様の実験をしました。

　まとめと考察は、表6の通りでした。

表6. まとめと考察

ラットやマウスに癌細胞を移植した後にTJ-41を投与しても、癌の増殖スピード、生存率に有意差のみられるような変化はみられなかった。 ↓ しかし、癌発生ギリギリのごく小量の癌細胞を注入すると、TJ-41投与の開始が早いほど、癌増殖の抑制傾向がみられた。 ↓ もしかすると、補中益気湯の予防的投与で癌の増殖を抑制できるのではないだろうか？

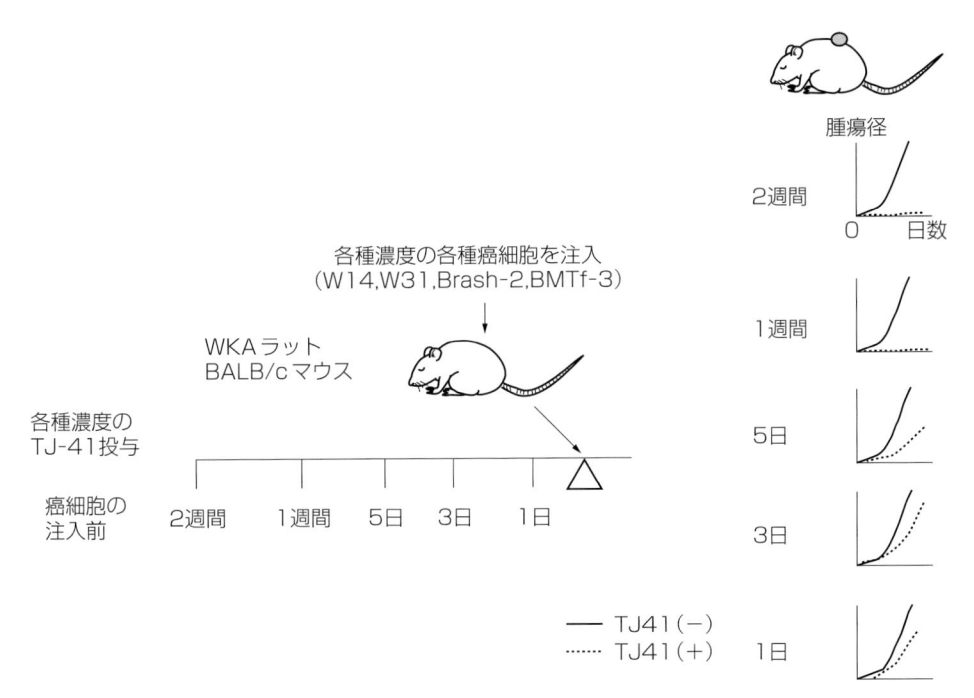

XI. 臨床から基礎への研究についての講義

図6. 癌細胞注入前TJ-41投与による抗癌効果についての検討

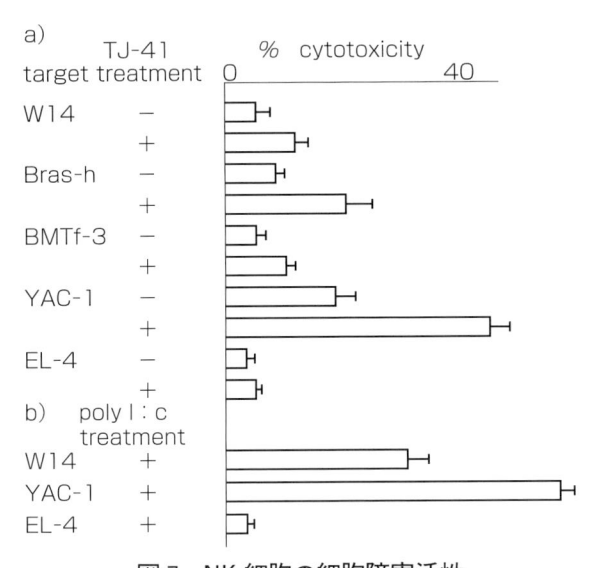

図7. NK細胞の細胞障害活性

癌細胞注入前補中益気湯投与による抗癌効果についての検討　（図6）

補中益気湯の予防的投与の実験として、前回の実験と同じ種類のラットやマウスに、同じ種類の癌細胞を用いて、同様の方法で皮下注射して行い

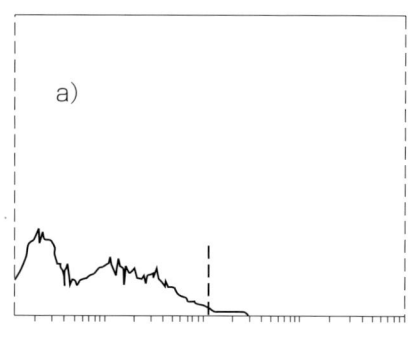

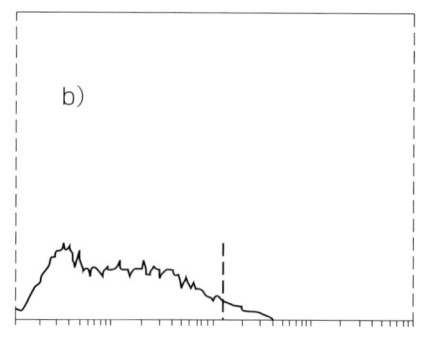

図8. NK 細胞の FACS パターン

ました。
　癌細胞注入直前、1日前、3日前、5日前、1週間前、2週間前から各種濃度の補中益気湯（TJ-41）を投与して、WKA ラットや BALB/c マウスの注射部位に形成される癌肉腫の大きさを測定しました。
　結果は、私の心を踊らせるような素晴らしいものでした。
　「ラットやマウスに癌細胞を移植する前に補中益気湯を投与した場合、1週間以上前に投与を開始すれば、移植する癌細胞の数が少ない時には、完全に癌の増殖を抑制することができた」。
　そして、そのメカニズムとしては、補中益気湯の投与により、NK 細胞の数は増加しませんが、その個々の活性を増強して、細胞障害活性を高めていくことが判明しました。**図7** では補中益気湯（TJ-41）の投与によって細胞障害活性（% cytotoxicity）が上昇することを示しています。一方、FACS（**図8**）では NK 細胞の数に著明な差がみられないことを示しています。

▶▶▶おわりに
　私が実際に行ってきた実験のなかの、ほんの一部を紹介しましたが、情熱と強い信念を持って、真摯に取り組んでいけば、おのずからよい結果がついてくるものと思われます。これから、基礎と臨床の分野で活躍していくであろう若い医師たちにとって、このような実験に対する取り組みが、何らかの形で参考になれば望外の喜びです。

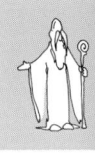

XII. リハビリテーションと漢方についての講義

▶▶▶ はじめに

　東洋医学は数千年の歴史を有していますが、リハビリテーション医学の歴史は浅く、確立されてからまだ100年未満です。しかし、この歴史の長さが全然違う両者には、共通点がたくさん見い出せます。それらを列挙してみますと、以下の如くです。

1. 最近になって医学会でクローズアップされ、各大学で講座として採用されてきたこと。
2. 代替医療と深いかかわりをもつこと。例えば針灸・マッサージ、カイロプラクティスなど。
3. 疾患だけでなく、障害をも扱っていること。
4. 予防医学との関係が深い。また、人間の本来の力を利用して治そうとする医学である。
5. 専門医の数が少ない。
6. コ・メディカルとの関連が多い。例えばPT、OT、STなどや、柔道整復師、針灸師、マッサージ師など。
7. 医学の広い分野とかかわりをもつ、総合医学的性格を有する。
8. 医学以外の人間生活面でも深い関連を有する。

　これらの共通点に対して相違点もあり、それらを列挙すると以下の如くです。

1. リハビリテーション医学は整形外科や脳外科などを主体に、西洋医学の流れの中から生まれてきたものであるのに対して、東洋医学・漢方医学は独自に生まれたもので、現代医学に馴染めないところがある。
2. リハビリテーション医学は厳格な客観的診断・評価がなされるのに対して、東洋医学・漢方医学は診断・評価の客観性に乏しく、個人の力量によるところが多い。

　このように、いくつかの相違点はあるものの、両者の共通点の方が多くあり、今後ますます両者の結びつきは強くなっていくように思われます。

リハビリテーション医学について

1 リハビリテーションとは

次に、リハビリテーション（rehabilitation）について述べていきます。

現在の一般の人々の理解を代弁すれば「機能回復訓練」や「社会復帰」などとなりますが、本来の意味は「リハビリテーションとは、人間が人間としてふさわしくない精神・身体状態になった時に、再びそれをふさわしい状態に戻すことであり、権利や資格、身分の回復である」ということです。それ故に、リハビリテーションの目標は「自立した人間として、人間らしく生きる権利の回復」にあるといえます。そして、その最終目標として「生活の質(QOL)の向上」が挙げられています。

リハビリテーション部門としては、医学的リハビリテーション、教育的リハビリテーション、職業的リハビリテーション、社会的リハビリテーションなどがあり、これらは相互に密接に関連し合っています。

リハビリテーション部門に属する医療チームとして、医学的職種では医師、看護師、保健師、理学療法士（PT）、作業療法士（OT）、言語療法士（ST）、義肢装具士などがあり、心理的・社会的職種では臨床心理士、ソーシャルワーカー、職業復帰カウンセラー、教師、レクリエーションリーダーなどがあります。

以上のことからも推測できるように、リハビリテーション医学の特徴としては、①従来の治療医学が「治療」を目的としているのに対して、「復権」を目的としていること、②従来の医学が「疾患」を対象としているのに対して、「障害」を対象としていること、などが挙げられます。

2 障害とは

ここで、「障害」について少し述べてみます。

障害とは生活上の困難や不自由、不利益などをいいます。医学的な言葉で定義すれば、疾病が持続していて、いまだ治癒や固定に至らない場合には「疾患」といい、それが固定したり永続したりする場合を「障害」といいます。障害には、切断や脳卒中などのように、疾患が固定して障害のみが残ったものや、慢性関節リウマチなどのように疾患と障害が共存するものがあります。

障害者に対するリハビリテーションとは、単に手足の機能回復などの部分的なものに限るのではなく、リハビリテーションの目標でも述べたよう

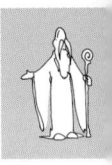

に、自立した人間として、人間らしく生きる権利の回復です。それには機能障害に対しては治療が考慮され、能力低下に対しては代償や適応が考慮され、社会的不利に対しては改革が考慮されます。また、心理面の障害に対しては心理療法が考慮されます。最近よく聞かれる「ノーマリゼーション」とは、障害者を差別なしに健常者と基本的に同じ生活スタイルができるようにし、かつ自分の運命を自分で決定する「自己決定権」を尊重することの必要性を説いたものです。

❶ 予防医学としてのリハビリテーション医学について

リハビリテーションは治療後の後遺症に対する医療と一般的には思われていますが、実はその重要な要素に予防医学の存在があります。つまり、早期から適切な対策を施せば、疾患による機能障害そのものを回復させ、障害の永続化を防ぐことも可能です。ですから、少なくとも本来予防可能な廃用症候群による二次的合併症を予防することは、十分に可能です。

❷ リハビリテーション医学の診断学について

リハビリテーション医学の診断学としては「障害歴」「既往歴」「家族環境」「生活歴」「関節可動域（ROM）表示ならびに測定法」「徒手筋力検査（MMT）」「痙性片麻痺の機能テスト」「脳性麻痺の診断と評価」「歩行障害」「心理評価」「その他の評価（意識障害、失語・矢行・失認、特別な疾患群に対する障害度分類）」「日常生活動作の評価」などがあります。

❸ リハビリテーション医学の治療学について

リハビリテーション医学の治療学としては「理学療法」「作業療法」「補装具による治療」「言語治療」「失行、失認の治療」「患者、障害者の心理的治療」「リハビリテーション看護」「ソーシャルワーク」などがあります。

リハビリテーション医学の治療学で重要なことは、中枢性麻痺は「質的変化」であるのに対して、末梢性麻痺は「量的変化」であるということです。中枢性麻痺の治療で重要なことは、正しい運動のパターンであって、力でもスピードでもありません。ですから、スタイル、フォーム、コントロールなどが力やスピードよりも重要な事項となってくるのです。

３ 東洋医学について

リハビリテーション医学の分野で、東洋医学がオーバーラップして参加しているところは「治療や復権」、「予防」の分野であるといえます。「脳卒中における肩手症候群などの痛み」、「脊髄損傷における神経障害などの運動麻痺や知覚障害」、「関節リウマチにおける痛み」、「腰痛や五十肩などの痛み」、「呼吸器疾患」や「循環器疾患」などが主たる対象です。特に、痛みの分野では「附子」や「麻黄」などを含有する漢方薬だけでなく、針灸・マッサージ・柔道整復などの治療が、ともすれば理学療法などの治療

より、著効することがしばしばあります（現実に、多くのリハビリテーション病院で、針灸・マッサージ・柔道整復部門を併設しています）。そして、温熱療法や寒冷療法などは両者共に共通して頻用されています。

　高次脳機能障害の分野においても、まだ研究段階の漢方薬も含めてではありますが、漢方薬の効果が確認されてきています。また、針灸によるツボ刺激による効果も確認されてきています。

　以下に各病態例をいくつか挙げて、簡単に述べていきます。

❶ 脳卒中後失語

　脳卒中の結果、文章の読み書きや人の話しの理解、自分の考えを表出することなどが困難になった状態を失語症といい、単にろれつが回らない状態は麻痺性構音障害といい、失語症とは区別されます。後者は針灸や漢方薬の適応となることがよくあります。前者は針灸というより、どちらかというと漢方薬の適応といえます。唇、舌、喉などは、両側の大脳で支配されていますので、脳の片側の病変では障害が軽く、改善する傾向がよくみられます。多発性脳梗塞などで左右両側に病変がある場合には、障害の程度が重く、改善しない傾向がみられます。失語症は、大きく分けて「ブローカ失語（運動性失語）」、「ウェルニッケ失語（感覚性失語）」、「全失語」の3つのタイプに分けられます。「ブローカ失語（運動性失語）」は、ほとんどしゃべることはできませんが、聴いて理解することはある程度可能です。「ウェルニッケ失語（感覚性失語）」は、発話量が多くて多弁ですが、関係のない言葉や単語が混じって聞き取りにくく、本人の言語の理解が極端に悪いものをいいます。「全失語」は、理解も悪く、自発語も少ないものをいい、症状は重度といえます。

　失語症の治療：失語症の診断を受けた場合、「標準失語症検査（SLTA）」を用いて、言語機能の検査をします。重度のものでは、言語機能の失われた部分を訓練するだけでなく、コミュニケーションを円滑にするために絵を描いたり、ジェスチャーを使ったりする代替手段を獲得する訓練も行います。用いる漢方薬としては実証では三黄瀉心湯や大柴胡湯など、中間証では黄連解毒湯や苓桂朮甘湯など、虚証では八味地黄丸や桂枝加朮附湯などを用いるとよいでしょう。中等度のものでは、使える言語機能の能力を高めるような訓練と、代替手段を獲得する訓練を行います。用いる漢方薬は重度のものとほぼ同じです。軽度のものでは、簡単なものから複雑なものへと段階的な訓練を行います。用いる漢方薬は重度のものとほぼ同じですが、実証では柴胡加竜骨牡蛎湯、中間証では続命湯や抑肝散、虚証では疎経活血湯や真武湯なども用いられます。針灸では証の決定により、胃経、大腸経、小腸経、任脈、督脈などの原穴、兪穴、郄穴、募穴、補瀉穴、阿是穴などを選んで補瀉していくとよいでしょう。

❷ 脳卒中後片麻痺

　脳卒中後の錐体路系症状としての麻痺は大部分が片麻痺ですが、単麻痺や四肢麻痺を呈する場合もあります。錐体外路系症状としては筋緊張亢進症、運動減退などや筋緊張減退症、運動亢進などの症状がみられます。ほかに、小脳性失調などもみられます。

　片麻痺は、発症からの時間が経過すればするほど、回復は困難になります。だいたい3カ月までは回復していきますが、6カ月以上経過すると回復は非常に困難になります。リハビリテーションでは、麻痺の回復の手助けをしたり、関節の拘縮を予防したり、利き手交換をしたり、移動訓練、歩行訓練、日常動作訓練などを行います。用いる漢方薬は、肩手症候群などで浮腫があるような場合には利水剤を中心として処方します。具体的には、実証では木防已湯、茵蔯蒿湯、桃核承気湯、中間証では五苓散、柴苓湯、越婢加朮湯、虚証では防已黄耆湯、牛車腎気丸、八味地黄丸などが用いられます。神経痛があるような場合には、実証では桃核承気湯、葛根湯、中間証では芍薬甘草湯、二朮湯、虚証では疎経活血湯、五積散などが用いられます。

　麻痺側では屈筋優位になることから、針灸では証の決定により、上肢では大腸経、三焦経、小腸経などを伸筋側から選び、心包経などを屈筋側から選べばよいでしょう。下肢では胃経、胆経、脾経などを下腿前面から選び、膀胱経などを下腿後面から選べばよいでしょう。

❸ 脳卒中後脳神経障害

　脳卒中後には、顔面神経麻痺や外転神経・動眼神経麻痺、仮性球麻痺、視床痛などの感覚障害、自律神経障害などを伴うことがあります。リハビリテーションではこれらの神経障害に対して、温熱療法や寒冷療法、ホットパック、パラフィン浴、超短波、超音波、氷冷法、マッサージ、運動療法、薬物療法、神経ブロック、神経電気刺激法、手術療法などで対処しています。一方、東洋医学では、漢方薬をはじめとして、針灸、マッサージやほかの代替医療などで対処しています。神経の過敏な痛みがあるような場合には、実証では桃核承気湯、葛根湯、中間証では芍薬甘草湯、二朮湯、麻杏薏甘湯、虚証では疎経活血湯、五積散、桂枝加朮附湯、桂枝加附子湯などが用いられます。自律神経障害などがある場合には、実証では桃核承気湯、女神散、柴胡加竜骨牡蛎湯、中間証では加味逍遙散、抑肝散加陳皮半夏、香蘇散、虚証では桂枝加竜骨牡蛎湯、半夏厚朴湯、加味帰脾湯などが用いられます。針灸では証の決定により、各経絡・経穴を選び、補瀉していくとよいでしょう。

❹ 脳卒中後失行・失認

　失行・失認の定義を述べますと、失行とは、成長に伴い獲得された動作

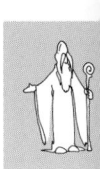

の後天的障害で、筋力低下、運動麻痺、感覚障害、失調症、意識障害といった要素的障害では説明しえない統合段階における能力の障害をいいます。失認とは、一定の感覚路を通しての対象の意味把握の後天的障害で、視力、視野、聴力、表在感覚、意識などの要素的障害では説明しえない認知能力の障害をいいます。ただし、これらの治療を行う時には、痴呆のないことを鑑別して行わなければなりません。

　次に、失行・失認の代表的なものを列挙してみますと、運動失行、観念失行、構成失行、ゲルストマン症候群、半側空間失認、半側身体失認、疾病否認、着衣失行、視野失認などがあります。

　リハビリテーション医学における治療としては、原因疾患の治療、患者・家族に対しての治療を行うことになります。基本的には中枢性麻痺のリハビリテーションと同様です。一方、東洋医学では、漢方薬をはじめとして、針灸、マッサージやほかの代替医療などで対処しています。用いる漢方薬としては実証では三黄瀉心湯、大柴胡湯、柴胡加竜骨牡蛎湯など、中間証では黄連解毒湯、苓桂朮甘湯、続命湯、抑肝散など、虚証では八味地黄丸、桂枝加朮附湯、疎経活血湯、真武湯などを用いるとよいでしょう。針灸では証の決定により、各経絡上の原穴、兪穴、郄穴、募穴、補瀉穴、阿是穴などを選んで補瀉していくとよいでしょう。

❺ 脳卒中後痴呆・精神症状

　老齢者に脳血管性、脳実質性の変化が加わると、痴呆症状が出現してくることがあります。特に、両側性前頭葉障害に際しては、著明な痴呆症状がみられるようになります。また、うつ状態や幻覚・妄想などの精神症状が出現してくることもあります。そして、病前にもともと持っていた本人の本性が目立って出現してくる現象もみられます。リハビリテーション医学における治療としては、原因疾患の治療、患者・家族に対しての治療を行うことになります。基本的には高次脳機能障害・中枢性麻痺のリハビリテーションと同様です。一方、東洋医学では、漢方薬を中心として、場合によっては針灸や他の代替医療などで対処することもあります。用いる漢方薬としては実証では大柴胡湯、柴胡加竜骨牡蛎湯、柴朴湯、女神散など、中間証では黄連解毒湯、抑肝散加陳皮半夏、苓桂朮甘湯、香蘇散、加味逍遙散など、虚証では甘麦大棗湯、桂枝加竜骨牡蛎湯、加味帰脾湯、半夏瀉心湯などを用いるとよいでしょう。針灸では証の決定により、各経絡上の原穴、兪穴、郄穴、募穴、補瀉穴、阿是穴などを選んで補瀉していくとよい場合がみられます。

❻ 脳卒中後排泄障害

　前頭葉に排尿中枢があり、その損傷により無抑制膀胱の症状がみられることがあります。これは神経因性膀胱の一種とされています。リハビリテ

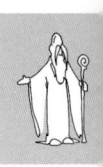

ーション医学における治療としては、原因疾患の治療、患者・家族に対しての治療を行うことになります。泌尿器科医に診てもらったり、膀胱機能訓練などを行ったりします。一方、東洋医学では、漢方薬を中心として、場合によっては針灸やほかの代替医療などで対処することもあります。用いる漢方薬としては実証では桃核承気湯、桂枝茯苓丸、竜胆瀉肝湯など、中間証では猪苓湯、五苓散、清心蓮子飲など、虚証では牛車腎気丸、八味地黄丸、苓姜朮甘湯などを用いるとよいでしょう。針灸では証の決定により、膀胱経、腎経、胆経、肝経、胃経、脾経などの経絡から、原穴、兪穴、郄穴、募穴、補瀉穴、阿是穴などを選んで補瀉していくとよい場合がみられます。

▶▶▶おわりに

東洋医学のもつ全人的治療が、個々の障害部位の治療のみにとどまらず、個人全体に及ぼし、「全人間的復権」をめざして、「社会的不利の解消」や「QOLの向上」などをもたらしてくれるものと思われます。

このように、リハビリテーション医学の分野で果たす東洋医学の役割は、今後ますます大きくなっていくものと思われ、両者がより密につながることによって、さまざまなハンディキャップに打ち勝てるだけの治療が生み出されていくものと思われます。

XIII. 総合診療と東洋医学についての講義

▶▶▶はじめに

　総合診療と東洋医学の関係について簡単に述べてみます。
　一言でいえば、「東洋医学こそ、総合診療そのものである」といえますが、ただ、現在の総合診療に合わせていうと、漢方の知識だけでは通用しないということです。私が常々言っているように、十分なる西洋医学の知識をもってしないと、せっかくの漢方の知識も死んでしまいます。両方の良い面を活かすことのできる力量が要求されてきます。ですから、両方の医学に精通していることが要求されてきます。現在の漢方医の中でそれが可能な医師はごくわずかです。逆に、西洋医学に精通している医師もいっぱいいますが、漢方にも精通している医師はほとんどいません。私が東京大学医学部附属病院の総合内科外来で診療していたとき、常々思ったことは、全員とまではいかなくても、かなりの医師が両方の医学に精通していたら、患者にとってどれだけよいことかと思われる事例が多々ありました。

東西両医学としての総合診療

　西洋医学はミクロ的で、東洋医学はマクロ的だとよくいわれますが、どちらか一方だけでは不十分で、両方からの治療アプローチが必要なのです。それには西洋医学と東洋医学の医師が、それぞれの分野の専門性をもって協調しあって治療していくことも可能ですが、時としてその協調性は壊れたり、うまく機能しないことがあります。できれば1人の医師が両方の医学に精通していることが望ましいのです。

総合診療の現状と今後について

　介護保険制度の施行により、保健・医療・福祉の総合的マネージメントの役割としての総合診療部、プライマリ・ケア医の役割は、今後、増していくものと思われます。しかし、現状の総合内科や総合診療部では、これらの期待には十分応えられていません。今の総合内科や総合診療部は、西

洋医学を専攻している医師がほとんどで、彼らが所属する科の専門分野でなし得た業績や知見などを応用する場に過ぎないからです。名前は「総合」と銘打っていますが、それらが西洋医学の世界にいる医師たちによってコントロールされている限り、「総合」と名のつく独自性をもつ医療の進歩を遂げることは極めて難しいと思われます。なぜなら、東洋医学と違い西洋医学は専門化・細分化と表裏一体の関係で進歩している医学だからです。

　このことからもわかるように、大学病院での総合診療部は、患者の専門医への単なる振り分けに終始する危険性が常に存在します。そしてまた、現在の大学病院ではプライマリ・ケア医によってセレクトされた患者がほとんどで、日常の健康問題の大半を責任をもって取り扱うような医療を行うことは不可能に近い状態です。

　このように考えていきますと、総合内科や総合診療部の独自性を保有するには、東洋医学の存在が不可欠なものと思われます。東洋医学は長い歴史の中でさまざまに変化を遂げつつ、将来の豊かな可能性を育んできた医学だけに、総合内科や総合診療部の中核を担うに十分な条件を備えており、現代医療でも重要な地位を占めるに値する医学であると思われます。

XIV. へき地医療と東洋医学についての講義

▶▶▶はじめに

　へき地医療と東洋医学というと、一見何の関係もないように思われますが、実は結構かかわりが深いのです。ここでは、北海道でのへき地医療を10年以上にわたって実践してきた私自身の経験をもとに、へき地医療と東洋医学のかかわりについて簡単に述べてみることにします。

へき地医療とは

　道路・交通網が整備された現在で、どの程度までを「へき地」といってよいのか難しいところですが、私はこれまでの自分自身の経験から「救急を要する疾患が発生して、二次救急以上の受け入れ先の病院まで、患者を搬送するのに要する時間が1時間以上もかかるような所」と、私なりに定義しています。この意味では、都会にもへき地が存在しうることになります。なぜなら、二次救急以上の受入先病院のベッドが満床だったり、担当部門が急患の処置中だったりして手が離せなかったり、専門医の不在などで、受入先の病院がみつからず、病院探しに1時間以上もかかる場合がそれに相当するからです。ですから私は「へき地の医療」と「へき地医療」を分けて、『都会でのへき地というのは、常時へき地状態に置かれているような「へき地の医療」ではなく、一時的にへき地状態になるような「へき地医療」とでもいうべき範疇の中のものである』と考えています。これは、迅速で的確な医療情報のネットワークを確立することによって、ある程度クリアできる問題だからです。

　私のへき地の定義からすれば、日本国内でこの定義に該当する場所はごくわずかです。しかし、医学会でも「へき地・離島救急医療研究会」という名があるように、へき地医療がいまだに声高に叫ばれています。

　これらのことを考慮して、へき地医療を私なりに定義してみますと「地理的条件や待遇面での条件が悪く、医師が行きたくない所、長続きしない所での医療過疎地域での医療」ということになります。

へき地医療における東洋医学的療法の意義について

　本質的には、都会での「いわゆる地域医療」となんら変わりはないのですが、へき地医療が都会での地域医療と違うところは、患者が各科の専門医を自由に選んで、希望する専門科に、簡単に受診できないということです。都会と違って、へき地の多くの場所では人口が少ない、つまり患者人口が少な過ぎるため、医師はほとんどの場合１人だけで、大抵が内科を中心としています。患者サイドからいえば、医師を選ぶことができないような状態です。ですから、ちょっとした肩こりや腰痛などで、わざわざ遠く離れた病院まで受診しなければならない患者の不便さ、大変さを考えれば、医師は専門外だといって断らずに、診れる範囲内で診てあげるようにすべきだということになります。そのような場合に、東洋医学的治療が非常に役に立つことがあります。なぜなら、東洋医学は西洋医学のように個々の臓器をターゲットにした医療と違い、その個人をトータル的に診て診断・治療していく医療ですので、こういった医師不足のへき地ではピッタリの医療だからです。疾患の具体例については、他の項に譲りますが、老年病の医療、婦人科の更年期医療、肩こりや腰痛などの整形外科疾患に対する医療……など、東洋医学の得意分野はいっぱいあります。

XV. 産業医と東洋医学の講義

▶▶▶はじめに

　産業医活動の中で労働者の健康問題を考えてみると、職業性疾病といわれるものの中には、東洋医学に関連する分野が意外に多くみられます。例えば、仕事上のストレスからくる各種のストレス関連症候群、VDT（visual display terminal）作業などによる視覚への負担と頸肩腕への負担、長時間労働による過労や疲労、筋肉労働による筋肉痛、騒音による聴力障害、振動による振動障害、放射線による皮膚や臓器障害、高気圧下における作業での減圧症、各種の事故、化学薬品による被害、職業性アレルギー……などです。これらすべての事項に対して、詳細に述べていくわけにはいきませんので、いくつか選んで簡単に述べていきます。

各種のストレス関連症候群

　産業界のME（micro-electronics）化が進み、事務の機械化と自動化によるOA（office-automation）化の傾向は、過去の労働態様をすっかり変えてしまいました。それにより、新しく産業疲労およびテクノストレスが表面化しています。また、高齢化や産業構造の変化により、終身雇用、年功序列型から職務職能型への移行、職務再編成などが起こり、配置転換や単身赴任が目立ってきて、労働者に対するメンタルストレスは増加する一方で、深夜勤務などの変則勤務の増加がそれに拍車をかけています。もちろん、対人関係のストレスや企業間競争による精神的負担などの問題もみられますし、女性の職場進出の増加による女性の労働衛生問題や、外国人労働者の自国との生活習慣、価値観などの相違からくるメンタルストレスなどもみられます。これらに対して、西洋医学的なアプローチはもちろんのことですが、東洋医学的なアプローチが有効な場合が多々みられます。東洋医学では、漢方薬を中心として、場合によっては針灸やほかの代替医療などで対処することもあります。用いる漢方薬としては実証では大柴胡湯、柴胡加竜骨牡蛎湯、柴朴湯、女神散など、中間証では黄連解毒湯、抑肝散加陳皮半夏、苓桂朮甘湯、香蘇散、加味逍遙散な

ど、虚証では甘麦大棗湯、桂枝加竜骨牡蛎湯、加味帰脾湯、半夏瀉心湯などを用いるとよいでしょう。針灸では証の決定により、各経絡上の原穴、兪穴、郄穴、募穴、補瀉穴、阿是穴などを選んで補瀉していくとよい場合がみられます。

過労や疲労、筋肉痛

　労働者の健康問題の現状と動向をみてみますと、負傷に起因する疾病は着実に減少していますが、災害性腰痛が多くみられてきています。機械化、自動化による運動不足が労働者の体力低下と肥満を招き、腰痛症や頸肩腕障害を生じやすくしているのです。また、最近ではVDT（visual display terminal）作業などによる視覚への負担と頸肩腕への負担、長時間労働による過労や疲労もよくみられています。これらに対して東洋医学では、漢方薬や針灸を中心として、場合によっては他の代替医療などで対処しています。過労や疲労に対しては補剤を中心とした漢方薬を用いるとよい場合がありますし、筋肉痛などに対しては実証では桃核承気湯、葛根湯、通導散、中間証では芍薬甘草湯、二朮湯、越婢加朮湯、虚証では疎経活血湯、五積散、桂枝加朮附湯などが用いられています。

騒音による聴力障害

　原因疾患に対する西洋医学的アプローチはもちろんのことですが、東洋医学的にもアプローチするだけの価値があります。まず漢方薬では、中間証に対して五苓散、苓桂朮甘湯などが用いられ、虚証に対しては半夏白朮天麻湯、真武湯、呉茱萸湯などが用いられています。針灸では証の決定により、各経絡上の原穴、兪穴、郄穴、募穴、補瀉穴、阿是穴などを選んで補瀉していくとよい場合がみられます。

振動による振動障害

　末梢の血行障害の改善、神経障害の改善に対する治療が主になります。西洋医学的治療に加えて、東洋医学的治療も行えば、よい結果が得られる場合があります。まず漢方薬では、実証に対して越婢加朮湯、桂枝茯苓丸、桃核承気湯、中間証に対しては五苓散、芍薬甘草湯、虚証に対して八味地黄丸、牛車腎気丸、桂枝加附子湯などを用いるとよいでしょう。針灸では証の決定により、各経絡上の原穴、兪穴、郄穴、募穴、補瀉穴、阿是穴などを選んで補瀉していきます。その際、阿是穴を多く取穴するように

すれば、よい結果が得られる場合がみられます。

　その他いろいろありますが、基本的な考え方はこれまでに述べてきたことと同じです。

XVI. 漢方の卒後教育について

▶▶▶ **はじめに**

　漢方薬が保険適応になり、現在のようなエキス製剤が出現するまでは、恵まれた漢方環境にいる一部の医師達を除いて、漢方に接する機会を持つ医師はほとんどいませんでした。当時は漢方をやりたくても、現在のように多くのマスコミが注目して報道するわけでもなく、漢方の情報自体も非常に少なく、わかりやすく書かれた漢方入門書もほとんどなかったので、自分で古書を探して読みあさり、勉強し、漢方薬を扱っている製薬会社を独自に見つけ出して、自分流に漢方を実践するしかなかったのです。そうでない者たちは、医局を離れて独自に漢方の大家を見つけ出し、その門下生となって勉強するしかなかったからです。しかし、現在は扱いやすいエキス製剤が一杯あり、各製薬会社のMRが病院に頻繁にやってきて、いろいろな情報を知らせてくれますので、漢方を始めようとする医師達にとっては、一昔前に比べたら、非常に恵まれた環境にあるといえます。また、ほとんどのエキス製剤と生薬が保険適応になっており、西洋医学的発想からの漢方に対する取り組みだけでなく、一段と進んだレベルでの漢方の取り組みも可能となっています。昨年発表されたコア・カリキュラムにより、近い将来、漢方がすべての医学生に対して、学生の頃から系統だって教授されるようになるので、より身近なものとなり、漢方を志す者にとってはこのうえない朗報となるでしょう。そして、実際の臨床現場でも、漢方薬のことを聞かれて、これまで、アタフタしていた医師がいたことが遠い昔のことのよう思われるでしょう。しかし、こういったことは、すべてハード面においてのみのことで、肝心のソフト面の充足が非常に遅れています。つまり、漢方を十分なる知識をもって教えることのできる漢方専門医の数が非常に少ないということです。これはこれまでの漢方がおかれてきた状況を考えれば当たりまえのことのように思われます。漢方を習得した医師そのものが少ないのに、漢方を教えられる医師がたくさんいるはずがないからです。また、仮に漢方を習得したからといって、それが漢方理論を無視した自己流であったり、中医に片寄っていたりしては意味がないのです。ただ単に、漢方歴が長い、漢方症例が豊富というだけでは、後

任の医師を立派な漢方医に育てたり、大学の教育の場に立てないことは誰もが知っていることです。教育できるだけの幅広い正確な知識と豊富な臨床経験、EBMを実証できる研究実績、豊かな人間性などが要求されるのです。それらの条件を満たす医師の数は非常に少ないのが現状です。今後の漢方医療を考えると、臨床だけできてもダメで、基礎もできなければ、EBMを実践して、西洋医学に従事している医師たちを納得させることはできないでしょう。また、複雑化する現在の疾病に対応することもできないと思われます。常に、臨床と基礎が二人三脚でなければならないのです。

こういったことを念頭に入れて、漢方の卒後教育を考えるうえで、漢方を教えることのできる医師の育成、研修医のカリキュラムの確立、針灸などの代替医療も総合的に研修ができるような東洋医学センターの設立が必要と思われます。

研修医のカリキュラムの確立について

将来、漢方専門医になろうと思っている医師でも、西洋医学の研修は必要かつ不可欠です。現在の医療現場では西洋医学の知識や経験なくして医療を行うことは不可能に近いからです。最低でも2年間は西洋医学の研修をすることが必要ですし、できれば内科などの認定医や専門医の資格を身につけるだけの実績がある方がよいと思われます。漢方に入っていくのはそれからでも遅くはないですし、そうでなければいけないと私は思っています。実際に漢方薬を処方するにあたっても、漢方薬単独を希望してくる

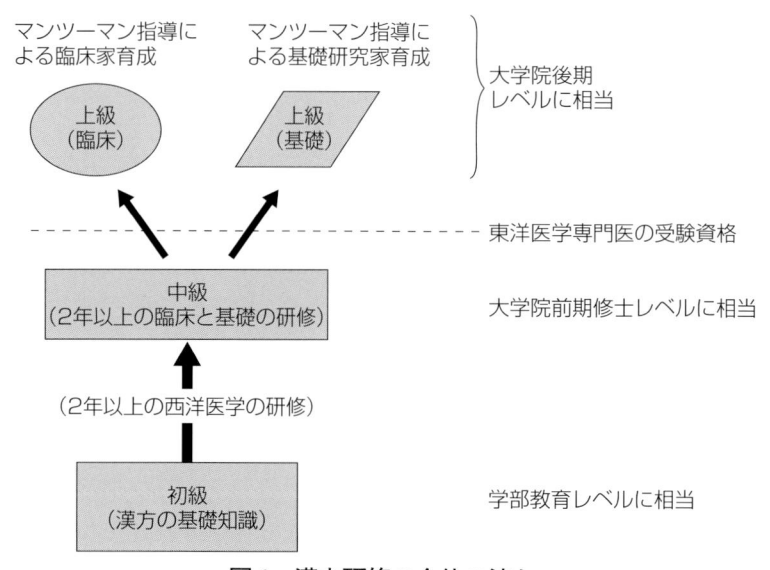

図1. 漢方研修の全体の流れ

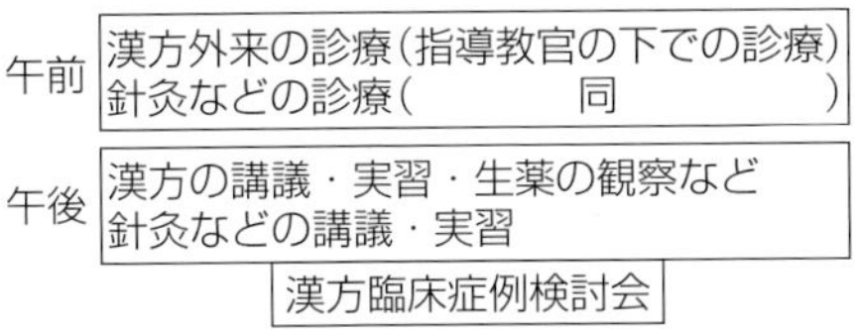

午前	漢方外来の診療(指導教官の下での診療) 針灸などの診療（　　　同　　　）
午後	漢方の講義・実習・生薬の観察など 針灸などの講義・実習
	漢方臨床症例検討会

図2．中級・ジュニアコース

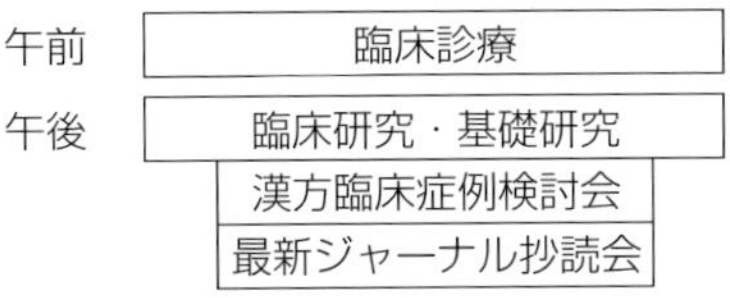

午前	臨床診療
午後	臨床研究・基礎研究
	漢方臨床症例検討会
	最新ジャーナル抄読会

図3．中級・シニアコース

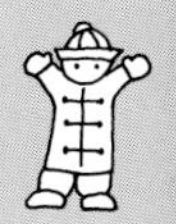

　患者は非常に少なく、ほとんどが西洋薬との併用だからです。その際には、西洋薬の臨床上の知識なくして漢方薬の処方はあり得ないのです。漢方薬と西洋薬の併用による相互作用の良い面と悪い面を熟知していないと、ひどい場合には医療過誤も起こしかねなくなるからです。また、西洋医学的に診断のつく疾患は、いくら漢方医といっても無視するわけにはいかないのです。四診のみにこだわらず、利用できる医療機器は最大限に利用しなければなりません。そして患者のために最善を尽くす必要があるということは言うまでもありません。話を漢方研修医のカリキュラムにもどすと、全体の流れは（**図1**）のようになります。

　初級は漢方の基礎知識が中心で、学部教育レベルに相当するものです。中級は大学院前期・修士レベルに相当するもので、2年以上かけて行うようにします。中級課程の1年目のジュニア・コースとしてのカリキュラムは具体的には以下の通りです。

　漢方の古典、理論、四診、生薬、エキス製剤、漢方薬局での講義と実習、薬草園などで実際の生薬の観察、漢方臨床実習、針灸など代替医療の講義と実習などを並行して行っていきます。具体的には、午前に漢方外来診療があるところでは、指導教官のもとで、初診の問診を責任もって行い、その後の診察は、指導教官の側にいて具体的に教わり、時間の許す限り患者の切診を試みるようにします。そして、症例はできるだけ偏らないように、多くの分野の研修をすることが望ましいと思われます。針灸の実習も同様に、最低でも1〜2カ月くらいかけて行うようにします。午後には漢方の古典、理論、四診、生薬、エキス製剤、漢方薬局での講義と実習、薬草園などで実際の生薬の観察、針灸など代替医療の講義などを受講するようにします。また、最低でも週に1回は漢方臨床症例検討会を開き、それへの参加を義務づけます。具体的なカリキュラムの一例を図示します（**図2**）。それが終わると、2年目のシニア・コースに入っていきます。シニア・コースでは臨床診療が主になりますが、最初の半年くらいは再診患者を受け持ち、患者数も限定して、一人ひとりの患者に対して、じっくりと勉強できるような環境にします。その後は、新患も受け持たせるようにします。午後は、臨床研究や基礎研究に従事する機会を与えます。そして、最低でも週に1回は漢方臨床症例検討会や最新ジャーナルの抄読

表1. 第11回伝統医学集中講座 ［初級］　　　　　　　　　　　【2002年1月4日～10日】

	I 9:10～10:30	II 10:40～12:00	III 13:30～14:50	IV 15:00～16:20	V 16:30～
1月4日 (金)	東洋医学総論 I (丁)	東洋医学総論 II (丁)	眼科疾患と漢方 (日比野)	湯液による漢方治療 (森)	茶話会 参加者自己紹介
1月5日 (土)	エキス剤の特徴と漢方診療 (増尾)	漢方薬の臨床研究 (岩崎)	老年病と漢方 (吉田)	脈診と腹診 (星野)	消化器疾患と漢方 (新井)
1月6日 (日)	漢方薬の基礎研究 (平井)	精神神経疾患と漢方 (土佐)	循環器疾患と漢方 (並木)	呼吸器疾患と漢方 (原)	東洋医学総論III (丁)
1月7日 (月)	針灸概論 (粕谷)	小児疾患と漢方 (田口)	漢方薬の評価 (矢船)	針灸実習 (安野)	漢方書籍紹介 (丁・趙・磯部)
1月8日 (火)	西洋薬と漢方薬の差異 (金子)	漢方生薬の構成解説 (永井)	薬草園見学／小石川植物園 (丁・趙・磯部・糸数・金子)		漢方薬局見学 (雨宮)
1月9日 (水)	泌尿器疾患と漢方 (張)	中医学概論 (岡部)	リハビリと漢方 (趙)	膠原病と漢方 (磯部)	まとめ (講師一同)
1月10日 (木)	希望者による漢方臨床生理実習 I (丁・磯部)		希望者による漢方臨床生理実習 II (丁・磯部)		

表2. 第10回伝統医学集中講座 ［中級］　　　　　　　　　　　【2001年8月1日～7日】

	I 10:00～12:00	II 14:00～15:50	III 16:00～17:00	IV 17:00～
8月1日 (水)	オリエンテーション 世界の伝統医学 (丁)	漢方研究方法論 (丁)	研究各論 (平井)	茶話会 参加者自己紹介
8月2日 (木)	症例演習 皮膚疾患 (田中)	実習 手技療法と実際 (丹羽)	研究各論 (磯部・丁)	気血水学説の展開 (今田屋)
8月3日 (金)	実習 針灸の臨床生理 (磯部・趙・丁)	症例演習 泌尿器 (関口)	研究各論 (金・丁)	症例演習 感冒と漢方 (森)
8月4日 (土)	実習 漢方の臨床薬理 (磯部・趙・丁)	脈診、腹診の実際 (星野)	研究各論 (宋・丁)	老年期呼吸器疾患と漢方 (岩崎)
8月5日 (日)	症例演習 アレルギーRA (磯部)	EBMと伝統医学 (津谷)	研究各論 (洪・丁)	針灸の手技と実際 (寺崎)
8月6日 (月)	症例演習 代謝性疾患 (趙)	構成生薬記憶法と漢方の展望 (永井)	研究各論 (趙・丁)	まとめ (丁・趙・磯部)
8月7日 (火)		薬草園見学	クリニック見学	

会を開き、それへの参加を義務づけます。カリキュラムの一例を図示します（図3）。この2年間にわたる研修を終えた後に、東洋医学専門医の受験資格を与えるようにすればよいと思われます。

　上級は大学院後期レベルで、マンツーマン教育を受けさせ、臨床家や基礎研究家としてのレベルアップを図っていくようにします。

　参考までに、われわれが初級と中級を対象にして行っていた、集中講座のカリキュラムの一例を示します（表1、2）。

教師の育成について

　東洋医学専門医であることは言うに及びませんが、漢方の臨床だけできてもだめで、教育する能力がなくてはなりません。それにはより高いレベルにまで指導できるだけの能力を備える必要があります。その為には、我流では限界があり、一応名の通った高名な漢方医に師事することも必要で、第三者的にもきっちりと臨床能力が評価されなければなりません。そしてもちろん、西洋医学のレベルも高いものを有していて、臨床研究や基礎研究にも精通していなければなりません。それらを通して、漢方に対して正しく評価、指導できる者でなくてはならないのです。これからの医学の世界ではEBMが厳しく求められていく方向にありますが、それは漢方の世界でも同様で、ただ単に、臨床で効いた効かないのレベルでは話にならないからです。きっちりとした、臨床と基礎の両方の研究からの、科学的な裏づけがあってはじめて、それらをもとに評価でき、誰もが納得できるだけの、確固たる地位が築けるのです。また、漢方が日本国内のみを対象にした時代は終わり、今や世界中が対象になっていますので、その有効性に対して厳しい評価を受ける時代になってきています。その意味では英文の論文報告は欠かせないものとなっています。レフリーのいるインパクトファクターのあるような論文に投稿して、受理されるだけの研究能力が必要です。そういったことから、当面の間は、過渡的に漢方の臨床家が教育現場に教師として採用されることがあるかもしれませんが、最終的には、医学博士のような研究歴を有していて、東洋医学の専門医であり、内科学会の認定医でもあるような医師が、教育の現場で要求されてくるものと思われます。

東洋医学センターの設立について

　さて、漢方の研修医もいて、それを指導できる教官もいるとなれば、研修できるだけの設備と患者を収容できる病院が必要となってきます。病院

の中の診療科でもよいし、東洋医学センターみたいなものでもよいのですが、もし可能なら、各都道府県に1つずつ以上あれば最高です。単独のものでもよいし、病院に附属したものでもよく、要は十分な研修ができればよいのです。内容としては、広く東洋医学を学べること、つまり針灸などの代替医療をも研修できることが必要かつ不可欠の条件なのです。

【参考文献】

1) 神戸中医学研究会（編著）：中医学入門．改訂第2版，医歯薬出版，東京，1999．
2) 神戸中医学研究会（編著）：中医臨床のための中薬学．医歯薬出版，東京，2000．
3) 神戸中医学研究会（編著）：中医臨床のための方剤学．医歯薬出版，東京，2001．
4) 日中共同編集：中医学の基礎．東洋学術出版社，千葉，1995．
5) 日中共同編集：針灸学（基礎篇）．東洋学術出版社，千葉，1998．
6) 日中共同編集：針灸学（臨床篇）．東洋学術出版社，千葉，2000．
7) 日本短波放送放送内容集：漢方医学講座 1〜23．ツムラ，東京，1977〜1983．
8) 日本病院薬剤師会（監修）：漢方製剤の知識 I〜XVI．薬事新報社，東京，1985〜1998．
9) 赤松金芳：和漢薬．医歯薬出版，東京，1994．
10) 高木敬次郎，ほか：和漢薬物学．南山堂，東京，1982．
11) 稲木一元，ほか：復刻版翻訳宋版傷寒論．ツムラ，東京，1991．
12) 余 一農（編著）：新しい刺針療法．中外医学社，東京，1978．
13) 森秀太郎：漢方理論．医歯薬出版，東京，1980．
14) 森秀太郎：臨床にすぐ役立つはり入門．医道の日本社，東京，1983．
15) 大塚恭男：東洋医学．岩波新書，東京，1996．
16) 大塚恭男，ほか（編）：東洋医学大事典．講談社，東京，1987．
17) 藤平 健：漢方処方類方鑑別便覧．リンネ，1984．
18) 山田光胤，ほか（監修）：生薬ハンドブック．ツムラ，東京，1985．
19) 長谷川弥人，ほか（編）：改訂版臨床医の漢方治療指針．(株)メジカルビュー社，東京，1999．
20) 五島雄一郎，ほか（監修）：漢方治療のABC．日医雑（増刊），1992．
21) 神戸中医学研究会（編著）：中医臨床のための舌診と脈診．医歯薬出版，東京，1993．
22) 松田邦夫，ほか：臨床医のための漢方（基礎編）．カレントテラピー，1987．
23) 菊谷豊彦（編）：漢方医療入門；保険診療の立場から．日本評論社，東京，1992．
24) 日本東洋医学会，漢方保険診療指針編集委員会（編）：漢方保険診療指針．日本東洋医学会，1993．
25) 菊谷豊彦，ほか：漢方治療マニュアル保険適応症と漢方製剤．六法出版社，1996．
26) 津山直一，ほか（監修）：標準リハビリテーション医学．医学書院，東京，1996．
27) 岩倉博光，ほか：リハビリテーション医学講座第I巻．医歯薬出版，東京，1993．
28) 三浦於菟：漢方薬副作用の東洋医学的検討；漢方と最新治療 8(1)：29-34，1999．
29) 木村義民：和漢薬の抗アレルギー作用に関する基礎研究．Prog Med 8：567-574，1988．
30) 栗山基朗，ほか：ヒト白血球の血小板活性化因子（PAF）産生に与える漢方薬の影響．漢方と免疫・アレルギー 2，p8-14，メディカルトリビューン社，東京，1988．
31) 大久保善雄，ほか：日本東洋医誌 44(4)：501-507，1994．
32) 鵜飼幸太郎：アレルギー性鼻炎モルモットの鼻閉に対する小青竜湯の効果．第10回日本漢方シンポジウム講演内容集，p58-62，日本アクセルシュプリンガー出版，東京，1997．
33) 西沢芳男：小青竜湯の抗アレルギー作用の検討．アレルギー 39：248，1990．
34) 松本達治，ほか：小青竜湯エキスのラット肥満細胞からのヒスタミン遊離及び脱顆粒抑制作用．耳展 34 補(4)：289-293，1991．
35) 池田勝久：アレルギー性鼻炎と漢方；小青竜湯の鼻汁の分泌応答への影響．漢方と最新治療 7(4)：311-313，1999．
36) 竹内良夫，ほか：和漢薬「小青竜湯」の抗アレルギー作用，特に既製抗アレルギー剤との比較．アレルギー 34：387-393，1985．
37) 武田弘志，ほか：アレルギー性鼻炎と漢方；小青竜湯の薬理学的特徴―中枢神経系に対する影響．漢方と最新治療 7(4)：315-320，1999．
38) 松野栄雄，ほか：鼻アレルギー誘発時の末梢血CD陽性細胞レベルでみた小青竜湯の作用機作．漢方と最新治療 7(4)：345-351，1999．
39) 丁 宗鐵：気管支喘息に対する漢方治療；証と合方について．現代医療学 6(1)：95-99，1990．
40) 飯倉洋治，ほか：小児気管支喘息の漢方治療．現代東洋医学 10：37-43，1989．
41) 長野 準，ほか：気管支喘息に対する柴朴湯の長期投与効果の検討．呼吸 7：76-87，1988．
41) 丁 宗鐵：柴朴湯(1)(2)．漢方医学 19：363-367，393-401，1995．
42) 丁 宗鐵：免疫複合体と補体．代謝 29（臨時増刊号）：364-369，1992．

44) 阿部博子：柴胡の薬効・薬理．現代東洋医学 12(3)：87-93, 1991．
45) 伊藤　均, ほか：漢方方剤の抗腫瘍性に関する研究（第 I 報）．癌と化学療法 12：2145-2148, 1985．
46) 沖田　極, ほか：小柴胡湯による肝発癌予防の可能性．消化器 12：152-156, 1990．
47) 原中勝征, ほか：和漢薬の抗腫瘍効果と TNF 産生能，漢方医学 11：27-31, 1987．
48) 各務伸一, ほか：ヒト末梢血リンパ球の INF-γ 産生誘導に対する小柴胡湯の効果．和漢医薬学会誌 4：219-222, 1982．
49) 趙　重文：肥満→糖尿病．毎日ライフ 12：23-27, 2000．
50) 中島泰三：糖尿病の漢方治療の考え方．現代東洋医学 7(3)：25-28, 1986．
51) 小林崇雄, ほか：自己免疫糖尿病モデルマウスに対する漢方方剤の影響．和漢医薬学雑誌 15：272-273, 1998．
52) 丁　宗鐵：実験的糖尿病よりみた虚証病態とその漢方治療．和漢医薬学雑誌 17：87-93, 2000．
53) 趙　重文, ほか：特集　腰背肩痛と漢方；内科的疾患と腰背肩痛．漢方と最新治療 9(3)：213-217, 2000．
54) 趙　重文, ほか：インフルエンザとその周辺；インフルエンザと漢方．臨床医 26(12)：96-98, 2000．
55) 趙　重文, ほか：医療用漢方製剤の上手な服薬説明；漢方薬服用患者が抱きやすい疑問・不安への対応．薬局 51(12)：29-36, 2000．
56) 趙　重文, ほか：これからの漢方診療；西洋医のための漢方入門．産婦人科治療 82(3)：277-283, 2001．
57) 趙　重文, ほか：代謝性疾患；とくに糖尿病について．JIM 11(5)：453-458, 2001．
58) 趙　重文, ほか：漢方薬の免疫機能に及ぼす効果とその評価．臨床検査 45(8)：889-895, 2001．
59) 趙　重文, ほか：漢方的発想を生かした治療学；消化器疾患．JIM 11(11)：1049-1053, 2001．
60) 趙　重文, ほか：腹痛の過去と未来；漢方薬による腹痛の治療．Modern Physician 21(12)：1740-1708, 2001．
61) 趙　重文, ほか：補中益気湯と悪性腫瘍．漢方の臨床 48(10)：1441-1450, 2001．
62) 趙　重文：漢方 Do & Don't；かぜ症候群．Modern Physician 22(3)：391, 2002．
63) 趙　重文：私の処方；気管支喘息の漢方処方．Modern Physician 22(4)：521, 2001．
64) 趙　重文：治療の秘訣；東洋医学的診断法による西洋薬処方の試み．Modern Physician 22(5)：689, 2002．
65) 趙　重文：漢方の卒後教育．Geriatric Medicine 40(6)：151-156, 2002．
66) 趙　重文：漢方薬とお灸．東日本印刷, 1988．
67) 趙　重文：へき地医療の現場から．日本地域社会研究所, 1997．
68) Hong T, et al：Effect of Oren-gedoku-to (Huang-Lian-Jie-Due-Tang) on the murine colitis induced by dextran sulfate sodium. J Traditional Med 17：66-72, 2000.
69) Hong T, et al：Effect of component of Oren-gedoku-to (Huang-Lian-Jie-Due-Tang) on the murine colitis induced by dextran sulfate sodium. J Traditional Med 17：173-179, 2000.
70) Hong T, et al：Protection by Polygalae root against experimental TNBS-induced colitis in mice. J Ethnopharmacology in press, (2001).
71) Hong T, et al：Evaluation of the anti-inflammatory effect of baicalein on dextran sulfate sodium-induced colitis in mice. Planta medica, in press (2001).
72) Cho JM, et al：Prophylactic anti-tumor effect of Hochu-ekki-to (TJ-41) by enhancing natural killer cell activity. IN VIVO 5：389-392, 1991.
73) Kawamura H, et al：Accelerating effect of Japanese kampo medicine on recovery of murine hematopoietic stem cells after administration of mitomycin C. Int J Immunotherapy 5：35-42, 1989.
74) Tatsuta M, et al：Inhibition by Xiao-Chai-Hu-Tang (TJ-9) of development of hepatic foci induced by n-nitrosomorpholine in Sprague-Dawley rats. Jpn J Cancer Res 82：987-992, 1991.
75) Mizoguchi Y, et al：The effects of Xiao-Chai-Hu-Tang(Sho-saiko-to) on natural killer(NK) cell activity. J Med Pharm Soc 3：184-188, 1986.
76) Okita K, et al：Anti-growth effect with components of Sho-saiko-to(TJ-9) on cultured human hepatoma cells. Eur. J Cancer Prev 2：169-176, 1993.

謝辞

　本書の出版にあたっては、丁　宗鐵先生、生薬の写真などの資料を快く提供して下さった株式会社ツムラの関係者の皆様に厚く御礼申し上げます。また、永井書店の高山静編集長、渡邉弘文氏の温かいご配慮のあったことを記して感謝致します。

索　引

あ

亜急性期　113
阿是穴　160
阿膠　57
悪性腫瘍に対してよく用いられる
　　漢方薬　138
足の三里　163
足の脈診と五臓六腑の関係　42
足の陽関　163
安中散　97

い

1型糖尿病　125
1壮　146
インフルエンザ　113
委中　22, 159, 176, 177
胃　11
胃炎・胃潰瘍の治療　121
胃潰瘍　143
胃薬　142, 143
胃内停水　46
胃苓湯　110
痛み　37
一貫堂医学　79
茵蔯五苓散　93
茵蔯蒿　57
茵蔯蒿湯　96
殷門　176, 177
隠白　19, 157
陰維脈　26
陰蹻脈　26
陰経　12
陰経と陽経の関係　13
陰郄　20, 157
陰谷　23
陰邪　28
陰証　28, 52
陰証・陽証　28
陰の気　28
陰都　23
陰病　28
陰病・陽病　28
陰陽　52

う

温経湯　93
温清飲　101

え

エキス製剤　73
エキス製剤の長・短所　73
会宗　24, 157

壊病　112
液門　24, 159
越婢加朮湯　87
円皮針　165, 166
円皮針療法が適さない患者　166
円皮針療法の欠点　167
円皮針療法の注意事項　166
円皮針療法の適応疾患　167
円皮針療法の利点　167

お

悪熱　37, 51
瘀血　53
瘀血の症状と漢方薬　79
往来寒熱　51
乙字湯　97
黄芩　57
黄耆　57
黄耆建中湯　92
黄柏　57
黄連　57
黄連解毒湯　98
黄連湯　94
温剤、熱剤　56
温針灸　147
温針灸の種類　147
温磁鉄灸　147
温熱による効果判定　149
温溜　18, 156
遠志　58

か

かぜ症候群　113
加味帰脾湯　111
加味逍遙散　98
加味方　113
花粉症　117
過労や疲労、筋肉痛　199
解谿　18, 157
外因　28
外関　24
外丘　25, 157
各経脈の補瀉穴　158
各経絡の募穴　47
各経路の位置　47
各種灸の温熱療法　146
各種疾患と吸玉の施術部位　174
各病期と漢方薬　78
肩こり　177
葛根　58
葛根湯　83
葛根湯加川芎辛夷　97
滑石　58

括桜根　58
汗　37
汗、吐、下、和、温の五法　113
肝　11
肝・胆・膵・脾・腎の疾患による
　　腹痛　125
肝兪　163
寒　51
甘草　58
甘麦大棗湯　91
完骨　24, 171
陥谷　18, 157
乾姜　58
間使　23
間接灸法　146
寒熱　51
漢方医学的腹診法　43
漢方研修の全体の流れ　202
漢方製剤の「名称の由来」　82
漢方の古典と流派について　78
漢方の卒後教育　201
漢方薬　71, 73
　　——と西洋薬　77
　　——の安全性　4
　　——の服薬方法　75
　　——の免疫機能に及ぼす効果
　　135
　　——の品質　5
　　——の副作用　76
関元　27, 48, 170
関節痛　134
関衝　24
関上　39
緩脈　40
環跳　25, 177
丸剤　74
癌細胞注入後補中益気湯投与によ
　　る抗癌効果　183
癌細胞注入前補中益気湯投与によ
　　る抗癌効果　185
癌免疫と漢方　137
顔面各部の経脈　33

き

気　9, 50
気・血・津液・精の関係　10
気海　27
気管支喘息　116
気虚　52
気血弁証　52
気実　52
奇経八経　26
枳実　59

桔梗　59
桔梗湯　96
帰脾湯　103
期門　26, 48
菊花　59
客証　113
逆証　113
九針　151
丘墟　25, 155
芎帰膠艾湯　91
吸角器　173
吸角セット　172
灸の種類と方法　145
灸療法　145, 160
　　——が適さない患者　148
　　——に必要な経穴　154
　　——の注意事項　148
　　——の補瀉　149, 150
　　——の適応および注意事項
　　　148
急性期　113
虚　50
虚寒証　152
虚実　50
虚証　50
虚脈　40
魚際　17, 157
杏仁　59
俠谿　159
俠白　17
胸脇　44
胸脇苦満　44
胸脇苦満の程度　81
教師の育成　205
蠡陰　24, 159
曲泉　26, 160
曲沢　23, 159
曲池　18
極泉　20
金匱要略　79
金門　22, 157
緊脈　40

【く】

駆瘀血剤　56
苦参　59

【け】

下剤：大腸刺激性　142
下痢による腹痛　123
下薬　75
解熱、清熱剤　56
京骨　22, 154
京門　25, 48
荊芥　59

荊芥連翹湯　100
桂枝加芍薬大黄湯　95
桂枝加芍薬湯　90
桂枝加朮附湯　98
桂枝加竜骨牡蛎湯　86
桂枝湯　89
桂枝人参湯　92
桂枝茯苓丸　86
桂枝茯苓丸加薏苡仁　110
桂皮　60
経穴　27
経脈　12
経絡　12
啓脾湯　111
頸肩部痛　143, 163
迎香　18
郄穴　156
郄穴の部位　156
郄門　23, 157
血　9, 52
血海　20, 163
血虚　52
結脈　40
厥陰肝経（足の）　25
厥陰心包経（手の）　23
厥陰病　28
肩外兪　177
肩関節周囲炎　164
肩髃　164, 177
肩井　24, 164, 177
肩中兪　164, 177
肩貞　177
肩髎　24
研修医のカリキュラム　202
険証　113
原穴　154
原穴の部位　155

【こ】

コア・カリキュラム　201
巨闕　27, 47
巨骨　164
巨髎　18
古方　81
古方派　79
五行　29
五虎湯　107
五積散　102
五臓　10
五臓六腑　10
五臓・六腑の関係　11
五味子　61
五淋散　101
五苓散　85
牛膝　60

牛車腎気丸　109
呉茱萸　61
呉茱萸湯　87
公孫　20
孔最　17, 156
光明　25
行間　26, 160
抗不安薬　142
肓門　21
後谿　21, 159, 170
後世派　79
厚朴　60
紅花　60
香蘇散　103
香附子　60
降圧薬　142
高血圧症　118
黄帝内経　78
構成生薬　80
膏剤　74
膠飴　60
合谷　18, 154
合病　29
合方　113
毫針　165
毫針と円皮針　166
腰の陽関　160, 162, 176
崑崙　22

【さ】

坐骨神経痛・下肢痛　176
柴陥湯　91
柴胡　61, 116
柴胡加竜骨牡蛎湯　84
柴胡桂枝乾姜湯　84
柴胡桂枝湯　84
柴胡清肝湯　104
柴朴湯　107
柴苓湯　110
細辛　61
細胞表面抗原に対する補中益気湯
　の直接効果　182
細胞レベルにおける補中益気湯の
　直接効果　180
臍下　46
臍下不仁　46
臍上　46
山梔子　61
山茱萸　61
山椒　62
山薬　62
三陰病　28
三黄瀉心湯　93
三間　18

三焦　11
三焦兪　169
三物黄芩湯　94
三陽病　28
三陽絡　24
三里　18,18,157
産業医と東洋医学　198
散剤　74
酸棗仁　62
酸棗仁湯　93

し

支溝　24
支正　21
四逆散　88
四君子湯　104
四肢経脈の関係　15
四肢診　48
四診　30
四瀆　24
四物湯　104
至陰　159
至陰穴　21
至陽　26
糸竹空　169
志室　22,162
使用目標　80
絲竹空　24
紫雲膏　111
紫根　62
二間　18,157
自覚症状よりの効果判定　149
自己免疫疾患と漢方薬　136
耳門　169,171
地黄　62
持重　113
痔疾患の治療　124
滋陰降火湯　107
滋陰至宝湯　107
舌の状態図　35
七物降下湯　99
膝関節部痛　162
日月　25,48
実熱証　152
実証　50
実脈　40
車前子　63
炙甘草湯　90
瀉下剤　56
瀉法　153
尺沢　17,157
尺中　39
芍薬　62
芍薬甘草湯　90
手経　12

手経から足経、足経から手経の関係　16
手経と足経の関係　15
主経　161
主証　113
縮砂　63
十全大補湯　100
十二経脈と三陰・三陽　14
従来寒熱　37
十味敗毒湯　97
出血　38
順証　113
循環器疾患　118
潤腸湯　100
処方　73
小海　21,159
小建中湯　92
小柴胡湯　83
小柴胡湯加桔梗石膏　109
小青竜湯　85
小腸　11
小腸兪　170
小半夏加茯苓湯　86
小腹　46
小腹急結　46
小腹鞕満　46
小腹不仁　46
少陰心経(手の)　20
少陰腎経(足の)　22
少陰病　28
少海　20,157
少気　112
少商　17
少衝　20,159
少沢　20
少府　20
少陽胆経(足の)　24
少陽病　28
升麻　63
升麻葛根湯　108
生姜　63
生薬　55
生薬の使い方　55
生薬の副作用　76
生薬間の相互作用　56
承泣　18
消化器疾患と腹痛　120
消風散　98
症例呈示　178
商丘　20,157
商陽　18
章門　26,48
証　30
証の取り方　153
傷寒雑病論　79

傷寒論　78
照海　23
障害　188
衝脈　26
衝陽　18,154
上脘　27
上部消化管の疾患による腹痛　120
上薬　75
食欲　38
心　10
心下　44
心下支結　44
心下痞　44
心下痞堅　44
心下痞鞕　44
心兪　171
辛夷　63
辛夷清肺湯　108
身体全体の実虚証　153
身熱　51
神経障害　130
神農本草経　75
神秘湯　105
神門　20,154,159
津液　9
針灸的経絡・経穴を利用した痛みに対する治療法　143
針灸療法学的腹診法　47
真武湯　87
振動による振動障害　199
参蘇飲　103
腎　11
腎症　129
腎兪　162,176,177

す

ストレス関連症候群　198
水泉　23,157
吸玉の種類と方法　172
吸玉の利点と欠点　173
吸玉療法とは　172
数脈　40
寸口　39

せ

正経十二経脈　12,16
正経十二経脈の「ながれ」　15
西洋医学　30
西洋医学的腹診法　48
西洋薬　71
西洋薬の使い方　141
清暑益気湯　111
清上防風湯　102
清心蓮子飲　109

清肺湯　106
晴明穴　21
精　9
石門　27,48
石膏　63
脊椎と経穴の関係　160
切診　38
舌診　34
川芎　64
川芎茶調散　110
川骨　64
前胡　64
前谷　20,159,171
閃火法　172,173
煎じ薬　73
　　──の煎じ方　74
　　──の長・短所　74
蠕動不穏　47

【そ】

その他の大腸疾患による腹痛　125
疎経活血湯　101
蘇葉　64
相剋　29
相生　29
桑白皮　64
蒼朮　64
総合診療と東洋医学　194
総合診療の現状と今後　194
騒音による聴力障害　199
臓腑　10
臓腑弁証　53
足経　12
束骨　159
束骨　22

【た】

大棗　65
大包　19
大黄　65
大黄甘草湯　92
大黄牡丹皮湯　88
大横　20
大建中湯　92
大柴胡湯　83
大鐘　23
大承気湯　95
大腸　11
大腸兪　162
大椎　26,160,164,177
大都　19,157
大敦　26
大腹　45
大防風湯　107

大陵　23,155,159
太陰肺経(手の)　17
太陰脾経(足の)　19
太陰病　28
太淵　17,154,157
太谿　23,155,159
太衝　26,155
太白　19,154
太陽小腸経(手の)　20
太陽病　28
太陽膀胱経(足の)　21
体幹部の経脈　14
帯脈　26
代脈　40
沢瀉　65
胆　11
短気　112
短脈　41
膻中　27,47

【ち】

地機　20,156
地図状舌　34
治打撲一方　106
治頭瘡一方　102
知母　65
遅脈　40
竹筎　65
竹筎温胆湯　106
秩辺　177
中医学　71
中医学学派　79
中脘　48
中間証　152
中級・シニアコース　203
中級・ジュニアコース　203
中極　27,48
中渚　24,159
中衝　23,159
中都　26,157
中府　17,47
中封　159
中葉　75
猪苓　66
猪苓湯　89
猪苓湯合四物湯　110
長強　26
長脈　40
釣藤鈎　65
釣藤散　99
調胃承気湯　91
潮熱　37,51
聴会　24
聴宮　20,169,171
直接灸法　146

沈脈　40
陳皮　66

【つ】

逐機　113
通谷　22
通導散　108
通里　20

【て】

手関節痛　171
手の脈診　39
手の脈診と五臓六腑の関係　39
天枢　47
天井　24,159
天宗　21
天池　23
天柱　21,164
天府　17

【と】

当帰　66
当帰飲子　105
当帰建中湯　95
当帰四逆加呉茱萸生姜湯　89
当帰芍薬散　86
当帰湯　108
投火法　172,173
東西併用療法(かぜ症候群の)　115
東西両医学としての総合診療　194
東洋医学　30
　　──センターの設立　205
　　──について　5
　　──の発展阻害要因　2
　　──の現状　1
桃核承気湯　90
桃仁　66
糖尿病　125
　　──合併症の治療　129
　　──治療の流れ　128
　　──の診断　125
　　──の治療　126
動脈硬化症　119
督脈　26
犢鼻　163

【な】

内因　28
内因・外因　28
内関　23
内庭　19

に

2型糖尿病 125
二陳湯 105
二朮湯 106
日本の伝統医学 71
女神散 103
人参 66
人参湯 88
人参養栄湯 109
任脈 26, 27

ね

熱 37, 51
然谷 23

の

脳血管障害 119
脳卒中後片麻痺 191
脳卒中後失語 190
脳卒中後脳神経障害 191
脳卒中後排泄障害 192
脳卒中後痴呆・精神症状 192

は

排膿散及湯 94
排尿 38
排便 38
肺 10
肺兪 21
麦門冬 67
麦門冬湯 87
八味地黄丸 83
八綱 50
八綱の関係 52
八綱弁証 50
薄荷 67
発熱 37
鼻アレルギー 117
針の種類と方法について 165
針療法とは 165
半夏 67
半夏厚朴湯 85
半夏瀉心湯 84
半夏白朮天麻湯 98
煩熱 37, 51
瘢痕灸 146

ひ

冷え 132
皮膚診 49
肥満 131
飛陽 22
脾 11
脾兪 176

微熱 37
百会 26
白虎加人参湯 88
白芷 67
白朮 67
表 51
表裏 51
表裏の関係 12
標治法 161
病因 28
檳榔子 67

ふ

不眠 133
附子 68
浮脈 40
風市 177
風池 24
風門 21
伏兎 177
茯苓 68
茯苓飲 90
茯苓飲合半夏厚朴湯 93
復溜 23, 159
腹診 43
　——の手技 43
　——の種類 45
　——の方法 43
腹満 46, 80
聞診 36

へ

へき地医療 196
　——と東洋医学 196
　——における東洋医学的療法 197
　——の定義 196
平胃散 104
併病 29
偏歴 18
便秘と下痢の繰り返し（潰瘍性大腸炎）の治療 124
便秘と下痢の繰り返しによる腹痛 124
便秘による腹痛 122
便秘の治療 123

ほ

補瀉穴 157
補瀉の手技 153
補気剤 56
補血剤 56
補剤 56
補中益気湯 99
補法 153

牡丹皮 69
牡蛎 69
募穴 155
募穴の反応の診断方法 48
方剤 73
豊隆 18
芒硝 68
防已 68
防已黄耆湯 85
防風 68
防風通聖散 102
望診 32
膀胱 11
膀胱兪 21, 162, 176, 177
本治法 161
奔豚 113

ま

麻黄 69, 116
麻黄湯 86
麻黄附子細辛湯 95
麻子仁 69
麻子仁丸 95
麻杏甘石湯 89
麻杏薏甘湯 91
慢性胃炎様症状 142
慢性期 113

み

耳鳴り・難聴 169
脈の性状 41
脈診 39
脈診と腹診の関係 48
民間薬 73

む

無瘢痕灸 146

め

めまい・耳鳴り 168
命門 26, 162, 176
瞑眩 77, 112
免疫 136
免疫・アレルギーに対してよく用いられる漢方薬 137
免疫不全症候群と漢方 139

も

も条灸 145
も粒灸 146
も粒灸の種類 147
網膜症 129
木香 69
木通 69
木防已湯 88

問診　37

や
薬酒　74

ゆ
兪穴　155
兪穴と募穴の部位　156
兪府　23
湧泉　23,159

よ
陽の気　28
陽維脈　26
陽関　26
陽蹻脈　26
陽谿　157
陽経　12
陽谷　21,171
陽輔　159
陽邪　28
陽証　28,52
陽池　24,155
陽白　169
陽病　28
陽明胃経(足の)　18

陽明大腸経(手の)　18
陽明病　28
陽陵泉　25
腰痛　143,161,175
養老　157,170
抑肝散　101
抑肝散加陳皮半夏　105
薏苡仁　70
薏苡仁湯　100

ら
絡脈　12,27

り
リハビリテーション　188
　　──と漢方　187
　　──医学　188
リンパ管疾患　120
利尿剤　56
理気剤　56
裏　51
裏急　46
罹患部の実虚証　154
罹患部の熱寒証　154
罹患部の熱証と寒証　154
六君子湯　99

立効散　109
竜骨　70
竜胆瀉肝湯　104
苓甘姜味辛夏仁湯　94
苓姜朮甘湯　94
苓桂朮甘湯　89
梁丘　18,156,163
臨泣　25
臨床から基礎への研究　178

れ
厲兌　19,157
霊道　20
蠡溝　26
連翹　70
蓮肉　70

ろ
六腑　10
六味丸　106

わ
私の灸療法の効果判定　149
腕骨　21,154,170

● 著者略歴

趙　重文（ちょう　しげふみ）
五反野内科小児科クリニック　院長
前東京大学大学院医学系研究科生体防御機能学講座教員

　昭和56年神戸大学医学部卒業後、大阪大学歯学部3年次に学士入学するも中退。その後、神戸大学医学部第2内科に入局し、神戸大学医学部附属病院で研修後、兵庫県下の県立病院に勤務。
　へき地医療を志し、昭和62年より北海道の町立別海病院に内科医長として勤務し、へき地医療を開始。その後、北海道内のへき地で診療所長として勤務。平成元年より平成3年までの間、北海道立札幌医科大学で癌免疫の研究に従事。
　平成12年に東京大学大学院医学系研究科の教員として赴任し、平成16年末まで勤務。その後、五反野内科小児科クリニックを開業し、現在に至る。
　医師、医学博士。日本未病システム学会評議員、日本内科学会認定内科医、日本糖尿病学会専門医、日本東洋医学会専門医、日本リハビリテーション医学会認定医、介護支援専門員、病理解剖認定医など。
　Cancer Researchなど原著論文多数あり。国際学会で発表、特別講演、著書、総説など多数あり。

よくわかる
新しい東洋医学入門講座
ISBN4-8159-1647-0　C3047

平成14年11月 1日　第1版発　行
平成17年 9月20日　第1版第2刷

著　者	──	趙　　重　　文
発行者	──	永　井　忠　雄
印刷所	──	株式会社　真　興　社
発行所	──	株式会社　永　井　書　店

〒553-0003　大阪市福島区福島8丁目21番15号
電話(06)6452-1881(代表)/Fax(06)6452-1882
東京店
〒101-0062　東京都千代田区神田駿河台2-4
電話(03)3291-9717(代表)/Fax(03)3291-9710

Printed in Japan　　　　　　　　　　　© CHO Shigefumi, 2002

・本書の複製権・翻訳権・上映権・譲渡権・公衆送信権（送信可能化権を含む）は株式会社永井書店が保有します．
・JCLS ＜㈳日本著作出版権管理システム委託出版物＞
　本書の無断複写は著作権法上での例外を除き禁じられています．複写される場合には，その都度事前に㈳日本著作出版権管理システム（電話03-3817-5670，FAX 03-3815-8199）の許諾を得て下さい．